LA DIETA PALEOLÍTICA

Loren Cordain

La dieta paleolítica

La paleodieta

Pierda peso y gane salud
con la dieta ancestral
que la naturaleza diseñó
para usted

EDICIONES URANO

Argentina - Chile - Colombia - España
Estados Unidos - México - Perú - Uruguay - Venezuela

Título original: *The Paleo Diet - Lose Weight and Get Healthy by Eating the Food You Were Designed to Eat*
Editor original: John Wiley & Sons, Inc., Hoboken, New Jersey
Traducción: Amelia Brito Astorga

1ª edición Enero 2011

ISBN: 978-84-7953-766-1
Depósito legal: NA-3074– 2010

Fotocomposición: PACMER, S. A. – Alcolea, 106-108, 1.º – 08014 Barcelona
Impreso por: Rodesa, S. A. – Polígono Industrial San Miguel
Parcelas E7-E8 -31132 Villatuerta (Navarra)

Impreso en España – *Printed in Spain*

Dedicado a Lorrie, Kyle, Kevin y Kenny,
por hacerlo todo valioso

Índice

Agradecimientos

Soy el narrador, pero no me habría sido posible contar esta historia sin el trabajo y dedicación de toda la vida de incontables científicos de muchos y diversos campos. Estoy particularmente en deuda con mi amigo y colega S. Boyd Eaton por iluminarme con su fecundo artículo «Paleolitic Nutrition», publicado en *New England Journal of Medicine*, y luego por reconocerme generosamente en medio de un mar de caras. He pasado incontables horas conversando (tanto dentro como fuera del éter electrónico) acerca de la dieta, la enfermedad y la antropología con muchos notables científicos, médicos y estudiosos legos interesados. Sin su aliento, pasión, conocimientos y entusiasmo, creo que no habría escrito este libro. Gracias, Boyd Eaton, Jennie Brand Miller, Neil Mann, Andy Sinclair, Mike y Mary Dan Eades, Artemis Simopoulous, Bruce Watkins, Dean Esmay, Ward Nicholson, Don Wiss, Ben Balzer, Clark Spencer Larsen, Mike Richards, John Speth, Norman Salem, Joe Hibbeln, Stephen Cunnane, Kim Hill, Craig Stanford, Robert Crayhon, Robert Gotshall, Joe Friel, Kevin Davy, Lynn Toohey, David Jenkins, David Lugwig, Soren Toubro, George Williams, Luisa Raijman, Michael Crawford, Staffan Lindeberg, Ray Audette, Wolfgang Lutz, Ann Magennis, Art DeVany, Ashton Embry, Bill DiVale, Pat Gray, Charlie Robbins, Irvin Liener, Mary Enig, Nicolai Worm, Tony Sebastian, Robert Heaney, Stewart Truswell y Pam Keagy. También deseo manifestar mi gratitud a Janet Worthington por su maravilloso don en el arte de la palabra. Finalmente, muchas gracias a mis agentes, Carol Mann y Channa Taub, por su infatigable trabajo en sacar a la luz este libro, y a Tom Miller, responsable de la edición, por su compromiso y entusiasmo por *La dieta paleolítica* como libro monográfico.

Primera parte

COMPRENSIÓN DE LA PALEODIETA

Introducción

Este libro representa la culminación de mi interés de toda la vida por la relación entre la dieta y la salud, y de mi fascinación por la antropología y el origen del ser humano. Si bien a primera vista estas disciplinas podrían parecer no relacionadas, están estrechamente conectadas. Nuestros orígenes (los comienzos mismos de la especie humana) se pueden remontar a cambios fundamentales en la dieta de nuestros primeros antepasados, los que hicieron posible la evolución de nuestros cerebros, grandes y metabólicamente activos. La Revolución Agrícola y la adopción de los cereales como alimentos de primera necesidad nos hizo posible abandonar para siempre el estilo de vida de nuestros antepasados cazadores-recolectores, y fue causa de que la población de la Tierra engordara y se convirtiera en la vasta sociedad industrial-tecnológica en la que vivimos actualmente.

El problema, como verás en este libro, es que genéticamente estamos adaptados para comer lo que comían los cazadores-recolectores. Muchos de los problemas de salud actuales son la consecuencia directa de lo que comemos, y de lo que no comemos. Este libro te demostrará en qué nos equivocamos, cómo la dieta estadounidense estándar e incluso las llamadas dietas sanas de hoy en día hacen estragos en nuestras constituciones paleolíticas (de la Edad de Piedra). También explica cómo bajar de peso y recuperar la salud y el bienestar comiendo como comían nuestros antepasados cazadores-recolectores, la dieta que diseñó la naturaleza.

El motivo para escribir este libro es muy simple: la paleodieta es la única idealmente adecuada a nuestra constitución o composición genética. Sólo hace 500 generaciones (y los dos millones y medio de años antes de esto) todos los seres humanos comían de esa manera. Es la dieta para la que todos estamos adaptados y el plan de nutrición que nos normaliza el peso y nos mejora la salud. Yo no inventé esta dieta, la inventó la naturaleza. Esta dieta está incorporada a nuestros genes.

Hace más de veinte años leí un libro que aprobaba el vegetarianismo titulado *Are You Confused?* [¿Estás confundido?]. Me parece que este título resume bastante bien cómo nos sentimos muchos ante los avances y mensajes contradictorios que oímos cada día a autoridades científicas y médicas sobre lo que debemos y no debemos comer para bajar de peso y estar sanos.

Pero esto es lo positivo: en los quince últimos años, los científicos y médicos de todo el mundo han comenzado a ponerse de acuerdo sobre el principio fundamental subyacente a la nutrición óptima, gracias en parte a mi colega el doctor S. Boyd Eaton, de la Universidad Emory de Atlanta. En 1985, el doctor Eaton publicó un artículo científico revolucionario titulado «Paleolithic Nutrition» en la prestigiosa *New England Journal of Medicine*, en el que sugería que la dieta ideal se encuentra en las prácticas nutricionales de nuestros antepasados de la Edad de Piedra. Si bien unos cuantos médicos, científicos y antropólogos ya tenían conocimiento de esta idea, fue el escrito del doctor Eaton el que la puso en el centro del escenario.

Él aplicó la idea más fundamental y generalizada de toda la biología y la medicina (la teoría de la evolución por selección natural) a la dieta y la salud. Su premisa era sencilla: los genes determinan nuestras necesidades nutricionales. Y nuestros genes fueron formados por las presiones selectivas del entorno paleolítico; entre otras, los alimentos que comían nuestros antiquísimos antepasados.

Muchos alimentos modernos están reñidos con nuestra constitución genética, la cual, como veremos en este libro, es fundamentalmente igual a la de nuestros antepasados del Paleolítico, y ésta es la causa de muchas de nuestras enfermedades modernas. Volviendo a comer los tipos de alimentos para los que estamos programados podemos no sólo bajar de peso, sino también restablecer nuestra salud y bienestar.

Durante dos decenios he estudiado la dieta y la salud, y he dedicado los once últimos años a estudiar el concepto dieta paleolítica o paleodieta. He tenido la suerte de trabajar con el doctor Eaton para perfeccionar esta revolucionaria idea y explorar abundantes pruebas nuevas. Junto con muchos de los principales científicos en nutrición y antropólogos del mundo, he logrado determinar las prácticas dietéticas de nuestros antepasados cazadores-recolectores. Comprender lo que comían es esencial para comprender lo que debemos comer para mejorar la salud y favorecer el adelgazamiento o el mantenimiento de un peso sano. Nuestras investigaciones se han publicado en las principales revistas sobre nutrición del mundo.

En este libro encontrarás todo el conocimiento y sabiduría dietéticos que hemos averiguado mi equipo de investigación y yo de nuestros lejanos antepasados que vivieron en el tiempo anterior a la agricultura. En la primera parte explico lo que comían nuestros antepasados paleolíticos, los elementos de la paleodieta, y cómo la civilización nos ha desviado de nuestra dieta original, con la consecuencia de mala salud y obesidad. La segunda parte demuestra cómo se puede bajar de peso y cuánto, y también cómo la paleodieta previene y sana la enfermedad. En la tercera parte explico todo lo que necesitas saber para seguir la paleodieta, con planes de comida para los tres niveles de la dieta y más de cien deliciosas recetas paleolíticas. Ésa es la mejor parte de la paleodieta: comes bien, te sientes fabulosamente y bajas de peso. El libro termina con una bibliografía completa de los artículos que respaldan toda esta información.

Cómo se estropeó nuestro sano estilo de vida

La Revolución Agrícola comenzó hace 10.000 años, sólo una gota en el cubo comparada con los dos millones y medio de años que los seres humanos han vivido en la Tierra. Hasta entonces (sólo 500 generaciones atrás) todos las personas del planeta comían carnes magras, frutas y verduras frescas. Para la mayoría de nosotros, hace menos de 300 generaciones que nuestros antepasados abandonaron el antiguo estilo de vida optando por la agricultura. Para los esquimales e indios norteamericanos, hace sólo cinco a siete generaciones. Con la excepción tal vez de unas cuantas tribus pequeñas de Sudamérica y unas pocas de las islas Andamán, en el golfo de Bengala, los cazadores-recolectores puros han desaparecido de la faz de la Tierra. Cuando estas pocas tribus que quedan se occidentalicen en los diez próximos años más o menos, llegará a su fin este antiguo estilo de vida, el que permitió prosperar, desarrollarse y madurar a nuestra especie.

Esta pérdida del estilo original de vida de la humanidad importa muchísimo. ¿Por qué? Sólo tenemos que mirarnos. Estamos hechos un desastre. Comemos demasiado, elegimos mal los alimentos y somos gordos. Por increíble que parezca, el número de estadounidenses que tienen sobrepeso supera a los que no: el 63 por ciento de los hombres y el 55 por ciento de las mujeres mayores de 25 años o tienen sobrepeso o son obesos. Y esto nos está matando. La causa principal de muerte en Estados Unidos (responsable del 41 por ciento de todas las muertes, o de 1 de cada 2,4 muertes) es la enfermedad cardiaca y de los vasos sanguíneos. Cincuenta millones de estadounidenses tienen hipertensión; 40 millones, elevados niveles de colesterol, y 10 millones, diabetes tipo 2. No es un cuadro bonito.

Muchas personas sencillamente no saben o no comprenden lo sanos que eran nuestros antepasados del Paleolítico. Eran delgados y no sufrían de las enfermedades cardiacas y otras que son epidémicas en los países occidentales. Muchos suponen que la gente de la Edad de Piedra lo tenían difícil, que su vida era «pobre, malévola, brutal y corta», como escribe Thomas Hobbes en *Leviatán*.

Pero los datos históricos y antropológicos no respaldan esta forma de razonamiento. Casi sin excepción, las descripciones que hacen de los cazadores-recolectores los primeros exploradores y aventureros europeos indican que estas personas estaban en buena forma física, eran sanas, fuertes, vivaces. Estas características pueden ser tuyas si sigues los principios dietéticos y de ejercicios que expongo en este libro.

He observado atentamente miles de fotografías de cazadores-recolectores del siglo XIX y comienzos del XX. Todas muestran indígenas delgados, musculosos y en buena forma física. Los pocos estudios médicos de cazadores-recolectores que han logrado sobrevivir hasta el siglo XX también confirman las descripciones escritas antes por exploradores, aventureros y colonizadores pioneros. Vivieran donde vivieran, ya fuera en las regiones polares de Canadá, los desiertos de Australia o las selvas de Brasil, los informes médicos son idénticos. Estas personas no sufrían ningún síntoma de las enfermedades crónicas que nos fastidian actualmente. Los estudios médicos indican que todos los parámetros (grasa corporal, buena forma aeróbica, nivel de colesterol en la sangre, tensión arterial y metabolismo de la insulina) eran siempre mejores que los de la persona sedentaria corriente actual. En muchos casos estos valores equivalían a los de un atleta moderno sano y bien entrenado.

La hipertensión, que es el factor de riesgo predominante para la enfermedad cardiaca en Estados Unidos, es casi inexistente en las poblaciones indígenas. En los indios yanomamos del norte del Brasil y sur de Venezuela, para los que la sal era desconocida a fines de la década de 1960 y principios de la de 1970, no había ni indicios de hipertensión; la tensión arterial no les aumentaba con la edad, y continuaba muy baja según los criterios actuales. Sorprendentemente, en los estudios científicos de esquimales de Groenlandia, realizados por los doctores Hans Bang y Jørn Dyerberg, del Hospital Aalborg de Aalborg (Dinamarca), se comprobó que, a pesar de una dieta que contenía más del 60 por ciento de alimentos de origen animal, entre 1968 y 1978 no hubo ninguna muerte por enfermedad cardiaca, ni un solo ataque al corazón, en 2.600 esquimales. Esta tasa de mortalidad por enfermedad cardiaca es una de las más bajas de que se ha informado nunca en la bibliografía médica. Para un grupo similar de 2.600 personas en Estados Unidos durante un periodo de diez años, el número estimado de muertes por enfermedad cardiaca sería de unas 25.

Cuando pongas en práctica las directrices nutricionales de la paleodieta, tendrás la misma protección que tenían los esquimales contra la enfermedad cardiaca. También te mantendrás delgado, sano y en buena forma como esos antiguos antepasados. Esto es tu derecho por nacimiento. Retrocediendo en el tiempo con la dieta, en realidad avanzarás. Combinarás la sabiduría dietética antigua con todas las ventajas que ofrece la medicina moderna. Cosecharás lo mejor de ambas cosas.

1

No sólo otra dieta pobre
en carbohidratos

¿Cuál es el último grito en dieta esta semana? La que quieras; hay un libro que la vende, y la gente la compra, con la esperanza de encontrar una «píldora mágica» para quitarse de encima los kilos que le sobran. Pero ¿es posible que todos tengan la razón? Más al caso, ¿alguien tiene la razón? ¿Qué debemos comer? ¿Cómo podemos bajar de peso, no recuperarlo y no vivir con hambre? ¿Cuál es la mejor dieta para nuestra salud y bienestar?

Ávido estudioso de la salud, la nutrición y la buena forma física, he trabajado más de veinte años para responder a esta pregunta. Comencé esta investigación porque deseaba dejar atrás todo el bombo publicitario, la confusión y las posturas políticas en torno a la opinión dietética. Deseaba hechos: la verdad pura, simple, sin mezclas. La respuesta, descubrí, estaba escondida en el pasado, muy, muy atrás en el tiempo, en los seres humanos que sobrevivían cazando animales y peces salvajes, y recogiendo frutas y verduras silvestres. Se los llama «cazadores-recolectores», y hace poco mi equipo de investigación y yo publicamos nuestro análisis de lo que muchos de ellos comían (más de 200 sociedades distintas) en *The American Journal of Clinical Nutrition*. Nos asombró la diversidad de su dieta. También nos asombró lo que «no» comían, a lo que llegaremos dentro de un momento y que podría sorprenderte.

Secretos de salud de nuestros antepasados

¿Qué tiene que ver con nosotros la gente del Paleolítico? Muchísimo, en realidad: análisis del ADN indican que en 40.000 años los seres humanos no hemos cambiado casi nada genéticamente (en concreto, el genoma humano ha cambiado en menos del 0,02 por ciento). Esto significa que la constitución genética de la gente del Paleolítico es prácticamente idéntica a la nuestra. Podríamos decir que somos gente de la Edad de Piedra viviendo en la Era Espacial; nuestras necesidades dietéticas son las mismas que las de ellos. Nuestros genes están bien adaptados a un mundo en que todo lo que se comía tenía que cazarse, pescarse o recogerse del entorno natural, un mundo que ya no existe. La naturaleza determinó lo que necesita nuestro cuerpo miles de años antes de que surgiera la civilización, antes que la gente comenzara a cultivar alimentos y a criar animales.

Dicho con otras palabras, en nuestros genes está incorporado un patrón para la nutrición óptima, un plan que detalla los alimentos que nos hacen estar sanos, delgados y en buena forma. Ya creas que el arquitecto de ese patrón es Dios, o la acción de Dios a través de la evolución por selección natural, o por la evolución sola, el resultado final es el mismo: necesitamos dar a nuestro cuerpo los alimentos para los que fuimos hechos.

Si tu coche está hecho para funcionar con gasolina y le pones gasóleo, la consecuencia es desastrosa para el motor. El mismo principio vale para nosotros: estamos hechos para funcionar mejor con alimentos de vegetales silvestres y animales salvajes que recogían y cazaban todos los seres humanos hasta sólo 500 generaciones atrás. Los alimentos que componen la dieta actual (cereales, productos lácteos, azúcares refinados, carnes grasas y productos salados y procesados) son como el gasóleo para la maquinaria metabólica del cuerpo. Estos alimentos nos atascan el motor, nos hacen engordar y nos causan mala salud y enfermedad.

Lamentablemente, con todo nuestro progreso, nos hemos desviado del camino trazado para nosotros por la naturaleza. Por ejemplo, en el Paleolítico:

- La gente no comía productos lácteos. Imagínate lo difícil que sería ordeñar a un animal salvaje, aun en el caso de que consiguieran atrapar uno.
- No comían cereales prácticamente nunca. Esto nos sorprende, pero la mayoría de la gente de ese tiempo los consideraba un régimen de hambre, en el mejor de los casos.
- No salaban ni añadían sal a los alimentos.
- La única azúcar refinada que comían era la miel, cuando tenían la suerte de encontrarla.

- La carne magra de animales salvajes dominaba la dieta en ese tiempo, por lo que el consumo de proteína era muy elevado según el criterio moderno, mientras que el consumo de carbohidratos era mucho más bajo.
- Prácticamente todos los carbohidratos que comían provenían de frutas y verduras silvestres no feculentas. Por lo tanto, el consumo de carbohidratos era mucho más bajo y el de fibra mucho más elevado que el que se obtiene con la típica dieta moderna.
- Las principales grasas de la dieta paleolítica eran sanas, monoinsaturadas, poliinsaturadas y omega-3, no las grasas saturadas que predominan en las dietas modernas.

Con este libro volvemos a la dieta para la que fuimos programados genéticamente. La paleodieta es más que una ráfaga del pasado. Es la clave para acelerar el adelgazamiento, controlar el peso eficazmente y, por encima de todo, gozar de salud toda la vida. Tiene el respaldo de los mecanismos propios del cuerpo, evolucionados a lo largo de millones de años, para poner freno al aumento de peso y al desarrollo de las enfermedades crónicas de la civilización. Es la aproximación más directa que podemos hacer, dado el conocimiento científico actual, a la dieta universal original de la humanidad; un programa fácil de seguir, satisfactorio, que acaba con las ansias de comer, y que ha sido diseñado por la propia naturaleza.

Los problemas de muchas dietas pobres en carbohidratos

La paleodieta es pobre en carbohidratos, pero ahí acaba todo parecido con las innumerables dietas pobres en carbohidratos que están de moda. Ten presente que la paleodieta es la única basada en millones de años de realidades nutricionales, la que se adapta de modo ideal a nuestras necesidades y constitución biológicas, y la más parecida a las dietas de los cazadores-recolectores. Comparemos la paleodieta con las dietas pobres en carbohidratos y la dieta corriente en Estados Unidos:

Dieta	Proteínas (%)	Carbohidratos (%)	Grasas (%)
Paleodieta	19-35	22-40	28-47
Dieta típica de EE.UU.	15,5	49	34
Dietas pobres en carbohidratos	18-23	4-26	51-78

Las modernas dietas de adelgazamiento pobres en carbohidratos son ricas en grasas y contienen una moderada cantidad de proteínas; no contienen los elevados niveles de proteínas que consumían nuestros antepasados, los cuales sí se encuentran en la paleodieta. En realidad, comparado con lo que comían nuestros antepasados, el contenido de carbohidratos de estas dietas modernas es demasiado bajo. Peor aún, casi todas estas dietas pobres en carbohidratos permiten un consumo ilimitado de carnes grasas y saladas (por ejemplo, beicon, salchichas, costillas o chuletas de vacuno o cordero grasas) y productos lácteos (quesos, nata y mantequilla), a la vez que restringen el consumo de frutas y verduras. ¡Frutas y verduras que combaten el cáncer! Este patrón dietético difiere drásticamente del de nuestros antepasados.

Y si bien estas dietas podrían conseguir el adelgazamiento, la persona que la sigue tiene un éxito de corta duración a costa de su salud y bienestar a la larga. Esto es lo que los promotores de estos planes dietéticos no desean que sepas: cuando la dieta pobre en carbohidratos consigue la disminución de peso por poco tiempo, se debe a que agota las reservas de glucógeno (carbohidrato) de los músculos y del hígado, y el peso que se baja rápidamente guarda relación sobre todo con el del agua que se elimina.

Cuando la dieta pobre en carbohidratos causa una disminución de peso durante semanas o meses, se debe a que se queman más calorías de las que se consumen, así de simple. Las dietas pobres en carbohidratos tienden a normalizar el metabolismo de la insulina en muchas personas, particularmente en aquellas que tienen un grave exceso de peso. Esta normalización impide los altibajos del nivel de azúcar en la sangre, lo que a su vez podría ser causa de que la persona coma menos y baje de peso. Es la reducción del total de calorías la que baja los niveles de colesterol total y el de lipoproteínas de baja densidad (LDL, el colesterol malo). Además, la reducción del consumo de carbohidratos (se reduzcan o no las calorías) casi siempre causa la disminución de triglicéridos en la sangre y un aumento del colesterol bueno (HDL: lipoproteínas de alta densidad).

Por lo tanto, si la dieta pobre en carbohidratos induce a la persona a consumir menos calorías, puede servir para bajar de peso y mejorar la química de la sangre, al menos durante un tiempo corto. Sin embargo, hay que tener cuidado: cuando se sigue una dieta pobre en carbohidratos y rica en grasa «sin» reducir el consumo diario de calorías, puede ser una «pesadilla», según la Asociación Americana de Dietética. Veamos por qué.

Baja en carbohidratos no significa bajo colesterol

A pesar de lo que se nos diga, a pesar de las extravagantes afirmaciones de los médicos que promueven la dieta pobre en carbohidratos y rica en grasa, si comemos muchas de las grasas saturadas que se encuentran en los quesos, la mantequilla y el beicon, nos subirá el nivel de colesterol. La comunidad médica sabe esto desde hace más de cincuenta años. Se ha demostrado en cientos de ensayos clínicos, entre ellos estudios del metabolismo realizado con personas hospitalizadas, a las que se encierra en un ala del hospital y sólo se les permite comer alimentos que han sido pesados y analizados esmeradamente. Muchos de los médicos promotores de dietas pobres en carbohidratos aseguran que estos estudios no son válidos porque en ninguno de ellos se redujo suficientemente el contenido de carbohidratos. Estos médicos deberían saberlo: el bajo contenido en carbohidratos no garantiza un bajo nivel de colesterol.

El doctor Stephen Phinney y sus colegas del Instituto Tecnológico de Massachusetts realizaron un estudio metabólico con consumo calórico normal, con nueve hombres sanos y delgados. Estos hombres sólo consumieron carne, pescado, huevos, queso y nata durante 35 días. Su consumo de carbohidratos era bajo (menos de 20 gramos al día), pero eso no importó: de todos modos les subió el nivel de colesterol en la sangre, de 159 a 208 de promedio, en sólo 35 días. El resultado de este estudio y de otros demuestra sin dejar ninguna duda que las dietas ricas en grasas saturadas elevan el nivel de colesterol cuando el consumo calórico es normal, por bajo que sea el contenido de carbohidratos de la dieta. ¿Qué significa esto para las personas que siguen estas dietas? Posiblemente, graves riesgos para la salud. En último término, incluso las personas más obesas dejan de bajar de peso con las dietas pobres en carbohidratos. Finalmente, deben volver a un consumo calórico normal (si no, se morirían de hambre) y, al hacerlo, ¿qué ocurre? La dieta rica en grasas saturadas les elevan el nivel de colesterol en la sangre y les aumenta el riesgo de contraer una enfermedad cardiaca.

Por lo tanto, en el mejor de los casos, las dietas pobres en carbohidratos y ricas en grasas saturadas son una solución temporal. En el peor de los casos, pueden ser causa de graves problemas a la larga.

Grasas sanas, no grasas letales

Una diferencia fundamental entre la paleodieta y las dietas pobres en carbohidratos y ricas en grasas de que acabamos de hablar es la grasa. En la mayoría de estas dietas modernas no se hace distinción entre grasas buenas y malas; por lo general, todas las grasas van juntas; el objetivo es simplemente reducir el consumo de carbohidratos y no preocuparse de las grasas.

Pero *hay que* preocuparse de las grasas. No todas se forman de igual manera, y es enorme el efecto de la grasa en el nivel de colesterol y la posibilidad de enfermar del corazón. El problema es que las grasas desconciertan a muchas personas que desean tomar buenas decisiones dietéticas. Para empezar, sus nombres se parecen. ¿En qué se diferencian las grasas saturadas de las monoinsaturadas, e incluso de las poliinsaturadas? ¿En qué difieren las grasas omega-6 de las omega-3?

- Las grasas *monoinsaturadas* son buenas. Se encuentran en el aceite de oliva, los frutos secos y los aguacates; se sabe que bajan el nivel de colesterol y previenen la obturación de las arterias o aterosclerosis.
- Las grasas *saturadas* son casi siempre malas. Se encuentran en las carnes y en los productos lácteos de leche entera; se sabe que la mayoría de ellas elevan el nivel del colesterol.
- Las grasas *poliinsaturadas* son un conjunto menos claro, algunas son más beneficiosas que otras. Por ejemplo, las grasas poliinsaturadas omega-3 (que se encuentran en los aceites de pescado) son sanas, mejoran la química de la sangre y disminuyen

el riesgo de muchas enfermedades crónicas. En cambio, las grasas poliinsaturadas omega-6 (que se encuentran en los aceites vegetales, muchos productos de bollería y para picar) no son buenas cuando se consumen en exceso a expensas de las omega-3.

La gente del Paleolítico comía muchas grasas monoinsaturadas, y las saturadas y poliinsaturadas las tomaban con moderación, y cuando comían grasas poliinsaturadas, equilibraban mejor las omega-3 y las omega-6. Consumían muchas menos grasas omega-6 de las que consumimos actualmente.

¿Qué importancia tienen las grasas en la dieta? El siguiente es un ejemplo actual: las personas de los países mediterráneos, que consumen mucho aceite de oliva, tienen menos posibilidades de morir de enfermedad cardiaca que las estadounidenses y las del norte de Europa, que no consumen tanto aceite de oliva. En nuestra dieta occidental abundan las grasas saturadas y las omega-6, y lamentablemente escasean las grasas omega-3, saludables para el corazón y protectoras de las arterias.

Nuestros estudios sobre cazadores-recolectores sugieren que tenían muy bajo el nivel de colesterol en la sangre y era relativamente baja la tasa de enfermedades cardiacas. Nuestro equipo de investigación opina que las grasas alimentarias de su dieta eran uno de los principales motivos de que no contrajeran enfermedades cardiacas.

Frutas y verduras, que combaten la enfermedad

Un problema importante de las dietas pobres en carbohidratos para adelgazar es lo que hacen con las frutas y verduras favorables para la salud: prácticamente las eliminan. Debido a un tecnicismo (restricción general de todos los tipos de carbohidratos, incluso de los beneficiosos, de 30-100 g al día), quedan fuera las frutas y las verduras. Esto es un error. Las frutas y las verduras, con sus antioxidantes, sustancias químicas y fibra, están entre nuestros más poderosos aliados en la batalla contra la enfermedad cardiaca, el cáncer y la osteoporosis. Sin embargo, sólo una papaya (59 g de carbohidratos) sobrepasaría el límite diario de carbohidratos de dos de las más populares de estas dietas. Comer una naranja, una manzana y una taza de brécol con zanahoria (73 g de carbohidratos), que equivale a una gota del cubo para los cazadores-recolectores, cuyas dietas eran ricas en frutas y verduras, estaría reñido con las dietas pobres en carbohidratos más liberales.

Las primeros carbohidratos que comió la humanidad, los alimentos con los que sobrevivimos millones de años, no procedían de cereales feculentos ni de patatas, que con sus elevados índices glucémicos pueden elevar rápidamente el nivel de azúcar en la sangre. Los carbohidratos procedían de frutas y verduras silvestres, de bajo índice glucémico, que producían elevaciones mínimas y graduales en el nivel de azúcar. Éstos son los carbohidratos que vas a comer con la paleodieta. Estos carbohidratos no feculentos normalizan los niveles de glucosa y de insulina, favorecen el adelgazamiento y nos hacen sentir llenos de energía todo el día.

La conexión con la osteoporosis

Uno de los mayores y menos reconocidos beneficios de las frutas y las verduras es su capacidad para enlentecer o prevenir la pérdida de densidad ósea llamada «osteoporosis», que suele venir con el envejecimiento. No hace mucho, la doctora Katherine Tucker y sus colegas de la Universidad Tufts examinaron el estado mineral óseo de un numeroso grupo de hombres y mujeres mayores. Estos científicos comprobaron que las personas que comían más frutas y verduras tenían la mayor densidad mineral ósea y los huesos más fuertes.

Pero ¿qué pasa con el calcio? ¿Comer mucho queso puede servir para prevenir la osteoporosis? La respuesta es algo más complicada. Una de las grandes ironías de estas dietas pobres en carbohidratos y ricas en grasa es que, aunque permiten un consumo ilimitado de quesos ricos en calcio, casi con toda seguridad a la larga favorecen la pérdida de masa ósea y la osteoporosis. ¿Cómo es posible esto? Es posible porque obtener mucho calcio del queso no basta para compensar la falta de frutas y verduras.

Los científicos en nutrición emplean la expresión «equilibrio cálcico» para explicar este proceso. Es la diferencia entre la cantidad de calcio que se ingiere y la cantidad que se excreta. Muchos hemos recibido el mensaje acerca de consumir calcio. Pero la otra parte de la ecuación, *cuánto calcio excretamos*, es igual de importante. Es muy posible estar en equilibrio cálcico tomando poco calcio si la cantidad que se excreta también es poca. Por otro lado, es fácil caer en el desequilibrio, aun comiendo mucho queso en cada comida, si se elimina más calcio del que se consume.

El principal factor que determina la pérdida o eliminación de calcio es otro tipo más de equilibrio: el «equilibrio ácido-base». Si la dieta contiene un elevado nivel de ácido, se elimina más calcio por la orina; si se comen más alimentos alcalinos, se retiene más calcio. En un estudio realizado por mi colega el doctor Anthony Sebastian y su grupo de investigación de la Universidad de California, en San Francisco, publicado en *New England Journal of Medicine*, se comprobó que simplemente tomar bicarbonato de potasio (base alcalina) neutraliza la producción ácida interna del cuerpo, reduce la eliminación de calcio por la orina y aumenta la velocidad de formación de hueso. En un artículo publicado en la misma revista, el doctor Lawrence Appel, de la Universidad Johns Hopkins, informaba de un estudio de seguimiento en que comprobó que una dieta rica en frutas y verduras (alimentos alcalinos) redujo de forma importante la eliminación de calcio por la orina en 459 personas, hombres y mujeres.

En el «Apéndice A» encontrarás las listas de alimentos ácidos y alcalinos con sus valores ácido-base.

Los cereales, los productos lácteos, las legumbres, la carne, el pescado y los huevos producen cargas ácidas netas en el cuerpo. Los peores con mucho de esta lista son los quesos secos, que son ricas fuentes de calcio. Repito, a menos que comamos bastante fruta y verdura, comer estos alimentos ricos en ácido en realidad favorece la pérdida de masa ósea y la osteoporosis.

Prácticamente todas las frutas y verduras producen cargas alcalinas en el cuerpo. Cuando adoptes la paleodieta, no tendrás que preocuparte de que el exceso de ácido de los alimentos cause pérdida de masa ósea, porque obtendrás el 35 por ciento o más de las calorías diarias en forma de saludables frutas y verduras alcalinas que neutralizarán el ácido que ingieras cuando comas carne y pescados.

Sal tóxica

Muchas dietas pobres en carbohidratos y ricas en grasas no atienden a los peligros de la sal; algunas incluso alientan su uso. Sin embargo, hay muchísimas pruebas médicas que relacionan la sal con la hipertensión, los accidentes cerebrovasculares, la osteoporosis, los cálculos renales, el asma e, incluso, ciertas formas de cáncer. La sal también está implicada como factor de riesgo de insomnio, mareo por aire o movimiento, el síndrome de Ménière (molestos zumbidos de los oídos) y la preeclampsia en el embarazo.

La sal se compone de sodio y cloruro. Aunque la mayoría cree que el componente sodio de la sal es totalmente responsable de sus efectos nocivos, el cloruro es igual de culpable, si no más. El estadounidense corriente consume alrededor de 10 g de sal al día (esto significa unos 4 g de sodio y 6 g de cloruro). El cloruro, como los cereales, los productos lácteos, las legumbres y las carnes, produce ácido en los riñones después de digerirse. Debido a su elevado contenido en cloruro, la sal es uno de los peores culpables de hacer más ácida la dieta.

La gente del Paleolítico no usaba jamás sal y nunca comía nada semejante a los productos salados de hoy en día (quesos, carnes procesadas y pescados enlatados), que recomiendan muchas dietas de adelgazamiento pobres en carbohidratos. Hazle un favor a tu cuerpo y tira el salero junto con todos los alimentos salados, procesados y envasados que tienes en tu despensa.

La carne magra va bien para perder peso

Ha llevado medio siglo, pero finalmente los científicos han comprendido que cuando estigmatizaron la carne roja, arrojaron al proverbial bebé junto con el agua de la bañera. La carne es una mezcla de grasa y proteína. La carne magra, como la que se encuentra en animales y peces cazados y pescados en estado salvaje, contiene alrededor de un 80 por ciento de proteínas y un 20 por ciento de grasa. Las carnes grasas, en cambio, como las chuletas de cordero, pueden contener hasta un 75 por ciento de sus calorías en forma de grasa y sólo un 25 por ciento como proteínas. En esencia, se hacía caso omiso de lo que debería haber sido evidente: que era el elevado contenido de grasa saturada y no la proteína lo que causaba problemas de salud. La proteína de la carne era tachada injustamente de villana.

También en esto hay una importante lección que aprender mirando hacia el pasado lejano: durante más de dos millones de años nuestros antepasados comieron una dieta rica en proteínas magras. Éstas les daban energía y, combinadas con las frutas y verduras, los mantenían sanos.

La proteína acelera el metabolismo y enlentece el apetito

Cuando los científicos estudiaron realmente cómo la proteína magra influye en la salud, el bienestar y la regulación del peso corporal –lo que ha ocurrido sólo en los diez últimos años–, descubrieron que nuestros antepasados lo hacían bien. Resulta que la proteína magra es tal vez nuestra aliada más poderosa en la batalla contra la obesidad. Tiene el doble del «efecto térmico» de las grasas y de los carbohidratos, lo que significa que acelera el metabolismo. Es decir, el efecto térmico de las proteínas mejora el metabolismo, con lo que se queman más calorías que si comiéramos una ración de grasa o de carbohidratos de igual valor calórico. Además, más que las grasas y más que los carbohidratos, las proteínas tienen el mayor valor «de saciedad», es decir, son las que mejor consiguen hacernos sentir saciados.

Los principios que expongo en la paleodieta, todos basados en décadas de investigaciones científicas y demostrados durante millones de años por nuestros antepasados, mejorarán tu metabolismo, disminuirán tu apetito, y los kilos extras comenzarán a desaparecer a medida que incluyas más proteína magra en tus comidas.

La proteína magra y la enfermedad cardiaca

Pero esta dieta te ofrece más que una figura más esbelta. A diferencia de otras dietas pobres en carbohidratos, es buena para el corazón. Como ha demostrado el doctor Bernard Wolfe, de la Universidad de Ontario Oeste de Canadá, las dietas ricas en proteínas son más eficaces que las pobres en grasa y ricas en carbohidratos para bajar los niveles de colesterol total y LDL y de triglicéridos, a la vez que aumentan el nivel del colesterol HDL, el bueno. Mi colega Neil Mann, del Real Instituto Tecnológico de Melbourne (Australia), ha demostrado recientemente que las personas que comen mucha carne magra tienen más bajo el nivel de homocisteína en la sangre que las que son vegetarianas (la homocisteína es una sustancia tóxica que daña las arterias y las predispone a la aterosclerosis). El resultado neto es que las dietas ricas en proteína producen cambios beneficiosos en la química sanguínea, que a su vez reducen el riesgo general de contraer enfermedades cardiacas. Incluso han aumentado el tiempo de supervivencia de mujeres enfermas de cáncer de mama.

Se ha dicho que las dietas ricas en proteínas hacen daño a los riñones. No les hacen daño. Científicos de la Real Universidad de Veterinaria y Agricultura de Copenhague han puesto fin a este mito. En un estudio, el doctor Arne Astrup y sus colegas sometieron a 65 personas con sobrepeso a una dieta rica en proteína durante seis meses, y comprobaron que sus riñones se adaptaban fácilmente a la mayor cantidad de proteínas. Además, el funcionamiento de sus riñones continuaba perfecto al final del experimento.

¿No es hora de que pongas a las proteínas de tu lado? La decisión de comer carne y pescado magro en todas las comidas, tal como hacían nuestros antepasados del Paleolítico, podría ser la más saludable que tomes en tu vida.

Comparada con las dietas de adelgazamiento pobres en carbohidratos que están de moda, la paleodieta contiene todos los elementos nutritivos necesarios para bajar de peso y al mismo tiempo favorecer la salud y el bienestar. La paleodieta está pensada a imitación de las dietas sanas de nuestros antepasados anteriores al desarrollo de la agricultura. Contiene el equilibrio adecuado de alimentos de origen vegetal y animal, y las proporciones correctas de proteínas, grasas y carbohidratos necesarios para tener una salud excelente y bajar de peso.

Así pues, no te dejes engañar por las dietas de moda pobres en carbohidratos. La paleodieta te da los mismos beneficios en cuanto al peso, pero es también una dieta sana y deliciosa que puedes seguir toda la vida.

2

Las reglas básicas de la paleodieta

Con la paleodieta restablecemos la dieta para la que estamos programados genéticamente. Comemos lo que comían todos los habitantes del planeta hasta hace sólo 500 generaciones. Es la dieta que el mundo moderno ha olvidado totalmente.

La paleodieta es la simplicidad misma. Éstas son las reglas básicas:

1. Come todas las carnes magras, pescados y mariscos que puedas.
2. Come todas las frutas y verduras no feculentas que puedas.
3. Nada de cereales.
4. Nada de legumbres.
5. Nada de productos lácteos.
6. Ningún alimento procesado.

La paleodieta contiene grasas, pero no contiene grasa «mala». Tiene pocas de las grasas saturadas obstructoras de arterias que se encuentran en las dietas pobres en carbohidratos y ricas en grasa, pero contiene mucha proteína con poca grasa y grasas buenas, como la que se encuentra en el salmón y otros peces de aguas frías, y también en los frutos secos y el aceite de oliva. No es tampoco una dieta fanáticamente estricta.

Hay tres grados o niveles de observancia que hacen fácil seguir sus principios. Cada nivel contiene un número limitado de comidas libres, en las que puedes comer tus alimentos favoritos. Si de vez en cuando te gusta disfrutar de una copa de vino o cerveza, está permitido. Dado que la paleodieta es un programa para toda la vida, y no un régimen de adelgazamiento rápido, tiene la flexibilidad para dar cabida a pequeñas trampas y a la propia individualidad.

Pruébala, y desde el comienzo disminuirá tu apetito y aumentará la eficiencia de tu metabolismo. Esto significa que bajarás de peso sin las punzadas de hambre que acompañan a tantas dietas, las que en último término las condenan al fracaso. No hay ninguna necesidad de contar los gramos de carbohidratos; puedes comer toda la cantidad que quieras, mientras sean de los buenos, el tipo de carbohidratos que viene en las frutas y verduras poco glucémicas. No hay ninguna necesidad de contar las calorías. Ésa ha sido la intención de nuestra dieta: comer hasta estar satisfechos y disfrutar de la abundancia de la naturaleza. Y, al hacerlo, perder peso y mantenernos sanos.

A continuación, el contenido de la paleodieta comparado con el de las dietas pobres en carbohidratos de que hablamos en el primer capítulo:

Alimento	Paleodieta	Dietas de moda
Proteína	Alto (19-35%)	Moderado (18-23%)
Carbohidratos	Moderado (22-40%)	Bajo (4-26%)
Grasa total	Moderado (28-47%)	Alto (51-78%)
Saturada	Moderado	Alto
Monoinsaturada	Alto	Moderado
Poliinsaturada	Moderado	Moderado
Omega-3	Alto	Bajo
Fibra total	Alto	Bajo
Frutas y verduras	Alto	Bajo
Frutos secos y semillas	Moderado	Bajo
Sal	Bajo	Alto
Azúcares refinados	Bajo	Bajo
Productos lácteos	Ninguno	Alto

Los fundamentos de la paleodieta

La paleodieta se basa en lo más esencial de las dietas de la Edad de Piedra:

•

COMER MUCHA CANTIDAD DE CARNES MAGRAS
Y FRUTAS Y VERDURAS FRESCAS.

•

Analizando el consumo diario de alimentos de las sociedades cazadoras-recolectoras, mi equipo de investigación y yo hemos encontrado la proporción dietética ideal. Aunque no es necesario contar las calorías, si las cuentas descubrirás que algo más de la mitad de ellas (el 55 por ciento) proceden de carnes magras, asaduras, pescado y mariscos. El equilibrio lo dan las frutas y verduras frescas, unos pocos frutos secos y aceites sanos.

Hemos dedicado años a analizar lo que comían los seres humanos del Paleolítico, explorando cientos de análisis computarizados en busca de todos los componentes dietéticos concebibles, variando las cantidades y tipos de alimentos de origen vegetal y animal que eran accesibles a nuestros antiguos antepasados. Por mucho que mezcláramos los ingredientes, constantemente surgían siete características dietéticas. Éstas son las siete claves de la paleodieta: las directrices para perder peso y tener buena salud.

Las siete claves de la paleodieta

1. Comer proteínas de origen animal en cantidades relativamente elevadas comparadas con las de la dieta estadounidense típica.
2. Comer menos carbohidratos de los que recomiendan muchas dietas modernas, pero sí mucha cantidad de carbohidratos buenos, procedentes de frutas y verduras, pero no de cereales, tubérculos feculentos ni azúcares refinados.
3. Consumir gran cantidad de fibra procedente de frutas y verduras no feculentas.
4. Consumir grasa en cantidad moderada, pero más de las buenas (monoinsaturadas y poliinsaturadas) que de la mala (saturada), y tomar cantidades casi iguales de grasas omega-3 y omega-6.
5. Comer alimentos de elevado contenido en potasio y bajo contenido en sodio.
6. Comer alimentos que contengan una buena carga alcalina neta.
7. Comer alimentos ricos en sustancias fitoquímicas, vitaminas, minerales y antioxidantes.

Las siete claves optimizan la salud, reducen al mínimo el riesgo de enfermedad crónica y hacen desaparecer el exceso de peso. Ésta es la forma de comer para la que estamos programados genéticamente.

Simplemente los alimentos que encuentras y compras en el mercado o supermercado

No es necesario comer carne de animales de caza (a menos que lo desees) para conseguir los mismos beneficios que mantenían a los cazadores-recolectores del mundo libres de las enfermedades crónicas de la civilización. Los principales pilares de la paleodieta son las carnes magras, las asaduras, los pescados y mariscos que se encuentran en los supermercados.

Éstos son algunos de los alimentos que componen la paleodieta, con su porcentaje de proteína:

- Pechuga de pavo sin piel (94%).
- Camarones (langostinos, gambas) (90%).
- Pagro (87%).
- Cangrejo (86%).
- Fletán (80%).
- Mollejas de vacuno (77%).
- Almejas al vapor (73%).
- Lomo magro de cerdo (72%).
- Corazón de vacuno (69%).
- Atún a la parrilla (68%).
- Bistec de ternera (68%).
- Solomillo de buey (65%).
- Higaditos de pollo (65%).
- Pechugas de pollo sin piel (63%).
- Hígado de vacuno (63%).
- Entrama magra de vacuno (62%).
- Chuletas de cerdo magras (62%).
- Mejillones (58%).

Aunque tal vez crees que las hamburguesas, los huevos, la leche y las legumbres son alimentos ricos en proteínas, vuelve a pensarlo. Tratándose de contenido proteínico, ninguno de esos alimentos se puede comparar con la carne magra y el pescado.

- Huevos (34%).
- Quesos (28%).
- Legumbres (27%).

- Chuletas de cordero (25%).
- Hamburguesa grasa (24%).
- Salami (23%).
- Salchichas de cerdo en ristra (22%).
- Beicon (21%).
- Leche entera (21%).
- Embutido de hígado (18%).
- Mortadela (15%).
- Frankfurt o vienesa, de perritos calientes (14%).
- Cereales (12%).
- Frutos secos (10%).

En la paleodieta no tienes por qué comer el tuétano de los huesos, alimento favorito de los cazadores recolectores. Para ellos era bueno por el siguiente motivo: la médula es una importante fuente de grasa monoinsaturada, grasa buena. Las grasas monoinsaturadas bajan el nivel de colesterol y reducen el riesgo de contraer cáncer de mama y cardiopatías. Encuentras grasas monoinsaturadas en los frutos secos, los aguacates y los aceites de oliva y de colza.

Tampoco es necesario comer sesos (otra exquisitez para los cazadores-recolectores) para obtener grasas omega-3, una de las grasas buenas de las que hablamos en el primer capítulo, y muy importantes para prevenir muchas enfermedades crónicas. Puedes obtener gran cantidad de grasas omega-3 de muchos alimentos que se encuentran en el mercado o supermercado, por ejemplo:

- Pescados y mariscos, en particular los pescados de agua fría como el salmón, la caballa, el arenque y el fletán.
- Aceite de semillas de lino, que se consume de muchas maneras: como ingrediente del aliño para ensaladas, untado en las carnes magras, para aderezar las verduras al vapor, o tomado como suplemento.
- Hígado.
- Carne de caza.
- Pollos de corral.
- Carne de vacunos alimentados con pasto.
- Nueces y nueces macadamia no saladas (que son sabrosas también en las ensaladas).
- Huevos enriquecidos con omega-3.

- Verduras de hoja verde.
- Cápsulas de aceite de pescado, que se encuentran en las tiendas de alimentos dietéticos.

Preparación de las comidas y comidas típicas

Para comer carnes magras, pescados, mariscos, frutas y verduras sanos, no adulterados, hace falta un poco de planificación y previsión, pero una vez que le cojas el tranquillo, te saldrá de forma natural. Incluso las personas que deben comer fuera de casa por el trabajo pueden disfrutar de comidas sanas, a pesar de sus ocupadas agendas; también las personas que viajan con frecuencia y deben comer fuera.

Una de las cosas esenciales para seguir la paleodieta es preparar parte de la comida en casa y llevarla al trabajo, ya sea como tentempié o como comida. Para comer al mediodía, nada podría ser más sencillo que llevar una bolsa o fiambrera con unos cuantos filetes de carne asada o pechuga de pollo sin piel preparados la noche anterior, un poco de tomate cortado en gajos, unos bastoncitos de zanahoria y una manzana o un melocotón.

Comer al estilo paleolítico cuando se come fuera es bastante fácil si sigues unas sencillas directrices. Por ejemplo, pide una ensalada verde con gambas, la aliñas con aceite de oliva y limón, y aprovechas los picatostes o cuscurros. Para desayunar fuera, prueba con dos huevos escalfados y la mitad de un melón cantalupo, sáltate la tostada y el beicon y regálate una taza de café descafeinado o una infusión de hierbas. En el capítulo ocho explico con más detalle la manera de seguir la paleodieta en nuestro mundo de comida rápida.

Aunque vas a eliminar de tu dieta diaria los cereales, los productos lácteos, los azúcares refinados y los alimentos procesados, no tardarás en descubrir la increíble abundancia y diversidad de alimentos saludables y deliciosos que ofrece la paleodieta. ¿Qué te parece un desayuno con tortilla francesa hecha de huevos enriquecidos con omega-3, rellena con cangrejo y aguacate y cubierta con salsa de melocotón? ¿Al mediodía un filete de lenguado cocido a fuego lento en salsa de vino acompañado por ensalada de espinacas y gazpacho? Para la cena, ¿te tienta un trozo de lomo de cerdo asado, una ensalada verde aliñada con aceite de semillas de lino, brécol al vapor, una copa de Merlot y un plato de moras frescas adornadas con rodajitas de almendras? Éstas son sólo algunas muestras del plan de comidas para seis semanas y las más de cien recetas que te ofrezco en los capítulos nueve y diez.

La paleodieta: bonanza nutricional

Muchos dietistas y entendidos nutricionistas opinarían que a una dieta que excluye todos los cereales, productos lácteos y legumbres le faltan muchos nutrientes importantes y que sería necesaria una planificación muy esmerada para que diera buen resultado. Pues, con la paleodieta ocurre justo lo contrario, lo que confirma de nuevo que ésta es exactamente la clase de dieta con la que los seres humanos estaban destinados a desarrollarse y prosperar, como lo han hecho siempre, a excepción de los 10.000 últimos años.

La paleodieta satisface en un ciento por ciento nuestras necesidades de nutrientes. Mi equipo de investigación ha analizado la composición nutritiva de cientos de diversas combinaciones de la paleodieta, en las que hemos alterado el porcentaje y los tipos de alimentos de origen vegetal y animal que contiene. En casi todas las permutaciones dietéticas, las dosis diarias de vitaminas y minerales superaban a las recomendadas oficialmente en Estados Unidos. La paleodieta supera incluso a las dietas modernas constituidas por cereales y productos lácteos en muchos elementos nutritivos que protegen de la enfermedad cardiaca y del cáncer, entre ellos:

- Vitamina C.
- Vitamina B_{12}.
- Vitamina B_6.
- Ácido fólico.
- Magnesio.
- Cromo.
- Potasio.
- Selenio.
- Fibra soluble.
- Grasas omega-3 y monoinsaturadas.
- Betacarotenos y otras sustancias fitoquímicas.

De hecho, la paleodieta contiene cantidades mucho mayores de muchos nutrientes que son insuficientes en las dietas vegetariana y corriente de Estados Unidos, como el hierro, el cinc, las vitaminas B_{12} y B_6, y las grasas omega-3.

Echemos una rápida mirada al consumo diario de nutrientes de una mujer de 25 años que sigue la paleodieta. Nos moveremos en las típicas 2.200 calorías, la mitad procedentes de alimentos de origen animal y la otra mitad de alimentos de origen vegetal, que puedes encontrar en los supermercados.

En el desayuno come la mitad de un melón cantalupo y una ración de 360 g de salmón del Atlántico al horno. La comida de mediodía se compone de una ensalada de camarones/langostinos/gambas, espinacas u otras verduras (7 camarones grandes hervidos, 3 tazas de espinacas crudas, 1 zanahoria rallada, 1 pepino en rodajas, 2 tomates cortados a dados), aliñada con zumo de limón, aceite de oliva y especias. Para la cena, come 2 chuletas magras de cerdo, 2 tazas de brécol al vapor y una ensalada verde (2 tazas de lechuga romana, media taza de tomates en cubitos, un cuarto de taza de cebolla roja en juliana, medio aguacate), aliñada con zumo de limón. De postre, media taza de arándanos frescos o congelados y un cuarto de taza de almendras picadas. Como merienda o tentempié, se toma un cuarto de taza de almendras picadas y una chuleta de cerdo fría.

Nutriente	Consumo diario	Dosis oficial recomendada
Calorías	2.200	100%
Proteínas	190,0 g	379%
Carbohidratos	142,0 g	—
Grasas:	108,0 g	—
Saturada	21,0 g	—
Monoinsaturada	54,0 g	—
Poliinsaturada	21,0 g	—
Omega-3	6,7 g	—
Vitaminas hidrosolubles:		
Tiamina (B_1)	4,6 mg	417%
Riboflavina (B_2)	3,6 mg	281%
Niacina (B_3)	56,2 mg	374%
Piridoxina (B_6)	5,9 mg	369%

Cobalamina (B_{12})	10,3 µg	513%
Biotina	113,0 µg	174%
Folato	911,0 µg	506%
Ácido pantoténico	11,5 mg	209%
Vitamina C	559,0 mg	932%
Vitaminas liposolubles:		
Vitamina A (retinol)	6.861,0 (UER)	858%
Vitamina D	0,0 µg	0%
Vitamina E	26,5 mg	331%
Vitamina K	945,0 µg	1,454%
Macrominerales:		
Sodio	813,0 mg	—
Potasio	8.555,0 mg	—
Calcio	890,0 mg	111%
Fósforo	2.308,0 mg	289%
Magnesio	685,0 mg	245%
Oligoelementos:		
Hierro	21,5 mg	143%
Cinc	19,8 mg	165%
Cobre	3,5 mg	155%
Manganeso	6,4 mg	181%
Selenio	0,147 mg	267%
Fibra dietética	47,0 g	—
Betacaroteno	3.583,0 µg	—

Como ves, la paleodieta es extraordinariamente nutritiva. El desglose de macronutrientes de este ejemplo de dieta de 2.200 calorías es: 33 por ciento de proteínas, 25 por ciento de carbohidratos y 42 por ciento de grasas. Observa que por cada nutriente, a excepción de la vitamina D, el consumo diario varía de 1,5 a más de diez veces la dosis recomendada oficial. Ni siquiera las dietas vegetarianas «sanas» llegan a esta cantidad de nutrientes. La paleodieta es rica en vitaminas antioxidantes (A, C y E), en minerales (selenio) y en sustancias fitoquímicas como el betacaroteno, que va bien para prevenir el desarrollo de enfermedades cardiacas y cánceres. Además, las elevadas cantidades de vitaminas B (B_6, B_{12} y folato) impiden que se eleve el nivel de homocisteína en la sangre, potente factor de riesgo para la aterosclerosis, y también se han relacionado con un menor riesgo de cáncer de colon y de espina bífida (defecto de nacimiento en el tubo neural).

Si bien el contenido graso (42 por ciento del total de calorías) es ligeramente mayor que el de la dieta estadounidense corriente (35 por ciento del total de calorías), éstas son grasas buenas, saludables grasas monoinsaturadas y poliinsaturadas que bajan el nivel de colesterol. En realidad, el contenido en grasas monoinsaturadas es el doble del de grasas saturadas. Como hemos dicho, las elevadas dosis de grasas omega-3 también protegen de la enfermedad cardiaca por su capacidad para adelgazar la sangre, prevenir irregularidades cardiovasculares y bajar el nivel de triglicéridos en la sangre.

La paleodieta no sólo proporciona una abundante cantidad de nutrientes, sino que también es muy rica en fibra. Esto reduce asimismo el nivel de colesterol en la sangre. Además, favorece el funcionamiento normal de los intestinos y previene el estreñimiento.

Por último, dado que la sal extra y los alimentos procesados salados no forman parte de la paleodieta, el contenido en sodio (y cloruro) es muy bajo, mientras que el contenido en potasio es muy elevado. Como hemos dicho, este equilibrio potasio alto/sodio bajo previene la hipertensión, los cálculos renales, el asma, la osteoporosis, ciertos tipos de cáncer y otras enfermedades crónicas que, según se sabe, están relacionadas con un elevado consumo de sal.

La cantidad de vitamina D que se obtiene con la paleodieta es insignificante, porque esta vitamina se encuentra en cantidades muy mínimas en los alimentos naturales, a excepción de los aceites de hígado de pescado. Pero en realidad no necesitamos consumir mucha vitamina D; podemos obtener toda la que necesitamos del sol (cuando nos exponemos a los rayos ultravioletas del sol, el cuerpo sintetiza la vitamina D a partir del colesterol que tenemos en la piel). Nuestros antepasados del Paleolítico pasaban gran parte de su tiempo al aire libre, por lo que fabricaban toda la vitamina D que necesitaban con los rayos naturales del sol. Actualmente, muchos no nos exponemos al sol lo suficiente para sintetizar un nivel óptimo de esta vitamina. Por eso la leche, la margarina y otros alimentos procesados vienen fortalecidos con vitamina D. Nos iría bien incorporar algo del estilo de vida de la Edad de Piedra para tomar un poco de sol cada día. En todo caso, si tu ajetreada vida no te lo permite, en especial durante los cortos días de invierno, te recomiendo tomar vitamina D en suplemento, o una ocasional cucharada de aceite de hígado de bacalao.

Tal vez el elemento más importante de la paleodieta es el elevado consumo de proteína, casi cuatro veces mayor que la recomendada oficialmente. Como hemos dicho, este elevado consumo de proteína favorece el adelgazamiento gracias al aumento de la actividad metabólica y una disminución del apetito. Un estudio clínico publicado recientemente en *International Journal of Obesity*, realizado por mi amigo el doctor Soren Toubro y sus colegas de la Real Universidad de Veterinaria y Agricultura de Copenhague, ha demostrado que, tratándose de bajar de peso, las dietas ricas en proteínas y pobres en calorías son mucho más eficaces que las pobres en calorías y ricas en carbohidratos. Además, el consumo elevado de proteínas poco grasas baja los niveles de colesterol y triglicéridos, aumenta el nivel del colesterol bueno HDL y reduce el riesgo de hipertensión, accidentes cerebrovasculares y ciertas formas de cáncer. Cuando contienen cantidades suficientes de frutas y verduras alcalinas, las dietas ricas en proteínas no favorecen la osteoporosis, sino más bien protegen de ella.

La dieta estadounidense típica: pesadilla nutricional

Ahora veamos la dieta de las mismas 2.200 calorías para la mujer de 25 años de nuestro ejemplo, pero reemplazando muchos de los alimentos verdaderos (carnes magras, frutas y verduras) por alimentos procesados, cereales y productos lácteos. Ten en cuenta que la Pirámide Alimentaria del Departamento de Agricultura de Estados Unidos (USDA) recomienda comer entre 6 y 11 raciones de cereales al día. El desglose de nutrientes resultante se parece mucho al de la dieta estadounidense corriente. Ésta es la dieta que ha producido una nación en que el 63 por ciento de los hombres y el 55 por ciento de las mujeres mayores de 25 años o bien tienen sobrepeso, o bien son obesos.

Para desayunar, nuestra joven de 25 años come un pastel danés (pasta estilo hojaldre relleno con crema pastelera y fruta), 2 tazas de copos de maíz con 240 cc de leche entera coronados por 1 cucharada de azúcar, y bebe 1 taza de café con 1 cucharada de nata y 1 de azúcar. Dada la gran cantidad de carbohidratos refinados de este desayuno, su nivel de azúcar en la sangre no tarda en bajar y siente hambre a media mañana, por lo tanto se come un donut glaseado y bebe otra taza de café con nata y azúcar. A mediodía vuelve a sentir hambre. Va al MacDonald's que queda cerca de su oficina y pide una hamburguesa Quarter Pounder, una ración pequeña de patatas fritas y una cola de 360 cc. Para la cena come 2 trozos de pizza de queso y una pequeña ensalada de lechuga iceberg con medio tomate, aliñada con el aderezo Thousand Island; esto lo riega con 360 cc de gaseosa de limón y lima. Veamos el desglose de nutrientes de este desastre dietético:

Nutriente	Consumo diario	Dosis oficial recomendada
Calorías	2.200	100%
Proteínas	62,0 g	57%
Carbohidratos	309,0 g	—
Grasas:	83,0 g	—
Saturada	29,0 g	—
Monoinsaturada	19,0 g	—
Poliinsaturada	10,0 g	—
Omega-3	1,0 g	—
Vitaminas hidrosolubles:		
Tiamina (B_1)	1,0 mg	95%
Riboflavina (B_2)	1,1 mg	87%
Niacina (B_3)	11,0 mg	73%
Piridoxina (B_6)	0,3 mg	20%
Cobalamina (B_{12})	1,8 µg	88%
Biotina	11,8 µg	18%
Folato	148,0 µg	82%
Ácido pantoténico	1,8 mg	32%
Vitamina C	30,0 mg	51%
Vitaminas liposolubles:		
Vitamina A (retinol)	425,0 (UER)	53%
Vitamina D	3,1 µg	63%
Vitamina E	2,7 mg	34%
Vitamina K	52,0 µg	80%

Macrominerales:

Sodio	2.943,0 mg	—
Potasio	2.121,0 mg	—
Calcio	887,0 mg	111%
Fósforo	918,0 mg	115%
Magnesio	128,0 mg	46%
Oligoelementos:		
Hierro	10,2 mg	68%
Cinc	3,9 mg	33%
Cobre	0,4 mg	19%
Manganeso	0,9 mg	28%
Selenio	0,040 mg	73%
Fibra dietética	8,0 g	—
Betacaroteno	87,0 µg	—

Esta dieta tipifica todo lo que está mal en la forma de comer de la mayoría de personas hoy en día: la dieta moderna de alimentos procesados. Infringe las siete claves de la paleodieta, aquellas para las que estamos programados. A excepción del calcio y el fósforo, todos los nutrientes están por debajo de las dosis recomendadas oficialmente. El contenido de proteínas de la dieta típica estadounidense es de apenas 62 g (57 por ciento de las recomendadas), comparado con el de la paleodieta (sus buenos 190 g, o el 379 por ciento de la cantidad recomendada). Ten presente que la proteína es nuestra aliada en la lucha por la buena salud: baja el nivel de colesterol, mejora la sensibilidad a la insulina, acelera el metabolismo, satisface el apetito y contribuye a la pérdida de peso.

Aun cuando hay muy poca carne en la dieta típica estadounidense de esta mujer, el contenido de grasa saturada (29 g) es un 38 por ciento mayor que el de la paleodieta. Peor aún es la mezcla de grasas; las saludables grasas poliinsaturadas y monoinsaturadas suman apenas 29 g (en la paleodieta suman 75 g). Sólo hay 1 g de grasas omega-3 buenas para el corazón para todo el día en esta dieta típica, comparado con los generosos 6,7 g de las comidas de ejemplo para un día de la paleodieta. ¿Es de extrañar que la dieta estadounidense a base de cereales y alimentos procesados favorezca la enfermedad cardiaca?

Ahora echémosle una mirada al contenido en vitaminas B_6 (20 por ciento de la dosis recomendada) y B_{12} (88 por ciento) y folato (82 por ciento). La dieta de esta mujer es deficiente en las tres vitaminas que previenen la concentración tóxica de homocisteína, la sustancia que daña las arterias y predispone más aún a la enfermedad cardiaca. Además, una cantidad insuficiente de folato aumenta el riesgo de cáncer de colon y de la espina bífida, una malformación congénita.

Es digno de nota también que este ejemplo de dieta estadounidense contiene tres veces más sodio y cuatro veces menos potasio que la paleodieta. Este desequilibrio mineral favorece o agrava trastornos y enfermedades debidas a un desequilibrio ácido-base, entre otros la hipertensión, la osteoporosis, los cálculos renales, el asma, los accidentes cerebrovasculares y ciertas formas de cáncer. El consumo diario de magnesio también es muy bajo (46 por ciento de la dosis recomendada). Numerosos estudios científicos han demostrado que un nivel bajo de magnesio pone en riesgo de enfermedad cardiaca, pues sube la tensión arterial, aumenta el nivel de colesterol y predispone el corazón para la arritmia. Un consumo bajo de magnesio también favorece la formación de cálculos renales.

Un consumo elevado de vitaminas antioxidantes y sustancias fitoquímicas procedentes de frutas y verduras es una de las mejores estrategias dietéticas que se pueden adoptar para reducir el riesgo de cáncer y de enfermedad cardiaca. Por desgracia, cuando los cereales, productos lácteos, alimentos procesados y carnes grasas desplazan a las frutas y verduras, automáticamente disminuye el consumo de los saludables antioxidantes y sustancias fitoquímicas presentes en éstas. No hay comparación entre los porcentajes de las dosis recomendadas de vitamina A (53 por ciento), vitamina C (51 por ciento), vitamina E (34 por ciento) y selenio (73 por ciento) en un día de dieta típica, y los de la paleodieta: vitamina A (858 por ciento), vitamina C (932 por ciento), vitamina E (331 por ciento) y selenio (267 por ciento). La paleodieta contiene 41 veces más betacarotenos (antioxidantes vegetales naturales) que la dieta estadounidense corriente.

La dieta típica también es deficiente en cinc (33 por ciento de la dosis recomendada) y en hierro (68 por ciento), lo que, junto con el bajo consumo de vitaminas A y C, puede perjudicar al sistema inmunitario y abrir la puerta a resfriados e infecciones.

Dado que esta dieta estadounidense corriente abunda en cereales refinados (6 raciones en el ejemplo) y azúcares (123 g o alrededor de un cuarto de libra en el ejemplo), aumenta los niveles de azúcar e insulina en la sangre de muchas personas. Si el nivel de insulina continúa constantemente elevado, causa el trastorno llamado «hiperinsulinemia», que aumenta el riesgo de una serie de enfermedades llamadas del «síndrome X»: diabetes tipo 2, hipertensión, nivel elevado de colesterol, obesidad y cambios dañinos en la química de la sangre. Pero los cereales refinados y los azúcares no forman parte de la paleodieta, lo que significa que el nivel de insulina se mantiene naturalmente bajo y se reduce de forma automática el riesgo de contraer las enfermedades del síndrome X. Y por último, aunque no menos importante, tenemos la fibra. La dieta estadounidense corriente contiene unos miserables 8 g, comparados con los 47 g de la paleodieta.

Muchos nutricionistas dirían que la dieta del ejemplo es sana porque contiene gran cantidad de carbohidratos (el 55 por ciento del total de calorías) y un total de grasas bajo (el 34 por ciento del total de calorías). Éste es también el mensaje que la mayoría de los estadounidenses han oído fuerte y claro: las dietas sanas deben ser ricas en carbohidratos y pobres en grasa. Por desgracia, en la práctica, muchas dietas ricas en carbohidratos y pobres en grasa se parecen muchísimo al ejemplo de dieta estadounidense típica: una pesadilla nutricional que favorece la obesidad, las enfermedades cardiacas, el cáncer y un montón de otras enfermedades crónicas.

Por qué no se puede comer en exceso con la paleodieta

Muchos de los alimentos que ansiamos comer, y que nos hacen engordar si los comemos en bastante cantidad, contienen una combinación de azúcar, fécula, grasa y sal en forma muy concentrada. (Si lo piensas, azúcar, fécula, grasa y sal son ingredientes de las recetas de todos los productos que se tiende a comer en exceso.)

En la naturaleza, el sabor dulce va casi siempre asociado con frutas. Eso es lo que impulsaba a nuestros antepasados a comer fresas, por ejemplo, el deseo de comer algo «dulce». Pero, como beneficio extra, al comerlas obtenían mucho más que el sabor dulce: fibra, vitaminas, minerales, sustancias fitoquímicas y otras sustancias saludables que mejoraban sus posibilidades de sobrevivir. De modo similar, nuestros antepasados del Paleolítico buscaban alimentos de sabor salado. La sal es absolutamente esencial para la salud, pero no se necesita mucha.

Las cantidades mínimas de sal que contienen las frutas y verduras frescas y las carnes magras eran exactamente las que convenían a nuestros antiquísimos antepasados, los que también obtenían una abundante dosis de potasio junto con el sodio. En nuestros días, casi todos los alimentos procesados están muy sobrecargados de sal.

Alimentos verdaderos y alimentos falsos

Hoy en día, gran parte de nuestros alimentos son falsos. ¿Qué significa eso? Son alimentos creados, no naturales. Es cuestión de verlo. ¿Te apetece un tentempié de harina blanca seca? No, claro que no; la harina es insípida, te atragantarías con ella. Pero si le añades agua, levadura, sal, aceite vegetal y azúcar y luego horneas la mezcla, tienes pan blanco. Si coges esa misma mezcla, la fríes en abundante grasa hidrogenada y luego la recubres con una capa de almíbar o azúcar glas, es más sabrosa aún: un donut glaseado. Y si a esa misma masa le añades plátano y nueces, la horneas y la recubres con azúcar y margarina, tienes un pan de plátano y nueces escarchado.

Si deseas sentirte más virtuoso/a, puedes reemplazar la harina blanca por harina de trigo integral y el azúcar por miel y llamarlo «alimento sano». Pero lo fundamental es que ninguna de esas muy sabrosas mezclas se parecen ni remotamente a los alimentos que nutrían a todos los seres humanos hasta épocas muy recientes. En tiempos del Paleolítico, los alimentos feculentos no eran «también salados»; ahora tenemos patatas fritas y tortas de maíz fritas. Los alimentos dulces nunca eran «también grasos»; ahora tenemos donuts que no sólo son grasos y feculentos, sino también azucarados.

Es facilísimo excederse en comer alimentos procesados hechos con fécula, grasas, azúcares y sal. Después de la comida siempre hay espacio para un pastel o una tarta, un helado de crema o chocolates. Pero ¿lo hay para otro poco de apio o una pechuga de pollo asada? Muchas personas con sobrepeso se despachan fácilmente un cuarto de kilo de helado de crema después de una comida completa. ¿Cuántas podrían o querrían comer un cuarto de kilo extra de brécoles al vapor? De lo que se trata es de que es muy difícil excederse en comer alimentos verdaderos: frutas, verduras y carnes magras. Estos alimentos tienen el volumen y la cantidad de fibra que nos llena el estómago. Dado que tienen un índice glucémico bajo, también nos normalizan el nivel de azúcar en la sangre y nos reducen el apetito. La proteína de las carnes magras nos satisface el hambre rápidamente y nos lo hace saber cuando estamos saciados. Dos pechugas de pollo sin piel podrían llenarnos, y otras dos podrían ser imposibles de comer. ¿Podemos decir lo mismo de los trozos de pizza?

Los alimentos falsos nos engañan el apetito haciéndonos comer más de lo que es necesario. Los más insidiosos (donuts, tortas de maíz fritas, barquillos con vainilla, gofres, cruasanes, galletas crácker) dan un puñetazo doble: alto contenido graso más carbohidratos de elevado índice glucémico.

Normalmente, los alimentos ricos sólo en grasa nos permiten la autorregulación del apetito; por ejemplo, sólo se puede comer una cierta cantidad de mantequilla pura; el cuerpo no tarda en decir «aj», se siente saciado y uno deja de comer. Pero cuando la grasa va combinada con un carbohidrato muy glucémico, se puede continuar comiendo hasta mucho después de lo que normalmente uno se sentiría saciado. La grasa sabe mejor combinada con el carbohidrato que sola (sobre todo si a la mezcla se le añade sal y azúcar); por lo tanto, uno come más. Pero el carbohidrato de alto índice glucémico también engaña al cuerpo haciéndolo creer que continúa con hambre.

Cuando comemos un donut, por ejemplo, los carbohidratos muy glucémicos suben rápidamente el nivel de insulina en la sangre; al mismo tiempo tiende a bajar el nivel de una hormona llamada «glucagón». Estos cambios químicos producen una cascada de efectos que pueden dañar el metabolismo al limitar el acceso del cuerpo a sus dos principales combustibles metabólicos: la grasa y la glucosa. La otra consecuencia importante de estos cambios químicos es la hipoglucemia, es decir, bajo nivel de azúcar en la sangre, lo cual, paradójicamente, estimula el apetito, provocando hambre, aunque uno haya recién terminado de comer. Estos alimentos ricos en grasa y en carbohidratos de elevado índice glucémico perpetúan un círculo vicioso de sentir hambre, comer y nunca sentirse satisfecho. Producen excesivas subidas en los niveles de azúcar e insulina en la sangre y favorecen un rápido aumento de peso.

El jarabe de maíz, rico en fructosa, puede empeorar esta situación ya mala. La fructosa es un poderoso promotor de la resistencia a la insulina. Se añade a casi todos los alimentos procesados imaginables; donde más abunda es en las gaseosas, los dulces y los productos horneados. Pero también es ingrediente de muchos aderezos para ensaladas con poca o nada de grasa, productos que muchos compramos con el fin de ser más responsables, contar las calorías y limitar todo lo posible el consumo de ingredientes perniciosos. Lo mejor es abstenernos de esos productos; ceñirnos a los alimentos originales de la humanidad: frutas, verduras y carnes magras.

Qué esperar de la paleodieta

Lo esencial de la paleodieta es seguir adelante con esta maravillosa forma de comer. Te garantizo que te sentirás mejor inmediatamente. Aumentará tu energía; no tendrás que soportar el cansancio o la «depre» de la última hora de la tarde. Por la mañana te despertarás con las pilas cargadas y preparado para recibir el nuevo día. Cada día que pase te irás sintiendo mejor, y al cabo de unas semanas notarás algo holgada la ropa. Poco a poco, semana a semana, irás perdiendo peso, hasta que habrás recuperado tu peso sano, normal. A algunas personas esto sólo les lleva de uno a dos meses; a otras, de seis meses a un año; si el exceso de peso es considerable y hay problemas de salud, un año o más. Pero lo fundamental es que *ocurrirá*.

A muchas personas también se le despejan los senos paranasales, tienen menos rigidez en las articulaciones por la mañana y se les normaliza el funcionamiento intestinal. Se reducen las indigestiones, acedias y acidez estomacal, e incluso podrían desaparecer del todo a las pocas semanas de haber adoptado esta dieta.

Las personas que tienen elevado el nivel de colesterol y la química de la sangre anormal pueden esperar ver mejoría a las dos semanas de comenzar la dieta. A los pocos días baja el nivel de triglicéridos en la sangre, y el colesterol bueno HDL aumenta rápidamente. A la mayoría de las personas que adoptan la paleodieta les bajan los niveles de colesterol total y colesterol LDL en las dos primeras semanas.

La paleodieta es particularmente eficaz para personas que sufren de diabetes tipo 2, enfermedad cardiovascular, hipertensión, cálculos renales, asma y osteoporosis. También hay un considerable número de estudios que sugieren que podría ser útil para ciertas enfermedades autoinmunes como la enfermedad celíaca, la dermatitis herpetiforme, la artritis reumatoide, la esclerosis múltiple y la xerodermosteosis. También reduce el riesgo de muchos tipos de cáncer.

Así pues, come bien, baja de peso y mantente sano con la paleodieta.

3

Cómo se estropeó nuestra dieta
y qué hacer al respecto

Un abrir y cerrar de ojos. En el esquema grande de la historia de la humanidad, ése es el tiempo en que hemos tenido agricultura y ganadería. Sólo han pasado 500 generaciones desde que ocurrió este cambio, llamado «Revolución Agrícola», y sin embargo le hemos perdido casi totalmente la pista a los alimentos que comían nuestros antiguos antepasados. Los supuestos alimentos nuevos que nos dio la agricultura desplazaron hasta tal punto los alimentos antiguos que muchos no sabemos que esos alimentos fueron nuevos alguna vez. Muchas personas suponen que los cereales, los productos lácteos, los alimentos salados, las legumbres, las carnes de ganadería y los azúcares refinados han formado siempre parte de nuestra dieta. Esto no es así. Necesitamos redescubrir los alimentos que daban a nuestros antepasados paleolíticos una salud vibrante, cuerpos delgados y ausencia de enfermedades crónicas. Los alimentos que sentaban perfectamente bien a su programación genética son los mismos que sientan perfectamente bien a nuestra programación genética.

Pero ¿cuáles son estos alimentos? ¿Cómo podemos saber qué comían nuestros antepasados paleolíticos? Mi equipo de investigación y yo nos hemos preguntado lo mismo durante los diez últimos años. Me alegra decir que hemos encontrado respuestas a estas preguntas analizando y reconstruyendo esmeradamente informaciones de cuatro fuentes:

- Documentos sobre fósiles.
- Dietas de cazadores-recolectores contemporáneos.
- Dietas de chimpancés.
- Nutrientes de animales salvajes y plantas silvestres.

El Paleolítico (Edad Antigua de la Piedra) se inició hace unos 2,5 millones de años en África, cuando comenzó la elaboración de herramientas y útiles toscos de piedra. Terminó hace alrededor de 10.000 años en Oriente Próximo, con los primeros campos agrícolas. En el tiempo del Paleolítico vivieron por lo menos trece especies de seres humanos primitivos, pero para los fines de este libro sólo cubriremos las dietas de nuestros antepasados directos. Hay indicios que demuestran el predominio de la carne magra en las dietas humanas desde nuestros orígenes, 2,5 millones de años atrás, hasta los comienzos de la agricultura hace 10.000 años.

La carne magra es el alimento del cerebro

La idea de que los seres humanos debían ser vegetarianos es contraria a todas las pruebas de la evolución que presentan los datos sobre fósiles y estudios antropológicos. Es enorme nuestra deuda con la carne magra. De hecho, los estudios y pruebas científicos sugieren que si nuestros primeros antepasados hubieran comido una dieta sin carne ahora no existiríamos. Yo no me habría convertido en científico, tú no estarías leyendo este libro y todos nos pareceríamos muchísimo más a nuestros parientes animales más cercanos: los chimpancés.

¿Cómo puede ser esto? Los chimpancés son peludos y tienen un vientre enorme. Pasan de árbol a árbol balanceándose. Bueno, sí, hace sólo unos 5-7 millones de años también hacían esto nuestros antepasados prehumanos. Los estudios indican que el árbol familiar se bifurcó, y los seres humanos entraron en una categoría propia. Pero en lo que a genética se refiere, sólo diferimos de los chimpancés en un 1,7 por ciento.

Los chimpancés son principalmente vegetarianos (aunque comen insectos, huevos de pájaros y, de tanto en tanto, un animal pequeño) y tienen el vientre grande y abultado característico de los animales vegetarianos (los caballos y las vacas, por ejemplo, también tienen vientres voluminosos). Los monos necesitan vientres grandes y activos para extraer los nutrientes de su dieta vegetal cargada de fibra.

Alrededor de dos millones y medio de años atrás nuestros antepasados comenzaron a cambiar sus voluminosos vientres en favor de cerebros más grandes, hasta el punto en que actualmente nuestro vientre es más o menos un 40 por ciento más pequeño que el de los chimpancés y nuestro cerebro es alrededor de tres veces más grande. El momento decisivo del cambio llegó cuando nuestros antepasados se dieron cuenta de que comer carne les aumentaba muchísimo la energía. A lo largo de los años sus vientres comenzaron a reducirse, porque ya no necesitaban el espacio extra para procesar todo ese forraje. Toda la energía que antes precisaban los intestinos se desvió hacia el cerebro, que dobló y después triplicó su tamaño. Sin la dieta de alimentos de origen animal, los cerebros grandes que nos hacen humanos no habrían tenido la posibilidad de desarrollarse. Podemos decir que la carne, o los alimentos de origen animal, configuraron nuestro genoma.

Es interesante observar que alrededor del mismo periodo en que comenzaron a aumentar de tamaño los cerebros humanos entró en escena algo nuevo: instrumentos, armas y cuchillos toscos de piedra que usaban nuestros antepasados para descuartizar animales muertos y después para cazar. Esto lo sabemos debido a reveladoras marcas de cortes que se han encontrado en los huesos de animales fósiles y de objetos testimoniales reunidos en miles de yacimientos arqueológicos de todo el mundo (un ejemplo clásico es una lanza de 125.000 años de antigüedad, tallada de una rama de tejo, que se encontró incrustada entre las costillas de un elefante de colmillos rectos, especie ya desaparecida, en Alemania).

Al principio los humanos no eran buenos cazadores. Comenzaron como carroñeros; seguían los rastros de animales predadores, como leones, y se comían los restos del animal muerto abandonado. Los restos eran exiguos; los leones hambrientos no dejan muchos restos, aparte de los huesos. Pero con sus prácticas herramientas (yunques y martillos de piedra) nuestros primeros antepasados podían romper los cráneos y los huesos y encontrar algo para comer: los sesos y el tuétano.

La grasa del tuétano era la principal fuente de energía concentrada que hizo posible la reducción del vientre, y los sesos contienen un tipo concreto de grasa omega-3 llamado «ácido docosahexaenoico» (DHA), que hizo posible que el cerebro aumentara de tamaño. El DHA es el componente básico del tejido del cerebro.

Sin esa fuente alimentaria de DHA no se habría producido la expansión de nuestra capacidad cerebral. Sin carne, tuétano y sesos, nuestros antepasados humanos no habrían podido marcharse del África tropical para colonizar las regiones más frías del mundo. Si esas personas hubieran dependido de encontrar alimentos de origen vegetal en la fría Europa, se habrían muerto de hambre. En una importantísima serie de estudios, mi colega Mike Richards, de la Universidad de Oxford, analizó los huesos de gente del Paleolítico que vivió en Inglaterra alrededor de 12.000 años atrás. Su dieta, confirmó, era casi idéntica a la de los carnívoros que mejor comen, como los lobos y los osos.

La caza mayor

¿Con qué fin una persona cuerda se acercaría lo bastante para clavarle una lanza a un caballo de casi 300 kg dando coces con afiladas pezuñas y bufando? ¿O a un mamut furioso de 5 toneladas? ¿Por qué la gente del Paleolítico no se buscaba la vida de forma menos arriesgada, recogiendo bayas y frutos secos y cazando con trampas conejos, roedores y pájaros pequeños? Nuevamente, nos queda clara la sabiduría de los antiguos usos.

La idea básica de buscar alimento –ya se trate de un ser humano, un lobo o incluso un gato casero persiguiendo a un ratón– es muy sencilla. Hay que recibir más energía del alimento capturado de la que se gasta en capturarlo. Si corres todo el día y gastas 1.000 calorías y luego llegas a casa con sólo 10 manzanas, que te dan un total de 800 calorías, vas a quedarte con muchísima hambre. Así pues, cuando la gente del Paleolítico iba a buscar alimento, intentaban conseguir lo máximo gastando la menor energía posible. La mejor manera de hacer esto, descubrieron, era capturar animales grandes. Se gasta muchísima más energía corriendo para capturar 1.500 ratones de 30 g cada uno que matando un solo ciervo de 45 kg (peso equivalente al de los 1.500 ratones). Pero hay un motivo mucho más importante para que prefirieran animales grandes. Se llama «toxicidad proteínica».

Sólo toleramos una cierta cantidad de proteínas por vez, alrededor de 200 a 300 g al día. Un exceso de proteínas nos produce náuseas, diarrea y, finalmente, puede matarnos. Por eso nuestros antepasados paleolíticos no podían comer sólo carne magra de músculo. Necesitaban comer grasa junto con la carne, o complementarla con carbohidratos de alimentos de origen vegetal. Los primeros colonizadores y exploradores de Norteamérica sabían esto también; habían sufrido la dolorosa experiencia del efecto tóxico de un exceso de proteína magra; llamaban «hambruna por comer conejo» a la enfermedad.

En general, los animales grandes como los ciervos y las vacas (o, para la gente del Paleolítico, mamuts y caballos salvajes) contienen más grasa y menos proteína que los animales más pequeños como los conejos y las ardillas. El cuerpo de la ardilla es 83 por ciento proteína y 17 por ciento grasa; el cuerpo del ciervo mulo (o venado bura) es 40 por ciento proteína y 60 por ciento grasa. Si una persona comiera sólo carne de ardilla, rápidamente excedería la capacidad del cuerpo para la proteína y, como esos primeros pioneros, acabaría con esa enfermedad. En cambio, si sólo pudiera comer carne de ciervo, estaría muy bien; no contraería la toxicidad proteínica porque estaría protegida por el elevado contenido de grasa del ciervo. Por eso los cazadores paleolíticos arriesgaban la vida cazando animales grandes.

Con la paleodieta estamos protegidos también de la toxicidad proteínica, por el acceso ilimitado a frutas y verduras frescas. También estamos protegidos por las buenas grasas monoinsaturadas, que bajan el nivel de colesterol, y por nuestras más potentes fuerzas disuasivas de la enfermedad cardiaca, los ácidos grasos omega-3. Contando con estas protecciones, la proteína es nuestra amiga. Una elevada cantidad de proteína acelera el metabolismo, disminuye el apetito y baja el nivel de colesterol. Te beneficiarás de comer proteína magra en todas las comidas. Te aseguro que mientras comas mucha fruta y verdura fresca no existe aquello de demasiada proteína.

Restablecer el equilibrio en la dieta

Con mi equipo de investigación he descubierto que, idealmente, un poco más de la mitad de las calorías (55 por ciento) debe provenir de carnes magras, asaduras, pescado y marisco. El equilibrio debe venir de frutas y verduras frescas, algunos frutos secos y aceites sanos.

En la dieta estadounidense típica no sólo está desequilibrada la proporción entre alimentos de origen vegetal y animal, sino que es casi lo contrario de la forma de comer para la que estamos programados. En esta dieta, el 31 por ciento de las calorías proviene de cereales; el 14 por ciento, de productos lácteos; el 8 por ciento, de bebidas (en particular gaseosas y zumos azucarados); el 4 por ciento, de aceites y aderezos, y el 4 por ciento, de «dulces» (galletas, caramelos, pasteles y bollería). Estos alimentos representan el 61 por ciento de la energía consumida, pero prácticamente ninguno de ellos se encuentra en la paleodieta, de carnes magras, frutas y verduras frescas. Alrededor del 38 por ciento de las calorías proceden de alimentos de origen animal, la mayoría de ellos carnes grasas y no sanas (bocadillos de salchichas o embutidos, picadillos, beicon), que distan mucho de las de la paleodieta.

Cómo nos ha dañado el «progreso»

La Revolución Agrícola cambió el mundo y permitió el desarrollo de la civilización: ciudades, cultura, consecuciones tecnológicas y médicas y conocimiento científico. Todas estas cosas fueron y son buenas. Sin embargo, hay un lado negativo importante. La agricultura es también la responsable en gran parte de la obesidad y las enfermedades crónicas actuales. Los alimentos que nos ha proporcionado la agricultura (cereales, productos lácteos, carnes grasas, alimentos salados, azúcares y aceites refinados) han resultado desastrosos para nuestros cuerpos paleolíticos.

Nadie podría haber previsto esta revolución ni sus consecuencias. Los primeros agricultores no tenían un plan genial para derribar el antiguo sistema. Simplemente, buscaban maneras mejores para alimentar a sus familias, enfrentados al aumento de la población y la mengua de los recursos alimentarios. Todo comenzó en Oriente Próximo hace alrededor de 10.000 años, cuando personas innovadoras empezaron a sembrar semillas de trigo silvestre y luego a cosechar. A esto siguió la siembra de cebada, unas pocas legumbres y domesticación y crianza de animales: ovejas, cabras y cerdos. Continuaban recogiendo frutas y verduras y cazando animales salvajes, pero el dado ya estaba echado; la dieta había cambiado drásticamente.

Hola, cereales; hola, problemas de salud

Los datos arqueológicos demuestran claramente que en los lugares en que se sembraban semillas (y lo cosechado reemplazaba a la antigua dieta en que predominaba la carne), parte de la cosecha incluía problemas de salud. Una consecuencia física de la nueva dieta se hizo evidente enseguida. Los primeros agricultores eran notablemente más bajos que sus antepasados. En Turquía y Grecia, por ejemplo, los hombres anteriores a la agricultura medían alrededor de 1,75 m, y las mujeres, 1,65 m. En el año 3000 a.C., la estatura del hombre corriente ya había bajado a 1,60 m, y la de la mujer a 1,50 m. Pero disminuir la estatura (que no es un problema de salud) fue el menos importante de los cambios en estos primeros agricultores. Estudios de sus huesos y dientes han revelado que estas personas estaban hechas un desastre: tenían más enfermedades infecciosas que sus antepasados, había más mortalidad infantil y vivían menos años en general. También había más casos de osteoporosis, raquitismo y otros trastornos debidos a la desmineralización de los huesos, asociada a la dieta a base de cereales. Por primera vez, entre los seres humanos abundaban las enfermedades debidas a carencia de vitaminas y minerales: escorbuto, beriberi y pelagra, por insuficiencia de vitamina A, cinc y vitamina B, y anemia por déficit de hierro. En lugar de los dientes fuertes y bien formados de sus antepasados, tenían los dientes cariados. Sus mandíbulas, que antes eran cuadradas y anchas, de pronto eran estrechas y no dejaban espacio para los dientes, que se solapaban.

¿Qué había ido mal? ¿Cómo pudo la benéfica práctica de la agricultura, de aprovechar la abundancia de la naturaleza, haber causado tantos problemas de salud? Ahora sabemos que, si bien la población iba en rápido aumento, la calidad, como también la duración promedio, de la vida iba en rápido descenso. Los nuevos alimentos, cereales y féculas daban calorías, pero no los nutrientes esenciales de la antigua dieta: carnes magras, frutas y verduras. La consecuencia: mala salud y enfermedades.

El cuadro de la salud empeoró a lo largo de los años, con la llegada de la sal, los quesos grasos y la mantequilla. Nuestros antepasados aprendieron a fermentar los cereales, a hacer cerveza y finalmente a destilar licores. La crianza selectiva y la innovación de alimentar con grano a los animales produjeron cerdos, vacas y ovejas más gordos. La mayor parte de la carne no se comía fresca (eran menos las personas que cazaban), sino que se encurtía, salaba o ahumaba. Las frutas y verduras se convirtieron en lujos: excepcionales añadidos estacionales a la monótona dieta de cereales y féculas.

Más recientemente, sólo 200 años atrás, la Revolución Industrial trajo azúcar refinada, alimentos enlatados y harina blanca refinada a la mesa de la familia corriente. A mediados del siglo xx comenzó en serio el procesado de los alimentos, con el invento de los ácidos grasos trans: margarina, manteca y combinaciones de estas grasas mezcladas con azúcar, sal, otras féculas, aceites vegetales ricos en omega-6, jarabe de maíz rico en fructosa, e incontables aditivos, conservantes, colorantes, emulsionantes, potenciadores del sabor, etc.

Imagínate a una persona del Paleolítico ante un bollo de bizcocho relleno con nata o una pizza. No reconocería como alimento estos «manjares» modernos.

Errores graves en la década de 1950

En muchos sentidos, la década de 1950 fue un periodo simple. Parte de la disposición parecía ser encontrar soluciones simples a problemas complicados. A comienzo de esta década, cuando los científicos estaban desenmarañando la relación entre la dieta y la enfermedad cardiaca, descubrieron que la «grasa saturada» (la que se encuentra en la mantequilla, el queso y las carnes grasas) elevaba el nivel de colesterol total, el del colesterol LDL (el malo), y aumentaba el riesgo de enfermar del corazón. Por desgracia, pagó el pato la carne roja; de repente era la principal causante de la obstrucción de las arterias y de los ataques al corazón. Incluso muchos nutricionistas y médicos se precipitaron a sacar la conclusión de que la carne roja es un alimento dañino que favorece la enfermedad cardiaca y el cáncer de intestino.

La industria alimentaria reaccionó al mensaje de que las grasas saturadas son malas creando todo tipo de «alternativas sanas»: aceites vegetales muy poliinsaturados (de maíz, de cártamo, de girasol, de semilla de algodón, por nombrar unos pocos); también todo tipo de productos hechos con estos aceites, como margarinas, mantecas, pastas para untar y aderezos. Y casi de la noche a la mañana estos aceites vegetales y sus derivados se incorporaron prácticamente a todos los alimentos procesados y productos de bollería.

Por desgracia, como sabemos ahora, esto fue una muy mala gestión. La introducción indiscriminada de aceites vegetales en la dieta estadounidense nos dio demasiadas grasas poliinsaturadas omega-6, a expensas de las omega-3, las buenas. Y el mayor consumo de margarina y pastas para untar fue causa de la introducción generalizada de otro tipo de grasa, la llamada «ácidos grasos trans», en nuestras comidas y tentempiés.

El siguiente plan que propusieron los cerebros nutricionistas (como la campaña anti-carne roja, que no fue bien elaborada y no se probó suficientemente antes de ponerla en práctica) fue reemplazar las grasas saturadas por carbohidratos, principalmente los feculentos, como los que se encuentran en el pan, las patatas y los cereales. A comienzos de la década de 1990 esta recomendación ya estaba tan consolidada que era la norma oficial del Departamento de Agricultura de este país. Lo fundamental de nuestra Pirámide Alimentaria nacional es su base: de seis a once raciones de cereales. Ahora sabemos, por estudios científicos que han examinado lo que se llama «índice glucémico» de ciertos alimentos, que estas raciones son excesivas.

Parte de la confusión en esto es que no todos los carbohidratos son iguales. Algunos son buenos, pero otros nos perjudican y favorecen la enfermedad, y esto nos lleva al índice glucémico. Los carbohidratos buenos tienen un índice glucémico bajo. Esto significa que causan una elevación mínima o lenta en el nivel de glucosa (azúcar) en la sangre. La «carga glucémica» es el índice glucémico de un alimento multiplicado por su contenido en carbohidratos. Es esta carga muy glucémica la que eleva el nivel de insulina en la sangre a muchas personas. Los carbohidratos de alto índice glucémico producen una rápida y gran elevación del nivel de glucosa en la sangre y están involucrados en una gran variedad de enfermedades crónicas: diabetes de adulto, hipertensión, cardiopatías, obesidad, nivel elevado de ácido úrico en la sangre, nivel elevado de triglicéridos (los componentes básicos de la grasa, que flotan en el torrente sanguíneo), nivel elevado del colesterol LDL del tipo pequeño-denso y nivel reducido de colesterol HDL. A este grupo de enfermedades los cardiólogos lo llaman «síndrome X». Lamentablemente, los arquitectos de nuestra Pirámide Alimentaria no distinguieron entre carbohidratos de alto y bajo índice glucémico cuando iniciaron esta carbomanía.

Veamos cómo nuestra moderna forma de comer nos ha desviado de las siete claves de la nutrición que expongo en el capítulo dos, y cómo esto nos ha afectado la salud.

Los siete principales problemas de la dieta estadounidense típica

1. Insuficiente proteína

Las proteínas constituyen el 15 por ciento de las calorías que consumen cada día la mayoría de los estadounidenses (y personas de otros países occidentales). Esta cantidad debería ser mayor (entre un 19 y un 35 por ciento) para darnos más energía y ayudarnos a quemar las calorías extras. Fíjate en estas cifras: por cada 100 calorías, los cereales tienen un promedio de un 12 por ciento de proteínas, comparados con el 83 por ciento de la carne de animales de caza. Las legumbres, como las lentejas, guisantes y alubias, tienen un promedio del 27 por ciento de proteínas.

En cuanto a los productos lácteos, el fenómeno de la «vaca lechera» (o la cabra, u oveja) ocurrió hace aproximadamente unos 5.000 años. La leche contiene un 21 por ciento de proteínas; el queso, un promedio del 28 por ciento, y la mantequilla no contiene absolutamente nada de proteínas, pero sí mucha grasa.

Lo fundamental: muchos consumimos sólo la mitad de las proteínas que necesitamos. ¿Por qué es malo esto? Como veremos en los tres próximos capítulos, un consumo bajo de proteínas contribuye al aumento de peso y del nivel de colesterol en la sangre, e incrementa el riesgo de contraer muchas enfermedades crónicas.

2. Exceso de carbohidratos malos

La Pirámide Alimentaria de nuestro país se funda en carbohidratos; somos una nación de consumidores de féculas y azúcar. Los carbohidratos componen la mitad de la dieta típica occidental, una considerable diferencia con la paleodieta. En la dieta de nuestros antiguos antepasados los carbohidratos constituían entre el 22 y el 40 por ciento de las calorías diarias, pero ésos eran carbohidratos buenos, procedentes de frutas y verduras silvestres. Estos alimentos de índice glucémico bajo no elevan enseguida el nivel de azúcar en la sangre se digieren y asimilan lentamente.

Con frutas y verduras no feculentas es muy difícil obtener más del 35 por ciento de calorías en forma de carbohidratos. Por ejemplo, en un tomate normal hay 26 calorías; para obtener el 35 por ciento de calorías diarias comiendo solamente tomates, habría que comer 30 tomates. Y a esto se debe que con la paleodieta puedas comer todas las frutas y verduras no feculentas que desees. Cuando se comen los alimentos correctos, el consumo de un exceso de carbohidratos o de demasiados carbohidratos muy glucémicos (que pueden elevar de manera peligrosa los niveles de azúcar e insulina) es sencillamente algo de lo que no hay que preocuparse. El contenido promedio en carbohidratos de las frutas es sólo del 13 por ciento por 100 gramos, alrededor de un 4 por ciento en las verduras no feculentas, y cero por ciento en las carnes magras, pescados y mariscos. En claro contraste, el contenido promedio en carbohidratos de los cereales es del 75 por ciento por 100 gramos.

¿Por qué son malos los carbohidratos? Muchos cereales integrales y legumbres no contienen muchas vitaminas y minerales; son fuentes pobres de estos importantes nutrientes. Por lo tanto, la dieta que se inclina demasiado hacia los cereales y legumbres (a expensas de carnes magras, frutas y verduras) puede ser causa de insuficiencias vitamínicas y minerales. Por eso, a tantos panes y cereales se los enriquece con nutrientes extras. No debería ser necesario complementar los alimentos con vitaminas, y si consumes carnes magras, frutas y verduras de la forma correcta, tampoco deberías necesitarlas tú.

Peor aún, los cereales y las legumbres pueden contener «antinutrientes», es decir, sustancias químicas que impiden al cuerpo absorber los nutrientes y pueden dañar los sistemas gastrointestinal e inmunitario. Además, un exceso de cereales y legumbres puede alterar el equilibrio ácido en los riñones y contribuir a la pérdida de masa muscular y del mineral de los huesos con la edad.

Por último, cuando se comen más carbohidratos, se ingieren menos proteínas. La proteína es la amiga; disminuye nuestro apetito y mejora nuestro metabolismo, y eso se traduce rápidamente en pérdida de peso.

Uno de los grandes mitos dietéticos del mundo occidental es que los cereales integrales y las legumbres son saludables. La verdad es que esos alimentos son insignificantes en el mejor de los casos. Pero ¿y los panes llamados «sanos»? En el mejor de los casos, son «menos malos» que los de harina blanca superprocesada y superrefinada que tal vez compras. Pero no forman parte de la paleodieta. Antes (antes que el «progreso» introdujera la técnica de molienda refinada para hacer el pan), casi todos los cereales se comían enteros o molidos tan toscamente que casi quedaba intacto el grano (salvado, germen y fibra), y la harina era mucho menos refinada que la que compramos actualmente. Nuestros tatarabuelos comían pan de trigo triturado y otros productos de bollería de índice glucémico moderado, lo que significaba una menor elevación del nivel de azúcar en la sangre.

¿Esto significa que los cereales integrales son buenos? No necesariamente. Sólo significa que aún no se les incorporaba una característica mala extra: un alto índice glucémico. Ese desafortunado añadido ocurrió hace unos 120 años, cuando entraron en la escena de hacer harina los molinos con rodillos de acero; eliminaron toda la fibra de los cereales, dejando sólo el polvo blanco, muy glucémico, que la mayoría conocemos como harina. Hoy en día casi todos los productos horneados hechos con esta harina suelen elevar excesivamente el nivel de azúcar en la sangre.

Incluso el pan de «trigo integral» hecho de harina molida por estos molinos con rodillos tiene el mismo efecto en el nivel de azúcar en la sangre, porque el tamaño de la partícula de harina es uniformemente pequeño, por lo tanto casi no difiere de la harina blanca. Alrededor del 80 por ciento de todos los productos de cereales que comen los estadounidenses, siguiendo las directrices de nuestra Pirámide Alimentaria, proceden de harina blanca refinada, que tiene un elevado índice glucémico.

•

ES MEJOR DEJAR LOS CEREALES
PARA LOS PÁJAROS.

•

Se agrava el problema: azúcar y edulcorantes

A nuestros antepasados paleolíticos les encantaba la miel; pero era un placer excepcional, porque sólo la encontraban en una estación y en cantidades limitadas (y tenían que superar en táctica a las abejas para cogerla). Así pues, durante la mayor parte de dos millones y medio de años, los azúcares refinados (otra fuente de carbohidratos) sencillamente no formaron parte de la dieta de la humanidad. En realidad, hasta hace unos 200 años, no formaban parte de la dieta de nadie.

El azúcar es otro de aquellos efectos secundarios del «progreso» tecnológico, y su ascenso a prominente en nuestra vida diaria ha sido rápido. En Inglaterra, en 1815, la persona corriente consumía unos 7 kg de azúcar de mesa al año; en 1970 la persona corriente consumía 54 kg. ¿Cuánta azúcar compras al año? ¿Compras un paquete de 2 kg cada vez que vas a la tienda de comestibles? No eres el único.

Pero el azúcar, como los cereales refinados, no es bueno para nosotros. Es causa de caries, seguro; muchos oímos ese mensaje cada vez que vamos al dentista. Pero también se está haciendo evidente que el azúcar plantea más problemas graves de salud. Favorece la resistencia a la insulina y las enfermedades del síndrome X casi tanto como los panes y las patatas de alto índice glucémico.

El nombre químico del azúcar de mesa es «sucrosa». Aunque la sucrosa tiene casi el mismo índice glucémico alto (65) que el pan blanco (70), tiene otras dos características que la hacen particularmente dañina para el metabolismo de la insulina. La primera: es carbohidrato al ciento por ciento, lo que significa que su carga glucémica es muy elevada.

•

PARA CALCULAR LA CARGA GLUCÉMICA, MULTIPLICA EL ÍNDICE GLUCÉMICO POR EL CONTENIDO EN CARBOHIDRATO DEL ALIMENTO.

•

La segunda es que, cuando el cuerpo digiere la sucrosa, ésta se descompone en dos azúcares simples: glucosa muy glucémica (índice glucémico: 97) y fructosa poco glucémica (índice glucémico: 23). Los científicos creían que la fructosa no era dañina debido a su bajo índice glucémico. Pero estudios de laboratorio recientes, realizados por el doctor Mike Pagliassotti y sus colegas en la Universidad Estatal de Arizona, han revelado que la fructosa es en realidad la principal culpable del azúcar de mesa, causante de la resistencia a la insulina. Los hallazgos del doctor Pagliassotti fueron confirmados y reforzados por estudios del doctor Luc Tappy y sus colegas en la Facultad de Medicina de la Universidad de Lausana de Suiza, al demostrar que la fructosa produce resistencia a la insulina en seres humanos. La resistencia a la insulina a su vez es causa de obesidad y de las enfermedades crónicas del síndrome X; entre ellas, hipertensión, cardiopatías y diabetes.

Jarabe de maíz rico en fructosa: muy mala idea, desde luego

El constante aumento del consumo de azúcar de mesa fue sin duda un cambio desafortunado en el contenido de nuestra dieta. Pero en la década de 1970 la industria del procesado de alimentos hizo un descubrimiento: el jarabe de maíz, rico en fructosa, podía ahorrarles muchísimo dinero. Dado que la fructosa es mucho más dulce que la sucrosa, se necesitaba menos cantidad para edulcorar los alimentos procesados. Actualmente el jarabe de maíz es el edulcorante selecto de esta industria.

Imagínate el incentivo financiero: con fructosa se ahorran millones de toneladas de azúcar cada año.

¿Qué significa esto para el estadounidense corriente? Significa que nuestra dieta contiene cantidades muy desproporcionadas de edulcorante. Una lata de gaseosa de 340 cc contiene unas 10 cucharaditas de jarabe de maíz. Ahora el estadounidense medio consume unos 38 kg de jarabe de maíz al año, más 30 kg de sucrosa, lo que hace un horroroso total de 68 kg de azúcares refinados. Cuando comiences la paleodieta y vayas abandonando poco a poco los alimentos procesados, se reducirá drásticamente tu consumo diario de azúcar, y, mejor aún, la que consumas vendrá de saludables frutas y verduras.

3. Insuficiente fibra

El consumo de fibra empezó a bajar el día que nuestros antepasados comenzaron a cosechar cereales. ¿Cómo es posible esto? ¿Acaso los cereales integrales no equivalen a fibra? Cuando el médico nos dice que añadamos más fibra a la dieta, ¿no quiere decir que comamos más harina de avena? La verdad es que, caloría por caloría, los cereales integrales no tienen punto de comparación con las frutas y verduras. En promedio, las frutas contienen casi el doble de fibra que los cereales integrales. Comparadas con los cereales, las verduras no feculentas contienen ocho veces más fibra. Los azúcares no contienen nada, nada de fibra.

Sin embargo, sabemos que la fibra alimentaria es absolutamente esencial para la buena salud. No comer suficiente fibra aumenta el riesgo de contraer muchísimas enfermedades y problemas de salud. Un exhaustivo manual médico, editado por los doctores Hugh Trowell, Denis Burkitt y Kenneth Heaton, ha implicado el bajo consumo de fibra en los siguientes problemas de salud y enfermedades: estreñimiento, diverticulitis, cáncer de colon, apendicitis, ileítis regional, colitis ulcerativa, intestino irritable, úlcera de duodeno, hernia del hiato, reflujo gastroesofágico, obesidad, diabetes tipo 2, cálculos biliares, elevado colesterol en la sangre, varices, hemorroides, trombosis venosa profunda y cálculos renales.

4. Exceso de grasas y de grasas malas

¡Reducir el consumo de grasa! Si los especialistas en nutrición han lanzado un mensaje importante a lo largo de las últimas décadas, ha sido éste.

El asunto es que este dictamen es rotundamente erróneo. Ahora sabemos que no es la «cantidad» de grasa que se come la que eleva el nivel de colesterol y aumenta el riesgo de contraer una enfermedad cardiaca, cáncer y diabetes, sino el «tipo» de grasa. Sí, la grasa saturada que predomina en la dieta occidental típica es mala, eleva el nivel de colesterol y obtura las arterias. También consumimos un exceso de grasas poliinsaturadas omega-6 a expensas de las saludables omega-3. Y consumimos muchísimos de esos ácidos grasos trans que se encuentran en la margarina, la manteca, y en casi todos los alimentos procesados.

Todos esos tipos de grasa son malos y es necesario eliminarlos de la dieta. Pero al eliminar todas las grasas de la dieta hacemos más mal que bien. Este problema es fácil de solucionar: con la paleodieta, que contiene grasas sanas, automáticamente restablecemos el equilibrio correcto de grasas en la dieta. También bajamos el nivel de colesterol y disminuimos el riesgo de contraer cardiopatías, cáncer y otras enfermedades crónicas.

Después de analizar las grasas de animales salvajes con mi equipo de investigación, descubrimos que, aunque los antiguos seres humanos comían carne en casi todas las comidas, consumían alrededor de la mitad de la grasa saturada que contiene la dieta occidental corriente (la carne de animales salvajes es muy pobre en grasa saturada y rica en grasa monoinsaturada sana). También consumían mucha grasa poliinsaturada omega-3.

En el «Apéndice 2» presento un cuadro comparativo de las grasas de las carnes de animales de granja y salvajes.

La proporción de grasas omega-6 y omega-3 en la dieta paleolítica era más o menos 2:1; en la dieta estadounidense corriente la proporción es más o menos 10:1. Comer demasiadas grasas omega-6, en lugar de omega-3 aumenta el riesgo de cardiopatías y de ciertas formas de cáncer; también agrava las enfermedades inflamatorias y autoinmunes. Las carnes magras, pescado, frutas, verduras y aceites que componen la paleodieta garantizan la proporción correcta de grasas omega-6 y omega-3 y de todas las otras grasas.

Los cereales no sirven

Los cereales son pobres en grasa, pero la poca grasa que contienen está desequilibrada, inclinada fuertemente hacia las grasas omega-6. Por ejemplo, en la carne de animales de caza y en las asaduras, la proporción promedio entre grasas omega-6 y omega-3 es 3:2 o 3:1. En ocho de los cereales que se consumen más corrientemente la proporción es un abrumador 22:1.

Los cereales han contribuido también a generación tras generación de vacunos de carne fofa y grasa que se parecen muy poco a los animales salvajes de carne magra que comían nuestros antepasados. El grano con que se alimenta a estos animales los han cargado de grasa saturada; peor aún, las grasas de su carne han adquirido la misma desproporción entre grasas omega-6 y omega-3 de los cereales.

La leche tampoco sirve

Los productos lácteos han tenido un grave efecto en la salud de la humanidad a lo largo de los 5.000 últimos años. La leche, la nata, el queso, la mantequilla y los productos de leche fermentada (el yogur, por ejemplo), los helados de crema y los muchos productos lácteos procesados del siglo xx son una de las fuentes más ricas en grasa saturada de la dieta occidental típica. Si evaluamos los productos lácteos en cuanto a su porcentaje de grasa, la mantequilla es el peor, es ciento por ciento grasa. La nata es 89 por ciento grasa, los quesos contienen un promedio de 74 por ciento de grasa, y la leche entera es un 49 por ciento grasa. Y la mayoría de las grasas de estos productos lácteos es del tipo malo, saturada. A pesar de su imagen saludable, la leche entera y los productos lácteos grasos están entre los alimentos menos sanos de nuestra dieta. Sus grasas saturadas elevan el nivel de colesterol en la sangre y aumentan el riesgo de contraer enfermedades cardiacas y otras patologías crónicas.

El problema de los aceites vegetales desequilibrados

El siguiente traspié importante en la innovación alimentaria ocurrió sólo hace unos decenios, cuando entraron los aceites vegetales a formar parte de nuestra dieta.

En las décadas de 1940 y 1950, cuando se introdujeron la mayoría de los aceites vegetales, nadie sabía que la proporción entre grasas omega-6 y omega-3 era importantísima para la salud. Lo que sabían los científicos entonces era muy simple: que las grasas poliinsaturadas bajaban el nivel de colesterol en la sangre. Y con esa limitada parte del cuadro total crearon alegremente una gran variedad de aceites vegetales para cocinar y para las ensaladas que eran muy poliinsaturados, pero, lamentablemente, muy ricos en grasas omega-6. Los peores son los aceites de cártamo y cacahuete (con una enorme desproporción a favor de las grasas omega-6), de semilla de algodón, de girasol, de sésamo y de maíz. El aceite de nueces es mucho más equilibrado. Y los de colza y de semillas de lino son mejores aún, pobres en grasas omega-6 y ricos en omega-3.

Las grasas trans son terribles

Los aceites para cocinar y para ensaladas son sólo una parte del problema con las grasas omega-6. Casi todos los alimentos procesados (panes, pasteles, galletas, patatas fritas, donuts, bollos, cereales y caramelos) y todas las comidas rápidas se preparan con alguna forma de aceite vegetal rico en omega-6. Peor aún, la mayoría de estos alimentos se preparan con aceites vegetales hidrogenados que contienen los dañinos ácidos grasos trans. Las grasas trans elevan el nivel de colesterol en la sangre y aumentan el riesgo de contraer enfermedades cardiacas. Un estudio publicado en *American Journal of Public Health* concluía que el consumo de grasas trans por los estadounidenses era responsable de más de 30.000 muertes al año por enfermedad cardiaca. Las grasas trans se encuentran en la margarina, la manteca y la mayoría de las mantequillas de cacahuetes, productos que decididamente no formaban parte de la dieta original de la humanidad.

5. Demasiada sal, insuficiente potasio

En el Paleolítico las dietas eran extraordinariamente ricas en potasio y pobres en sodio. Prácticamente, todo lo que comían nuestros antepasados (carnes, pescado, frutas, verduras, frutos secos y semillas) contenía entre cinco y diez veces más potasio que sodio. Esto significa que, cuando se comen sólo alimentos frescos no procesados, es imposible consumir más sodio que potasio.

No sabemos exactamente cuándo comenzaron los agricultores a añadir sal a su dieta, pero sí podemos suponer el motivo. La sal prestaba un inmenso servicio en los siglos anteriores a la refrigeración, al conservar las carnes y otros alimentos. Hacía más comestibles alimentos como las aceitunas; daba sabor a los sosos cereales y otros alimentos. Según demuestran datos arqueológicos, hace por lo menos 3.400 años en Europa se extraía sal de las salinas y se comerciaba. Actualmente sigue siendo un artículo de primera necesidad; de hecho, el consumo de sodio del estadounidense corriente es más o menos el doble que el de potasio. Y eso no es sano.

6. Desequilibrio ácido-base

Muy pocas personas (incluidos nutricionistas y dietistas) saben que el contenido ácido-base de los alimentos influye en la salud. Fundamentalmente, esto es lo que ocurre: todo lo que se digiere llega a los riñones en forma de ácido o base alcalina. Los alimentos que producen ácido son las carnes, los pescados, los cereales, las legumbres, los productos lácteos y la sal. Los alimentos que producen álcali son las frutas y las verduras. Necesitamos ambas cosas: ácido y álcali. Por lo general, las grasas son neutras.

La dieta estadounidense corriente es ligeramente ácida, lo que significa que los riñones deben trabajar con esta carga ácida. Por ejemplo, supongamos que tomas una comida de mediodía «ligera» en un local cercano a tu casa u oficina: pizza *pepperoni* y una pequeña ensalada con aderezo César; esta comida es un desastre para el equilibrio ácido-base: la masa de harina blanca, los quesos derretidos y el salado embutido de la pizza son todos muy ácidos, y el contenido alcalino de la pequeña ensalada es neutralizado por la sal y el queso del aderezo.

A la larga y con la edad, consumir demasiados alimentos ácidos y no suficientes alcalinos contribuye a la pérdida de masa ósea y muscular. También hay peligros más inmediatos: el exceso de ácido alimentario puede elevar la tensión arterial y aumentar el riesgo de formar cálculos renales. También puede agravar el asma y el asma inducida por el ejercicio.

7. Insuficientes sustancias fitoquímicas, vitaminas, minerales y antioxidantes

La paleodieta es rica en vitaminas y minerales. Una de las mejores maneras de demostrar lo sana que era nuestra dieta es ver lo que ocurrió cuando nuestros antepasados se desviaron de ella.

Carencia de vitamina C. Este trastorno, desconocido para la gente del Paleolítico, causa el escorbuto. Esta gente no tenía ese problema; sus dietas eran extraordinariamente ricas en vitamina C (alrededor de

500 mg diarios) porque comían muchas frutas y verduras frescas. Pero ni siquiera los esquimales, que a lo largo de miles de años prácticamente no comían alimentos de origen vegetal durante la mayor parte del año, conocían el escorbuto. ¿Cómo puede ser esto? Obtenían su vitamina C de otras fuentes naturales: pescado crudo, carne de foca y de caribú.

Pero cuando nuestros antepasados comenzaron a comer más cereales y menos carnes magras, frutas y verduras, su dieta perdió mucho de la vitamina C. Los cereales no contienen vitamina C, que es uno de los antioxidantes más potentes del cuerpo. La vitamina C contribuye a bajar el nivel de colesterol, reduce el riesgo de cardiopatías y cáncer, estimula el sistema inmunitario y protege de infecciones y resfriados.

Carencia de vitamina A. Como el escorbuto, este trastorno sólo pudo haber aparecido después de instaurada la agricultura. Las dietas del Paleolítico eran siempre ricas en frutas y verduras, excelentes fuentes de betacaroteno, nutriente que el hígado convierte en vitamina A (nuestros antiguos antepasados también comían la carne de órganos de los animales que cazaban y mataban, entre ellos el hígado, rico en vitamina A). Nuevamente, el problema se presentó cuando comenzaron a predominar los cereales sobre las frutas y verduras, y las asaduras se dejaron de lado. La carencia de vitamina A tiene como consecuencia la enfermedad llamada xeroftalmia (sequedad de los ojos), que puede llevar a la ceguera; en realidad, ésta es la causa principal de ceguera en los niños de todo el mundo; también afecta a la capacidad del cuerpo para combatir las infecciones y enfermedades.

Carencia de vitaminas B. Éste es otro problema; muchas personas creen, erróneamente, que los cereales enteros son ricas fuentes de vitaminas B. Comparados con las carnes magras, frutas y verduras, caloría por caloría, los cereales son de poco valor en vitaminas B. Peor aún, como he dicho, los cereales enteros y las legumbres contienen antinutrientes que entorpecen la absorción de las vitaminas B en los intestinos. Por ejemplo, unos antinutrientes llamados «glucósidos de la piridoxina» podrían impedir que el cuerpo absorba hasta los dos tercios de la vitamina B_6 que se consume. En un estudio de mujeres vegetarianas de Nepal, el doctor Robert Reynolds, del Centro de Investigación de la Nutrición Humana, del Departamento de Agricultura, relacionó el bajo nivel de vitamina B_6 de estas mujeres con el elevado contenido de glucósidos de la piridoxina de sus dietas a base de cereales y legumbres. En cambio, la absorción de la vitamina B_6 de las carnes magras es casi del ciento por ciento.

Otra vitamina B que se absorbe mal cuando se comen cereales integrales es la biotina. Experimentos realizados por mi colega el doctor Bruce Watkins, de la Universidad Purdue, han demostrado que el trigo y otros cereales deterioran la capacidad del cuerpo para absorber suficiente biotina. La insuficiencia de biotina es causa de sequedad y fragilidad de las uñas y cabello. Estudios realizados por el doctor Richard K. Scher y sus colegas en la Universidad de Columbia han demostrado que la biotina en suplemento reduce la fragilidad y las «grietas» verticales de las uñas. Pero no es necesario tomar suplemento si se obtiene suficiente biotina (o cualquier otra vitamina, o mineral) a la manera antigua, comiendo los alimentos adecuados. La absorción de biotina de los alimentos de origen animal es casi del ciento por ciento.

La pelagra y el beriberi son dos de las enfermedades más terribles y generalizadas por carencia de vitamina B que han atormentado a la humanidad; están causadas exclusivamente por un consumo excesivo de cereales. La pelagra es una enfermedad grave, muchas veces fatal, causada por la carencia de vitamina B_3 (niacina) y del aminoácido esencial triptófano. En un triste capítulo de la historia de Estados Unidos, entre 1906 y 1940, hubo una epidemia de pelagra en el Sur. Se calcula que la contrajeron tres millones de personas, de las cuales murieron por lo menos 100.000. Brotes similares han ocurrido en Europa y la India, y esta enfermedad sigue siendo común en algunas partes de África.

Subyacente a las epidemias de pelagra en todo el mundo estaba el excesivo consumo de maíz. El maíz contiene poca cantidad de niacina y triptófano, y lo poco de niacina que contiene es mal absorbido. La pelagra no podría haber ocurrido en el Paleolítico, porque las carnes magras son excelentes fuentes de niacina y triptófano. Siempre que nos desviamos de las carnes magras, frutas y verduras, alimentos para los que estamos programados genéticamente, la consecuencia es mala salud.

El beriberi, producido por carencia de vitamina B_1 (tiamina), causa en último término parálisis de los músculos de las piernas. Esta enfermedad era prácticamente desconocida hasta la introducción del arroz refinado a fines del siglo XIX. En partes de Japón y en el sureste de Asia, donde el arroz es alimento básico, el beriberi se hizo epidémico cuando se reemplazó el tradicional arroz moreno o integral por arroz blanco. Finalmente, los científicos descubrieron que la eliminación del salvado que contiene tiamina, durante el proceso de refinado, era en gran parte la responsable de esta enfermedad. Prácticamente se ha eliminado el beriberi con la introducción del arroz «enriquecido», al que se le añade vitamina B_1. Sin embargo, el mensaje debería estar claro: si tenemos que añadir vitamina a un alimento para impedir que cause mala salud y enfermedad, no deberíamos comerlo.

Insuficiencia de vitamina B y enfermedad cardiaca

En Norteamérica enriquecemos nuestros cereales refinados con vitaminas B_1 (tiamina) y B_3 (niacina), lo que significa que no tendremos que preocuparnos por la pelagra ni por el beriberi. Pero eso no significa que esos alimentos sean buenos. Lejos de eso. En los diez últimos años ha salido a la luz un nuevo e importante factor de riesgo para la enfermedad cardiaca. Se ha descubierto que el bajo consumo alimentario de tres vitaminas B, B_6, B_{12} y folato, aumenta el nivel del aminoácido «homocisteína» en la sangre. El nivel elevado de homocisteína en la sangre, a su vez, incrementa el riesgo de contraer enfermedad cardiaca. Los cereales integrales no contienen vitamina B_{12}, la vitamina B_6 que contienen se absorbe mal, y en el mejor de los casos son una fuente pobre de folato. Así pues, el consumo excesivo de cereales en lugar de carnes magras, frutas y verdura es una fórmula desastrosa para el corazón. Como he dicho, las carnes magras son ricas fuentes de vitaminas B_6 y B_{12}, y las frutas y verduras son nuestras mejores fuentes de folato. Comiendo los alimentos para los que nos programó la naturaleza, no tenemos que preocuparnos nunca de nuestra situación respecto a las vitaminas B, ni del nivel de homocisteína en la sangre, ni de la enfermedad cardiaca.

Insuficiencia de folato

Dado que la mayoría de los estadounidenses no comen suficientes frutas y verduras frescas, nuestro consumo dietético de folato es bajo o insignificante. El folato no sólo nos protege de las enfermedades cardiacas, sino que también disminuye el riesgo de cáncer de colon. Tomado por las embarazadas, previene el nacimiento de un bebé con espina bífida. Debido a sus saludables efectos, el Gobierno ha decidido enriquecer nuestros cereales refinados con ácido fólico (una forma de folato). Por lo tanto, en cierto modo paradójico, ahora podemos comer pan blanco, donuts, pasteles o galletas para aumentar el consumo de ácido fólico, pero no tenemos este mismo beneficio comiendo cereales integrales.

Lo fundamental es que los cereales son alimentos inferiores. Se corte como se corte el pan (de harina integral o blanca), los cereales no nos convienen. Incluso enriquecidos artificialmente con vitaminas y minerales, no se pueden comparar con las carnes magras, las frutas y las verduras.

Minerales

En teoría, los cereales parecen ser fuentes bastante buenas de muchos minerales importantes como el hierro, el cinc, el cobre y el calcio. En realidad, son malas fuentes de estos minerales importantes en la nutrición.

Hierro

¿Recuerdas los antinutrientes que entorpecen la absorción de las vitaminas B? Otros antinutrientes, llamados «fitatos», se unen químicamente con el hierro, el cinc, el cobre y el calcio dentro de los cereales y entorpecen su asimilación durante la digestión. Los fitatos hacen tan bien su trabajo que la extendida epidemia de anemia por carencia de hierro (que afecta a 1.200 millones de personas) se atribuye universalmente a la mala absorción del hierro en las dietas a base de cereales y legumbres. Esta anemia debilita y estorba la capacidad para trabajar; también te hace más vulnerable a la infección y más propenso a contraer infecciones graves; aumenta el riesgo de la madre de morir durante el parto; puede deteriorar de forma permanente la capacidad de aprendizaje del hijo. La anemia por carencia de hierro, como las otras enfermedades de carencia causadas por los alimentos nuevos introducidos por la agricultura, no habrían sido posibles con las dietas del Paleolítico. Las carnes magras y los alimentos de origen animal son ricas fuentes de hierro; más importante aún, el cuerpo asimila fácilmente el tipo de hierro presente en las carnes magras.

Cinc

La insuficiencia de cinc es otro desastre causado por los cereales enteros. En gran parte de Oriente Próximo, un pan plano de trigo integral llamado *tanok* proporciona más de la mitad de las calorías diarias. Estudios realizados por el doctor John Reinhold y sus colegas han demostrado que el *tanok* es causa de una insuficiencia de cinc que impide el crecimiento en los niños y retrasa la pubertad. Necesitamos cinc para combatir las infecciones y los resfriados, para sustentar nuestras fuerzas y ser capaces de trabajar. Nuevamente, las carnes magras son excelentes fuentes de cinc. De hecho, la «biodisponibilidad» (la cantidad de un determinado nutriente que se recibe o asimila) del cinc de la carne es cuatro veces mayor que la de los cereales.

Calcio

La mayoría de las mujeres y muchos hombres estadounidenses han recibido el mensaje acerca del calcio: un consumo insuficiente puede ser causa de pérdida de masa ósea y osteoporosis. Pocos comprenden que los cereales y las legumbres son una catástrofe para la salud de los huesos; como ocurre con el hierro y el cinc, el calcio que contienen los cereales va unido a fitatos, lo que significa que en su mayor parte el cuerpo no lo absorbe. Los cereales contienen también gran cantidad de fósforo. Sabemos que una proporción calcio-fósforo desfavorable al calcio acelera la pérdida de masa ósea. Además, los cereales producen una carga ácida que va a los riñones, y esto también aumenta la eliminación del calcio por la orina.

Se sabe también que los cereales alteran el metabolismo de la vitamina D, que aumenta la absorción del calcio y previene el raquitismo, enfermedad que causa deformación de los huesos. De hecho, los científicos que desean estudiar el raquitismo en animales de laboratorio saben producirlo, alimentando con cereales a esos animales. En muchos de los países subdesarrollados, donde los cereales y las legumbres son las principales fuentes de calorías, son comunes el raquitismo, la osteoporosis y otras enfermedades de carencia de mineral en los huesos.

Por los datos sobre fósiles sabemos que esos problemas de desmineralización de los huesos también eran comunes entre los primeros agricultores. No es de extrañar que los cazadores-recolectores que vivieron antes de ellos no tuvieran estas enfermedades. Los cazadores-recolectores no bebían leche; no tenían problemas de falta de mineral en los huesos porque comían muchas frutas y verduras, que les proporcionaban el calcio suficiente para formar huesos fuertes. Las frutas y verduras también eran para ellos una abundante fuente de base alcalina que impedía la excesiva eliminación del calcio por la orina. Cuando adoptes la paleodieta, no tendrás que preocuparte de tu consumo de calcio. Obtendrás todo el que necesitas de las frutas y verduras. Pero, más importante aún, tendrás un equilibrio en calcio; consumirás más calcio del que eliminas, y eso es esencial para la salud de los huesos.

Reincorporando las carnes magras, frutas y verduras a tu dieta y eliminando los alimentos nuevos introducidos por la agricultura, bajarás de peso, te sentirás mejor y reducirás el riesgo de contraer las enfermedades de la civilización que nos atormentan a todos.

Segunda parte

BAJAR DE PESO Y PREVENIR Y CURAR ENFERMEDADES

4

Bajar de peso al estilo de la dieta paleolítica

Éstos son cuatro motivos para hacer de la proteína magra una parte importante de la dieta:

- No se puede comer en exceso.
- Mejora el metabolismo, con lo que se queman más calorías.
- Satisface el apetito, con lo que se siente menos hambre entre las comidas.
- Mejora la sensibilidad a la insulina.

Cómo determinar si es necesario bajar de peso

¿Cómo saber si se tiene sobrepeso? Los científicos han ideado un sencillo sistema de medida basado en la altura y el peso, que permite saber exactamente cuántos kilos extra podríamos tener acumulados. Este sistema de medida se llama «índice de masa corporal» (IMC), y éstas son las categorías:

IMC	Clasificación
Inferior a 18,5	Peso insuficiente
18,5-24,9	Normal
25,0-29,9	Sobrepeso
30,0-34,9	Obesidad I
35,0-39,9	Obesidad II
Superior a 40,0	Obesidad III

El IMC es fácil de calcular. Es simplemente el peso en kilos (kg) dividido por el cuadrado de la altura en metros.* Pongamos por ejemplo una mujer que pesa 70 kg y mide 1,63 m. Su IMC sería: 70 dividido por 2,66 (el cuadrado de 1,63: $1,63 \times 1,63 = 2,656$, redondeamos a 2,66) $= 26,3$. Esto la pondría en la categoría de sobrepeso. Si el IMC es superior a 27, esto podría ser señal de que la persona es resistente a la insulina y tiene (o está en alto riesgo de contraer) una o más de las enfermedades del síndrome X.

Un médico pierde 13,6 kg: el caso de Ben

Esto es lo que escribe el doctor Ben Balzer, médico general de Sydney, acerca de la paleodieta:

En abril de este año llegué a un peso inaguantable; pesa 100,80 kg. Para mi altura, mi peso debería ser inferior a 78 kg. La verdad es que pasé unas semanas sin atreverme a subir a la báscula por miedo; sabía lo que me diría. Seguro que en ese tiempo había subido a 102. Durante siete años había seguido el consejo dietético estándar, de poca grasa. Aunque al principio fue bien, después dejó de funcionar y poco a poco fui aumentando de peso.

Como médico, sabía muy bien a qué me exponía. Tengo un fuerte historial familiar de diabetes, hipertensión y derrame cerebral. Tenía 37 años. Sabía que era inevitable que esto me afectara médicamente si no actuaba. Me sentía cansado, hinchado y perezoso. Se me hacía cada vez más difícil aguantar hasta el final del día. Intentaba hacer ejercicio, pero tenía problemas para encontrar el tiempo, y sólo era capaz de nadar 50 metros, con dificultad. Además, me dolían tremendamente los pies; había tenido el síndrome de dolor de pies (espolón calcáneo) durante dos años y medio, a

---

* Para las personas que tienen su báscula en libras y miden su altura en pies y pulgadas, ésta es la manera de convertir las libras a kilogramos y los pies y pulgadas a metros y centímetros:

1 libra $= 0,454$ kg; 1 pie $= 12$ pulgadas; 1 pulgada $= 2,54$ cm.

El peso: en el ejemplo, la persona pesa 154 libras. $154 \times 0,454 = 69,916$; redondeamos a 70 kg.

La altura: la persona mide 5 pies, 4 pulgadas. $5 \times 12 = 60 + 4 = 64$ pulgadas. $64 \times 2,54 = 162,56$ cm $= 1,6256$ m; redondeamos a 1,63 m.

pesar de las inyecciones de cortisona y la fisioterapia. Tenía dolor de cabeza por lo menos cinco días a la semana.

Afortunadamente, diez años atrás oí a un famoso catedrático de medicina referirse a la dieta paleolítica. «Eso lo encuentro lógico», pensé, y lo archivé en la memoria para informarme más en el futuro; en ese tiempo no había Internet. En mi hora de necesidad, busqué en Internet dieta del Paleolítico e inmediatamente encontré el sitio web de Don Wiss: www.Paleofood.com. Además, un dietista me recomendó un artículo científico de Eaton, Eaton y Konner, y comencé.

Lo primero que noté con la dieta fue un resurgir de mi vitalidad. En dos semanas me desapareció el dolor de los talones, efecto totalmente inesperado. Mis dolores de cabeza no tardaron en disminuir a uno cada dos semanas, y pasados ocho meses, se han reducido a uno cada seis semanas más o menos, y muy moderados; otro efecto inesperado.

El peso bajó rápidamente: 6,8 kg el primer mes, y ahora ya van 13 kg en total. Por si eso fuera poco, me ha aumentado la masa muscular, aun cuando tengo pocas oportunidades de hacer ejercicio. El resultado es que los pantalones se me caen, pero las camisas me quedan estrechas en los hombros. El efecto de mi puesta en forma fue inmediato. La primera vez que fui a nadar, estando con la dieta, hice 1.000 m y apenas me cansé. Ahora corro mejor que nunca, que yo recuerde.

Me ha aumentado la claridad mental, noto la mente más aguda que nunca antes en mi vida. Todas las personas que me conocen me comentan lo bien que me veo. Es interesante observar que, cuando hago vida social, suelo infringir la dieta, para ser sociable; si como pan dos veces en el mismo fin de semana, la mañana del lunes siempre despierto con el dolor de los talones.

Desde entonces he estudiado de forma intensiva la dieta. Estoy totalmente convencido de que más enfermedades de las que se suponía están relacionadas con factores de la dieta moderna. Además de las enfermedades corrientes que se consideran relacionadas con la dieta (hipertensión, diabetes, hipercolesterolemia, enfermedades cardiovasculares, accidentes cerebrovasculares), podemos añadir muchas formas de artritis, infecciones de la garganta, úlcera péptica, acné y muchas otras.

Es mi intención continuar con la dieta paleolítica (todo lo bien que se puede en esta edad moderna) todo el resto de mi vida. Por todo lo dicho, creo que sería un tonto si no lo hiciera.

Un cuerpo delgado y sano es nuestro derecho de nacimiento. La paleodieta no es una solución rápida. No es un régimen temporal de trucos. Es una manera de comer que poco a poco normaliza el peso llevándolo a su ideal y mantiene fuera los kilos de más permanentemente.

Hay un concepto muy sencillo que es necesario entender tratándose de bajar de peso. Se trata de la primera ley de la termodinámica, que afirma que la energía no se crea ni se destruye. Esto significa que la energía (calorías) que introducimos en el cuerpo debe ser igual a la que gastamos. Si no, o bien engordamos, o bien adelgazamos. Si comes más calorías de las que quemas, aumentarás de peso. Si quemas más de las que comes, bajarás de peso.

Por qué las proteínas contribuyen a quemar calorías

Tratándose del metabolismo humano, esta ley fundamental de la física es algo más complicada: no todas las calorías se crean igual. Las proteínas son diferentes de los carbohidratos y de las grasas.

¿Cómo quemamos calorías? Algunas se queman en un proceso muy lento, continuado, parte del «metabolismo en reposo», por funciones básicas e inconscientes como los latidos cardiacos, la respiración y la digestión. Quemamos más calorías cuando nos movemos, y más aún cuando hacemos ejercicio.

El sentido común dice que sólo hay dos maneras de quemar más calorías que las que comemos: comer menos o moverse más, hacer ejercicio.

Pero hay otra manera de quemar calorías, un proceso sutil que hace maravillas a lo largo de semanas y meses creando un déficit calórico importante y de largo plazo. Lo mejor de todo es que no hace falta levantarse de la cama para cosechar sus beneficios. Este pasmoso fenómeno se llama «efecto térmico», y la clave para hacerlo funcionar es la proteína.

Así funciona: durante la digestión, el cuerpo descompone los alimentos en sus componentes básicos: carbohidratos, grasas y proteínas, y los convierte en energía que puede usar. Hay un intercambio: para obtener la energía de los alimentos, el cuerpo debe gastar parte de su energía. Este uso de la energía para digerir y metabolizar los alimentos tiene un nombre científico: «termogénesis inducida por la dieta» (TID). Los carbohidratos y las grasas generan una TID más o menos igual de baja. La generada por las proteínas es enorme en comparación, más de dos veces y media mayor. Así pues, para que el cuerpo obtenga energía de la proteína dietética, debe gastar casi tres veces más energía que la que necesita para las grasas o los carbohidratos.

Lo que significa esto es que «la proteína estimula el metabolismo y hace bajar de peso» con más rapidez que las mismas cantidades calóricas de grasas y carbohidratos. Un estudio realizado en el Dunn Clinical Nutritional Center de Cambridge (Inglaterra) por el doctor M. J. Dauncey y sus colegas demostró que, en un periodo de 24 horas, una dieta rica en proteínas aumenta el gasto total de energía en un 12 por ciento (220 calorías), comparada con una dieta rica en carbohidratos de igual contenido calórico.

•

EN SEIS MESES, SIN ABSOLUTAMENTE NADA
DE EJERCICIO NI DISMINUCIÓN DEL CONSUMO CALÓRICO,
UNA DIETA RICA EN PROTEÍNAS
PODRÍA HACERTE PERDER 4,5-7 KG.
DURANTE ESOS MISMOS SEIS MESES,
CON MÁS EJERCICIO Y UNA DISMINUCIÓN DEL CONSUMO CALÓRICO,
UNA DIETA RICA EN PROTEÍNAS
PODRÍA HACERTE PERDER 13,5-34 KG.

•

Piénsalo. No es necesario que reduzcas el consumo de calorías. Puedes perder 10-13,5 kg en un año tomando la misma cantidad de alimento que comes y sin hacer ningún cambio en tus hábitos de ejercicio. O puedes perder muchos más kilos si haces más ejercicio y comes menos. Eso es lo que le ocurrió a Dean.

Perder 34 kilos en seis meses: historia de Dean

En abril de 1999, *Dateline NBC* presentó un reportaje sobre mis estudios de las dietas paleolíticas y entrevistó a Dean Stankovic, de 32 años. Desde que salió del colegio el peso había variado muchísimo en el cuerpo de 1,90 m de Dean, llegando en un momento a 127 kg. Antes de adoptar la paleodieta había probado muchas dietas de adelgazamiento. Aunque estaba resuelto a bajar de peso, no lograba soportar las tradicionales dietas pobres en calorías como la ideada por Vigilantes del Peso; vivía con hambre. Peor aún, con todas esas dietas le bajaba el peso al principio, pero cuanto más tiempo las seguía, más lenta se hacía la pérdida de peso. Esto se debe a que el metabolismo se enlentece para conservar las reservas del cuerpo para los periodos de hambruna, que es exactamente lo que son esas dietas pobres en calorías. Finalmente, al cabo de unos cuantos meses pasando hambre con esas dietas, por fuerte que fuera su voluntad y resolución, siempre volvía a su forma habitual de comer, fundamentalmente la dieta estadounidense típica.

Había probado las dietas ricas en grasa y pobres en carbohidratos recomendadas por el doctor Atkins y otros. Bajaba de peso con ellas, pero se sentía aquejado de poca energía, letargo y cansancio constante. También creía que todos esos desayunos grasos y salados de beicon con huevos, salchichas y salami y quesos grasos no podían ser buenos para su cuerpo. Y finalmente estas dietas se hacían aburridas. Al principio era agradable cambiar un mal (dulces y féculas) por otro (grasas), pero pasado un tiempo ansiaba comer manzanas, melocotones y fresones, cualquier fruta fresca. No lograba imaginarse pasarse el resto de su vida comiendo solamente diminutas cantidades de fruta y verdura; ésa no era una forma de comer toda la vida. Encontraba que no valía la pena esa vida si lo único que podía esperar comer eran carnes y quesos grasos, nata y mantequilla. Se le rebelaron la mente y el cuerpo y nuevamente se encontró sumido en la depresión, de vuelta a su antigua dieta y a su antiguo peso.

En el otoño de 1998 conoció a una joven que llevaba unos años comiendo al estilo paleolítico. Ella le dio algunos de mis artículos y recomendaciones dietéticas. Después de unos cuantos comienzos fallidos, empezó en serio la paleodieta y comenzó a bajar de peso de modo continuado. En la primavera de 1999, después de seis meses con la paleodieta, ya había perdido casi 32 kg y estaba esbelto con 84 kg. Lo primero que dijo en la entrevista de *Dateline NBC*, «es una dieta muy satisfactoria, no siento hambre», es un comentario característico, del que se hacen eco casi todas las personas que prueban esta manera de comer. Han transcurrido dos años y Dean mantiene su peso, y resume así sus sentimientos: «La considero más que una dieta; es más un estilo de vida. Creo que es una de las dietas más fabulosas que se han ideado. No tengo la menor intención de volver a mi antigua forma de comer».

Las proteínas satisfacen el apetito

La alta termogénesis inducida por las proteínas no es el único motivo de que bajemos de peso cuando comenzamos a comer más proteína de carnes magras. La proteína también influye en el apetito; satisface el hambre con mucha más eficacia que los carbohidratos o las grasas. El grupo de investigación de la doctora Marisa Porrini, de la Universidad de Milán, ha descubierto que las comidas ricas en proteínas satisfacen el apetito mucho mejor que las ricas en grasa.

Las carnes ricas en proteínas también reducen mucho mejor el hambre entre comidas que las comidas vegetarianas ricas en carbohidratos. La doctora Britta Barkeling y sus colegas del Hospital Karolinska de Estocolmo sirvieron una comida de mediodía de idéntico valor calórico a 20 mujeres sanas; unas comieron un guiso de carne rico en proteínas y otras un guiso vegetariano rico en carbohidratos. Después los investigadores comprobaron cuánto comían todas ellas para cenar. Las mujeres que habían comido el guiso de carne cenaron una comida de un 12 por ciento menos de calorías. Como ilustra este estudio, la poderosa capacidad de las proteínas de satisfacer el hambre no sólo influye en cuánto comemos en la siguiente comida, sino también en cuánto comemos a lo largo de todo el día.

En el Instituto Rowett Research de Gran Bretaña, el doctor R. James Stubbs y sus colegas sirvieron el desayuno a seis hombres, variando entre comidas ricas en proteínas, ricas en grasa o ricas en carbohidratos; después controlaron el hambre que sentían durante las siguientes 24 horas. El desayuno rico en proteínas eliminaba el hambre mucho mejor que los otros dos, incluso mejor que el rico en grasa. Estos experimentos y muchos otros han demostrado convincentemente que si queremos sentir menos hambre y continuar con menos hambre, las proteínas de origen animal son nuestra mejor línea de ataque.

En teoría, cualquier caloría extra que se consuma, ya provenga de proteínas, carbohidratos o grasas, se cuenta como caloría «excedente» y tiene por consecuencia un aumento de peso. En realidad, el cuerpo no funciona así. Es muy difícil y poco eficiente para la maquinaria metabólica del cuerpo almacenar el exceso de proteínas como grasa. El excedente casi siempre proviene de grasas o carbohidratos extras, y ésos son los alimentos que con más frecuencia nos hacen engordar.

Es imposible comer proteína pura en exceso. De hecho, no podrías aumentar de peso comiendo solamente proteínas magras, pobres en grasa, ni aunque de eso dependiera tu vida. El cuerpo tiene límites claros, determinados por la capacidad del hígado para procesar el exceso de nitrógeno dietético (liberado cuando el cuerpo descompone las proteínas). En la mayoría de las personas, este límite es de alrededor de un 35 por ciento del consumo calórico normal diario. Si se sobrepasa ese límite durante un periodo prolongado, el cuerpo protesta, con náuseas, diarrea, brusca disminución de peso y otros síntomas de toxicidad proteínica.

Pero ten presente que las proteínas son nuestras mejores aliadas en la batalla contra la gordura, y cuando van acompañadas de mucha fruta y verdura, no tenemos que preocuparnos de consumir proteína en exceso. Ahora veamos el siguiente motivo importante de que la paleodieta nos haga bajar de peso sin la molesta hambre.

Favorecer el adelgazamiento mejorando la sensibilidad a la insulina

La paleodieta favorece el adelgazamiento no sólo debido a su elevado contenido de proteínas, que simultáneamente aceleran el metabolismo y reducen el apetito, sino también a que mejoran el metabolismo de la insulina.

La resistencia a la insulina es un problema grave, y la padecen muchas personas que tienen sobrepeso. En la resistencia a la insulina, el páncreas (la glándula que produce insulina) debe fabricar insulina extra para limpiar de azúcar (glucosa) el torrente sanguíneo. La discusión sobre qué ocurre primero se asemeja a aquella sobre «la gallina o el huevo». ¿El sobrepeso causa la resistencia a la insulina, o es al revés? Los científicos no lo saben muy bien. Sin embargo, una vez que se inicia la resistencia a la insulina, provoca una cascada de cambios metabólicos que favorecen el aumento de peso; el cuerpo almacena más grasa, para empezar. Además, el exceso de insulina en el torrente sanguíneo hace bajar el nivel de azúcar en la sangre (trastorno llamado «hipoglucemia»). La reacción del cuerpo a este bajón de azúcar es «Oye, tenemos un problema, será mejor que coma algo, rápido». El bajo nivel de azúcar estimula el apetito, y esto puede ser engañoso: causa hambre aun cuando uno haya acabado de comer hace poco.

Lo bueno es que lo que se elige comer (proteínas, grasas o carbohidratos) influye en que la resistencia a la insulina avance o no. Los estudios del doctor Gerald Reaven en la Universidad Stanford han demostrado que los alimentos pobres en grasa y ricos en carbohidratos obstaculizan el metabolismo de la insulina. Se sabe que, en cambio, las dietas ricas en proteínas mejoran este metabolismo. El doctor P. M. Piatti y sus colegas en la Universidad de Milán puso a 25 mujeres con sobrepeso bajo una de estas dos dietas. Una contenía un 45 por ciento de proteínas, un 35 por ciento de carbohidratos y un 20 por ciento de grasa. La otra contenía un 60 por ciento de carbohidratos, un 20 por ciento de proteínas y un 20 por ciento de grasa. Al cabo de 21 días, las mujeres que siguieron la dieta rica en proteínas habían mejorado considerablemente el metabolismo de la insulina, mientras que las que siguieron la dieta rica en carbohidratos habían empeorado.

Con todos estos beneficios, parece obvio que la proteína magra debería ser el punto de partida de todas las dietas de adelgazamiento. Últimamente sólo se han realizado tres estudios clínicos de dietas ricas en proteínas. En los tres se comprobó que son excelentes para bajar de peso, mucho mejores que las pobres en grasa y ricas en carbohidratos.

El grupo de investigación del doctor Arne Astrup, de la Real Universidad de Veterinaria y Agricultura de Copenhague, estudió recientemente la disminución de peso de 66 personas, que siguieron dietas de pocas calorías, pero ricas o bien en proteínas, o bien en carbohidratos. Pasados seis meses, las personas que siguieron la dieta rica en proteínas habían perdido un promedio de 9 kg, y el 35 por ciento de las personas de este grupo había bajado más de 10 kg. En cambio, las personas que siguieron la dieta rica en carbohidratos sólo perdieron un promedio de 5 kg, y sólo el 9 por ciento de estas personas bajaron 10 kg.

La doctora Hwalla Baba y sus colegas de la Universidad Americana de Beirut obtuvieron resultados casi idénticos en un estudio de 33 hombres con sobrepeso que siguieron dietas de pocas calorías que eran o bien ricas, o bien pobres en proteínas. Al cabo de sólo un mes los hombres que siguieron la dieta rica en proteínas habían bajado un promedio de 8,3 kg, y los del grupo que siguió la dieta rica en carbohidratos sólo perdieron un promedio de 6 kg.

El doctor Donald Layman, catedrático de nutrición en la Universidad de Illinois, estudió a 24 mujeres con sobrepeso que durante diez semanas hicieron una dieta de 1.700 calorías diarias. La mitad de ellas siguieron las directrices de la Pirámide Alimentaria del Departamento de Agricultura, que recomienda una dieta compuesta por un 55 por ciento de carbohidratos, un 15 por ciento de proteínas (68 g al día) y un 30 por ciento de grasa. La otra mitad siguió una dieta compuesta por un 40 por ciento de carbohidratos, un 30 por ciento de proteínas (125 g al día) y un 30 por ciento de grasa. La disminución promedia de peso fue de unos 7 kg en ambos grupos, pero el grupo que siguió la dieta más rica en proteínas eliminó 5,6 kg de grasa corporal y sólo 77 g de masa muscular, mientras que las personas del grupo de la dieta recomendada por la Pirámide Alimentaria perdieron 4,7 kg de grasa y 1,4 kilos de masa muscular. Lo interesante es que en el estudio también se comprobó que las mujeres que hicieron la dieta más rica en proteínas tenían mayor nivel de la hormona tiroidea, lo que indica que tenían una mayor velocidad metabólica. La dieta más rica en proteínas también tuvo como consecuencia una reducción de los niveles de triglicéridos en la sangre y un ligero aumento del nivel del colesterol bueno.

Lo que se puede esperar reducir con la paleodieta

Cuando comiences la paleodieta, es posible que te des cuenta, tal vez con sorpresa, que hasta ahora tu dieta se basaba sobre todo en cereales, legumbres, productos lácteos y alimentos procesados. Incluso la mayoría de los vegetarianos deben comer enormes cantidades de cereales y legumbres para que les funcione bien la dieta de alimentos de origen vegetal, porque es muy difícil obtener suficientes calorías comiendo solamente frutas y verduras. A excepción de los 2.000 o menos cazadores-recolectores que aún quedan en el planeta, ninguno de los pueblos del mundo obtienen su sustento diario sólo de frutas, verduras, carnes magras, pescados y mariscos. Cuando comiences la paleodieta, podrías decidir contarte entre la elite dietética, sabiendo que alrededor de 6.000 millones de personas no comen así. Y, sin embargo, sólo hace 10.000 años (una simple gota en el cubo del tiempo geológico) no había ni una sola persona que no comiera la paleodieta.

Todo lo que digo sobre los efectos de la paleodieta en el peso corporal, la salud y el bienestar se basa en información validada científicamente, que se ha publicado en revistas científicas y médicas de excelente calidad y revisadas.

Si tienes exceso de peso, la paleodieta te lo normalizará. Esto significa que, mientras sigas la dieta, irás eliminando kilos sin parar, hasta que tu peso llegue al ideal. Muchas personas pierden peso en los primeros tres a cinco días; esto es principalmente agua eliminada, y se estabiliza bastante rápido. Después la cantidad de kilos que bajes dependerá de dos cosas: de cuánto es el exceso de peso con que comienzas y de cuánto es el total de calorías «deficitarias» que acumulas. Después de la eliminación de agua inicial, es necesario un déficit de 3.500 calorías para eliminar medio kilo de grasa. No es insólito que personas obesas (en sentido médico esto significa personas que pesan un 30 por ciento o más de su peso ideal) bajen entre 4,5 y 7 kg al mes.

Intercambio de historias de éxito

Muchas personas, de muchos países, han adoptado dietas paleolíticas para mejorar la salud y bajar de peso. Puedes leer sus historias y triunfos en *The Paleolithic Eating Support List* en el siguiente sitio web: maelstrom.stjohns.edu/archives/paleofood.html. Entrando en este sitio web interactivo, las personas que siguen estas dietas cuentan sus experiencias, ofrecen apoyo y conversan acerca de las dificultades diarias y de asuntos dietéticos y de salud relacionados con el estilo de vida paleodietético.

Perder 20 kilos y curar la ileítis regional: historia de Sally

Sally es directora de una importante empresa de telecomunicaciones en Illinois. Sus motivos para adoptar la dieta fueron principalmente por salud. Pero también se ha beneficiado de la extraordinaria capacidad de la dieta para normalizar el exceso de peso.

> En el otoño de 1986 caí gravemente enferma. La enfermedad comenzó con varios meses de diarrea imparable, seguida por terribles dolores en el vientre. Se agravó tanto que no podía retener

ningún alimento. Perdí 32 kg en tres meses, y sólo tenía 13 años. Apenas lograba soportar las clases en el colegio y luego volvía a casa a dormir. Ya no venían a verme mis mejores amigas, mi madre estaba enferma de preocupación y mi padre creía que yo estaba anoréxica. Cuando me comenzaron los síntomas, los médicos no lograban encontrar nada mal, a no ser «tal vez ciertas alergias». Y cuando empeoraron los síntomas, iba y venía entre médicos y especialistas, cada uno elucubrando sobre posibles tumores, enfermedad hepática y otras enfermedades peligrosas para la vida. Me sometieron a todos los análisis y exámenes imaginables: exploración por resonancia magnética, ecografías, análisis de muestras de heces, análisis de orina, rayos X, endoscopia de la garganta y otras. Tardaron casi nueve meses en llegar al diagnóstico de ileítis regional, también llamada enfermedad de Crohn.

Me recetaron grandes dosis de prednisona (esteroide) y me programaron la extirpación quirúrgica de una parte del intestino si no respondía a la medicación. A los pocos días de tomar esteroides me sentí mucho mejor. A las pocas semanas ya salía a cortar el césped y comía más en un día que lo que había comido en todo un mes. En ese tiempo mis medicaciones eran un milagro.

Durante la mayor parte de mi vida he pasado entre fármacos esteroides, antiinflamatorios e inmunosupresores. Todos estos medicamentos me aliviaban los síntomas, pero no trataban la enfermedad. Poco a poco se me fue deteriorando la salud general. Me sentía muy deprimida e impotente para impedir que se me fuera consumiendo así la vida. Cuando hacía preguntas a los médicos, me contestaban con elucubraciones inútiles: «La ileítis regional es genética, viene de familia. Podría estar causada por un virus o una bacteria, no es contagiosa y no sabemos qué la causa». Todos los especialistas que veía estaban de acuerdo en que esta enfermedad no estaba relacionada con la dieta.

Cuando terminé mis estudios universitarios, resolví hacer algo. Entré en un instituto a hacer un curso de posgrado con el fin de enterarme de más acerca de investigaciones científicas, de forma que algún día lograra encontrar una cura. Haciendo este curso descubrí libros sobre tratamientos dietéticos para un buen número de enfermedades degenerativas, entre ellas la ileítis regional. Todas las dietas recomendadas para tratar esta enfermedad son muy similares a la dieta paleolítica. Ya me tocaba a mí responsabilizarme de mi salud, así que comencé a seguir una dieta paleolítica estricta. Los resultados fueron pasmosos. Al mes ya estaba libre del 90 por ciento de los síntomas. Me sentía como si hubiera renacido.

He seguido la dieta durante casi dos años. He perdido 20 kg y estoy cerca de mi peso óptimo. Estoy totalmente libre de los síntomas de la ileítis regional y hace más de un año que no veo a ningún médico. He comenzado a correr 6 km al día, algo que antes no habría podido lograr jamás. No hay que creer que esta dieta sea un remedio rápido. Lleva tiempo sanar las heridas de la enfermedad y la medicación. Sin embargo, a cualquier persona que desee tener control sobre su enfermedad o su peso, la insto a probarla. Podría salvarle la vida, como salvó la mía.

El vegetarianismo no es mejor: historia de Ann

Al terminar sus estudios secundarios, Ann Woods se fue a Alaska a trabajar como camarera durante el verano. Lo pasaba fabulosamente viviendo lejos de sus padres y yendo de fiestas con amistades, pero con el continuado consumo de donuts glaseados, hamburguesas y patatas fritas en el trabajo más las golosinas de M&M's y helados de Baskin Robbins por la noche, se le ensanchó la cintura. Cuando volvió a casa para comenzar los estudios en la universidad en otoño, su peso había pasado de 50 a 61 kg. Aún no estaba gorda, pero sí bastante más llena que nunca en su vida. Después de unas amistosas tomaduras de pelo de su novio, logró eliminar todo el peso extra adoptando una dieta casi vegetariana, compuesta principalmente por cereales, patatas, mucha fécula y muy poca grasa o carne. En ese tiempo le pareció que era lo prudente. Al fin y al cabo, ese tipo de dieta tenía que ser la más sana.

También comenzó a correr, actividad que pronto se convirtió en un interés de toda la vida para estar en forma. Se le estabilizó el peso y consiguió estar esbelta y en buena forma. Tenía bajos la tensión arterial y el nivel de colesterol en la sangre, pero después de casi siete años de correr notó que se le agotaba la energía. Se sentía cansada continuamente y lo único que deseaba era dormir después de sus largas carreras. Se recuperó de una lesión que se hizo corriendo y a las pocas semanas se hizo otra. Se le formaron oscuras ojeras y cogía resfriados con más frecuencia que nunca. Finalmente, se enteró de que tenía anemia por carencia de hierro, causada por sus «sanas» comidas de avena, arroz integral, legumbres, pastas y yogur de leche descremada.

Descubrió los principios dietéticos paleolíticos en *The Complete Book of Alternative Nutrition*, que habla de mis estudios de investigación. Le encontró mucha lógica a esta dieta y la probó. Reemplazó la comida vegetariana por carne magra, pollo y marisco, en casi todas las comidas. Las frutas y verduras no fueron ningún problema; había comido muchísimo de esto antes del cambio. A la semana notó que la energía se le mantenía estable todo el día; ya no le venía el bajón de última hora de la tarde. Le aumentó la vitalidad, y se sentía menos cansada después de sus carreras. Al cabo de tres meses con la dieta ya había eliminado 2 kg, pesaba 48 kg, tenía el vientre totalmente plano y su tono muscular y fuerza estaban mejor que nunca. Además, le desapareció la anemia por carencia de hierro, como también las ojeras.

Nutricionista pierde 13,5 kilos: historia de Melissa

Melissa Diane Smith, nutricionista y periodista especializada en salud, residente en Tucson (Arizona), es la coautora de *Syndrome X: The Complete Nutritional Program to Prevent and Reverse Insulin Resistance*, y ahora está trabajando en un libro sobre los problemas no revelados de los cereales. Ésta es su historia:

En 1986 comencé a trabajar en un balneario de salud y, naturalmente, hacía hincapié en poner en mi dieta los alimentos que creía que eran sanos: panes, bollos, pollo con pastas, pollo con arroz y bocadillos de pavo. Este tipo de dieta fue desastrosa para mí. Durante el año y medio siguiente engordé 13,5 kg y tuve un montón de problemas de salud, entre ellos una enfermedad muy grave parecida a la gripe que no lograba quitarme, y que mucho después me diagnosticaron como síndrome de cansancio crónico.

Con el fin de recuperar la salud, probé varias dietas populares y recomendadas: vegetariana, macrobiótica y ricas en carbohidratos, pero con cada una me sentía más débil y enferma. Continué experimentando, y finalmente me topé con la dieta que ha dado un vuelco a mi salud. Se componía de proteína magra de origen animal y muchas verduras no feculentas, sin absolutamente nada de trigo ni otros cereales con gluten, productos lácteos, legumbres, grasas procesadas ni azúcar.

Comiendo de esta forma el cambio en mi salud fue espectacular. Muy pronto me sentí con más energía, más capaz de concentrarme y menos enferma. También comencé a perder los kilos de más que me había echado encima, sin el menor esfuerzo. Más o menos a los seis meses ya había eliminado todos esos kilos extras y volvía a pesar 52 kg. Fue difícil ir en contra de la sabiduría nutricional establecida, pero continué comiendo de esta forma y me recuperé totalmente del síndrome de cansancio crónico. Esta dieta fue la solución para recuperar mi salud y me ha mantenido delgada y sana desde entonces.

Adelgazar de la manera correcta

Con la paleodieta, el adelgazamiento es una disminución de peso continuada que ocurre gradualmente, a lo largo de un periodo que va de pocos a muchos meses. Esta dieta no es un apaño rápido, pero, claro, los apaños rápidos no dan resultado. La mayoría de las personas que prueban esas dietas no logran seguirlas a la larga.

•

LA PALEODIETA ES
UNA FORMA DE COMER PARA TODA LA VIDA
QUE NORMALIZA EL PESO DE CUALQUIER PERSONA.

•

Con esta dieta no sentirás hambre. La proteína sacia muchísimo. Su bajo contenido en carbohidratos combinado con su baja carga glucémica normalizará tus niveles de insulina y azúcar en la sangre, y además te impedirá comer en exceso. No recuperarás los kilos que elimines si te atienes a la dieta: todas las carnes magras, pescados, mariscos, frutas frescas y verduras (a excepción de las feculentas) que puedas comer.

¿No es hora de dar a tu cuerpo la comida para la que está programado genéticamente?

5

El síndrome X:
las enfermedades de la civilización

> Hace falta tener una mente muy especial para emprender el análisis de lo obvio.
>
> ALFRED NORTH WHITEHEAD

Las enfermedades del síndrome X, las enfermedades de la resistencia a la insulina, son los problemas de salud más importantes de los países occidentales, que afectan hasta la mitad de todos los adultos y niños. Son cuatro las principales enfermedades del síndrome X:

- Diabetes tipo 2.
- Hipertensión.
- Enfermedad cardiaca.
- Dislipidemia (bajo nivel del colesterol HDL, elevados niveles de triglicéridos y del colesterol LDL pequeño-denso).

Normalmente, la gota y las anormalidades que coagulan la sangre se agrupan con las enfermedades del síndrome X, y también la obesidad.

Cuando la persona se vuelve resistente a la insulina, el páncreas debe secretar más insulina de la habitual para limpiar de azúcar el torrente sanguíneo. Se cree que un nivel de insulina permanentemente elevado es el culpable subyacente de todas las enfermedades del síndrome X. Pero éstas son enfermedades complicadas en las que intervienen muchos factores.

Algunos científicos creen que las dietas ricas en grasa saturadas hacen menos eficiente el metabolismo de la insulina. Otros, entre ellos el doctor Gerald Reaven, de la Universidad Stanford, cree que las culpables son las dietas ricas en carbohidratos (ya sea con alimentos de índice glucémico alto o bajo). Y otros culpan a los carbohidratos de alto índice glucémico. En todo caso, se hace caso omiso de lo obvio: a muchas personas que contraen enfermedades de resistencia a la insulina y obesidad les ocurre esto con comidas que mezclan mucha grasa con carbohidratos de elevado índice glucémico. Ejemplos de esta mala combinación de alimentos: patatas al horno con crema agria; pan con mantequilla; huevos con tostadas y croquetas de patatas hervidas y cebolla; pizza con queso; helados de crema, caramelos, pasteles, pizzas, patatas fritas. Éstos y todos los demás alimentos procesados que comemos contienen mucha grasa y carbohidratos muy glucémicos.

Con la paleodieta no importa cuáles de estos tipos de alimentos son los causantes de la resistencia a la insulina, porque estas comidas antinaturales no forman parte de ella (a no ser en la comida libre). Tus comidas no sufrirán; en realidad, serán mejores, más sustanciosas, más variadas y más deliciosas que nunca. En lugar de un helado de crema graso de gastrónomo, obséquiate con un plato de arándanos frescos o la mitad de un melón cantalupo lleno de fresones cortados en dados y nueces. En lugar de croquetas de pescado, ¿qué tal camarones o gambas listos para comer, o un filete de carne magra a la parrilla? Más adelante llegaremos a las recetas y planes de comidas.

Curación del síndrome X: historia de Jack

Jack Challem, famoso en todo el mundo como el «Nutrition Reporter», es un destacado periodista especializado en salud que tiene más de veinticinco años de experiencia informando sobre estudios de investigación sobre nutrición. Es redactor colaborador de las revistas *Let's Live* y *Natural Health*, y coautor de un buen número de populares libros sobre nutrición.

Cuando comencé a escribir mi último libro, *Syndrome X: The Complete Nutritional Program to Prevent and Reverse Insulin Resistance*, no quería reconocer que estaba en las primeras fases del síndrome X. Tenía 48 años, pesaba 77 kg, tenía 96 cm de cintura y mi nivel de glucosa en ayunas era de 111 mg/dl. Debería haberlo sabido. Puse empeño en volver a la dieta que recomiendo en mi libro *Syndrome X*. También dejé de comer todo tipo de pasta y casi todo tipo de pan. Fundamentalmente seguí la paleodieta, con carnes magras y mucha verdura.

En tres meses bajé 9 kg y reduje en 10 cm la cintura. Mi nivel de azúcar en la sangre en ayunas estaba en 85 mg/dl. También mejoraron mis niveles de triglicéridos y de colesterol. Ha sido muy fácil mantener estas mejorías. La paleodieta es sencilla de seguir y sabrosa.

Cómo la resistencia a la insulina aumenta el riesgo de enfermedad cardiaca

Los carbohidratos muy glucémicos causan un aumento en el nivel de triglicéridos en la sangre y disminuyen el del colesterol bueno. También incrementan el nivel de un tipo especial de colesterol llamado «colesterol LDL pequeño-denso». Todos estos cambios en la química de la sangre aumentan gravemente el riesgo de morir de algún tipo de enfermedad cardiaca.

Colesterol LDL pequeño-denso

En los últimos años, el colesterol LDL ha surgido como uno de los riesgos más potentes de aterosclerosis: el proceso de obturación de las arterias. El estudio de la aterosclerosis se ha hecho cada vez más específico. Primero teníamos colesterol, luego colesterol HDL y LDL (bueno y malo), y ahora tenemos un tipo de colesterol LDL particularmente malo, cuyas partículas pequeñas y densas son ideales para obturar las arterias.

Incluso en el caso de tener niveles de colesterol total y LDL normales, de todos modos puede haber riesgo de enfermedad cardiaca si está elevado el nivel de colesterol LDL pequeño-denso.

Si bien las dietas pobres en grasa y ricas en carbohidratos podrían reducir los niveles de colesterol total y LDL, son inútiles para disminuir el nivel de colesterol LDL pequeño-denso. En realidad, lo empeoran. La doctora Darlene Dreon y sus colegas de la Universidad de California-Berkeley han demostrado repetidamente que las dietas ricas en carbohidratos aumentan las partículas de colesterol LDL pequeño-denso en hombres, mujeres y niños. Los alimentos de elevado índice glucémico incrementan el nivel de triglicéridos en la sangre, que son los que producen este tipo de colesterol. Cuando bajamos el nivel de triglicéridos, eliminando de la dieta las féculas y los carbohidratos muy glucémicos, automáticamente bajamos el nivel de este colesterol.

Las claves para una mayor sensibilidad a la insulina

La paleodieta mejora la sensibilidad a la insulina de muchas maneras. En primer lugar, dado que es la dieta original de la humanidad, rica en carbohidratos poco glucémicos, pobre en grasas saturadas y en azúcar, no hay que preocuparse de los niveles de triglicéridos, colesterol HDL o colesterol LDL pequeño-denso en la sangre. Todos estos valores se normalizan rápidamente cuando se reduce y estabiliza el nivel de insulina.

La paleodieta, con su alto contenido en fibra, proteínas y grasas omega-3, también mejora la sensibilidad a la insulina. A diferencia de los carbohidratos feculentos, las proteínas sólo producen pequeños cambios en los niveles de glucosa e insulina en la sangre. Una comida de pura grasa tampoco cambia por sí sola estos niveles. Las grasas omega-3 que integran la paleodieta «mejoran» el metabolismo insulínico y causan un rápido descenso en el nivel de triglicéridos. El elevado contenido en fibra de las verduras no feculentas y las frutas que se consumen con la paleodieta enlentecen el paso de los carbohidratos por los intestinos; esto frena la elevación del nivel de azúcar en la sangre, y a la postre también mejora la sensibilidad a la insulina.

Otras enfermedades relacionadas con la resistencia a la insulina

Hace poco que los científicos han comenzado a ampliar el campo de acción de la resistencia a la insulina. En estudios realizados en todo el mundo comienza a relacionarse este trastorno con muchas otras enfermedades crónicas y otros problemas de salud. Los científicos están explorando el papel de la resistencia a la insulina en ciertos tipos de cáncer, miopía, síndrome de ovario poliquístico e incluso el acné, aunque en todos estos trastornos, como en la enfermedad cardiaca, se cree que intervienen muchos factores causales; es prematuro establecer una relación causa-efecto directa. Pero si finalmente resulta que estas enfermedades tienen por causa subyacente la resistencia a la insulina, estarás protegido, porque la paleodieta contiene todos los elementos nutritivos que, según se sabe, acaban con la resistencia a la insulina.

Cánceres de mama, de próstata y de colon y la resistencia a la insulina

En los últimos cinco años los científicos han descubierto, por una reacción en cadena de procesos metabólicos, que el elevado nivel de insulina en el torrente sanguíneo aumenta el nivel de una hormona llamada «factor de crecimiento insulínico tipo 1» (IGF-1) y disminuye el nivel de otra hormona llamada «proteína 3 de unión al receptor de crecimiento insulínico» (IGFBP-3). La disminución de IGFBP-3 hace menos sensibles a los tejidos a una de las señales químicas naturales del cuerpo (ácido retinoico), que normalmente limita el crecimiento tisular. Además, la potente hormona IGF-1, presente en todos los tejidos, es un importante regulador del crecimiento: un mayor nivel de IGF-1 favorece el crecimiento, y el nivel reducido lo enlentece. Los niños cuya altura es inferior a la normal tienen nivel bajo de IGF-1. Cuando a estos niños se les inyecta IGF-1, inmediatamente comienzan a crecer en altura. Como es de suponer, los niños altos tienen niveles más elevados de IGF-1. En estudios de niños en crecimiento, realizados por el doctor William Wong y sus colegas en el Centro de Investigación de Nutrición Infantil de Houston, se comprobó que las niñas más altas y de más peso, y que maduraban más pronto, tenían niveles más elevados de insulina y de IGF-1 en la sangre y niveles más bajos de IGFBP-3. Las dietas que causan resistencia a la insulina (en particular, las ricas en carbohidratos glucémicos) elevan el nivel de IGF-1, bajan el de IGFBP-3 y disminuyen la sensibilidad de los tejidos al ácido retinoico. Estos cambios hormonales a su vez aceleran el crecimiento de niños en desarrollo.

¿Qué tiene que ver esto con la salud de los adultos? Se ha descubierto que la hormona IGF-1 es un potente estimulante de la división celular (proliferación, crecimiento) de «todas» las células en «todas» las fases de la vida. En realidad, los científicos sospechan que la IGF-1 es uno de los principales promotores de todo el crecimiento celular y tisular no regulado. Pero la IGFBP-3 previene la proliferación celular no regulada haciendo morir las células cancerosas en un proceso natural llamado «apoptosis». En los dos últimos años numerosos artículos científicos han demostrado una estrecha relación entre nivel elevado de IGF-1, nivel bajo de IGFBP-3 y cáncer de mama en mujeres premenopáusicas, cáncer de próstata en los hombres y cáncer colorrectal en todos los adultos. En modelos animales de muchos tipos de cáncer, los científicos pueden favorecer el cáncer añadiendo un ingrediente esencial: IGF-1; a la inversa, añadir IGFBP-3 enlentece el cáncer. Derivados sintéticos del ácido retinoico natural del cuerpo inhibe potentemente el proceso canceroso en cultivos de células. Por lo tanto, toda la cadena de procesos hormonales iniciada por el nivel elevado de insulina en la sangre tiende a favorecer el avance del cáncer.

Dos factores de riesgo de cáncer de mama son el comienzo prematuro de la pubertad y una altura superior a la normal. Es del todo posible que el mismo nivel elevado de insulina que incrementa el de IGF-1 baja el de IGFBP-3 y disminuye la sensibilidad de los tejidos al ácido retinoico (es decir, los niveles que hacen más altos a los niños e inducen la pubertad prematura) también aumenta la vulnerabilidad al cáncer durante la edad adulta.

Muchas mujeres temerosas del cáncer de mama han adoptado dietas vegetarianas con el fin de reducir su riesgo. Por desgracia, podría ser que esas dietas compuestas básicamente por cereales y féculas aumenten el riesgo de cáncer de mama porque elevan el nivel de insulina, que a su vez incrementa el nivel de IGF-1, baja el de IGFBP-3 y disminuye la sensibilidad tisular al ácido retinoico. Un extenso estudio epidemiológico con mujeres italianas, dirigido por la doctora Silvia Franceschi, ha demostrado que comer grandes cantidades de pastas y pan de harina refinada aumenta el riesgo de contraer cáncer de mama y cáncer colorrectal.

Muchas dietas vegetarianas se componen principalmente de cereales feculentos y legumbres. Por desgracia, a pesar de la continuada percepción de estos alimentos como sanos, las dietas vegetarianas no reducen el riesgo de cáncer. En el estudio más extenso que se ha hecho comparando las causas de muerte de más de 76.000 personas se demostró decisivamente que no hay diferencia en las tasas de muerte por cáncer de mama, de próstata, colorrectal, de estómago o de pulmón entre personas vegetarianas y carnívoras.

El cáncer es un proceso complejo en el que intervienen muchos factores genéticos y medioambientales. Es casi seguro que ningún elemento dietético por sí solo es responsable de todos los cánceres. Sin embargo, con la paleodieta, de bajo contenido glucémico y rica en proteínas magras y saludables frutas y verduras, se reduce muchísimo el riesgo de contraer muchos tipos de cáncer.

La miopía y la resistencia a la insulina

Dado que la resistencia a la insulina cambia el perfil hormonal de la sangre por otro que facilita el crecimiento tisular, los científicos tienen buenos motivos para sospechar que está en la raíz de cualquier enfermedad en que se produce crecimiento tisular. Una enfermedad de estas características extraordinariamente común es la miopía, que se estima que afecta a un tercio de todos los estadounidenses. La miopía es consecuencia de un excesivo crecimiento del globo ocular. Aunque exteriormente el ojo se ve normal, su interior es demasiado grande para que enfoque bien. La miopía suele iniciarse durante los años de desarrollo de la infancia, y normalmente se estabiliza pasados los 20 años. Nuevas pruebas que implican a la resistencia a la insulina en la miopía durante la infancia podrían ser útiles para prevenirla en los niños pequeños.

En general, los oculistas están de acuerdo en que la miopía es consecuencia de una interacción entre el exceso de lectura y los genes. Si pasaste tu infancia y juventud con la nariz metida en un libro y hay miopía en tu familia, es muy posible que ahora lleves gafas o lentes de contacto. Se cree que la miopía es consecuencia de una imagen ligeramente borrosa en la parte de atrás del ojo (la retina), que se produce al enfocar la mirada en el texto escrito. Esta imagen borrosa induce a la retina a enviar una señal hormonal que le dice al globo ocular que se alargue. Experimentos recientes con animales de laboratorio sugieren que la señal hormonal la produce el ácido retinoico. Leer en exceso frena la producción de ácido retinoico, sustancia que normalmente controla o impide que el globo ocular se alargue demasiado.

Cuando una persona se vuelve resistente a la insulina, la reducción de IGFBP-3, causada por consumir demasiados carbohidratos refinados, disminuye la sensibilidad del glóbulo ocular al ácido retinoico, y además reduce la señal química que le dice al glóbulo ocular que pare de crecer. Esto podría significar que si la dieta de tus hijos previene la resistencia a la insulina durante sus años de desarrollo podría ser menor el riesgo de que contraigan miopía.

Síndrome de ovario poliquístico

El síndrome de ovario poliquístico afecta a un 5-10 por ciento de las estadounidenses. Las mujeres que sufren de este síndrome tienen ovulaciones irregulares o ninguna, y sus ovarios producen elevados niveles de hormonas masculinas, como la testosterona. Estas mujeres son propensas a la obesidad, excesivo vello corporal, acné, hipertensión y diabetes tipo 2. También tienen un riesgo de enfermedad cardiaca y ataque al corazón siete veces mayor que otras mujeres. Casi el 60 por ciento de estas mujeres son resistentes a la insulina, y la mayoría tienen niveles elevados de IGF-1. Numerosos estudios clínicos han demostrado que simplemente cambiar de dieta (comer alimentos que mejoren el metabolismo insulínico) reduce muchos de los síntomas de este síndrome. La paleodieta, que normaliza el metabolismo insulínico, puede ser enormemente útil a las mujeres con este problema.

Acné

Durante años muchos dermatólogos creían que la dieta no tenía nada que ver con el acné. Pero pruebas científicas muy nuevas lo han relacionado con la resistencia a la insulina. Las dietas abundantes en azúcar, fructosa y carbohidratos muy glucémicos podrían contribuir a este problema, que es tremendo. Entre el 40 y el 50 por ciento de los estadounidenses, adolescentes y adultos, tienen acné.

Una notable información que apoya la relación entre el acné y la dieta viene del doctor Otto Schaefer, que pasó toda su vida profesional en las inhóspitas tierras del norte ártico de Canadá, trabajando con los inuit, que pasaron de la Edad de Piedra a la Era Espacial en una sola generación, en las décadas de 1950 y 1960. El doctor Schaefer informó de que los esquimales que comían sus alimentos tradicionales no tenían acné. El acné apareció sólo cuando adoptaron los alimentos occidentales, cargados de azúcares refinados y féculas.

Cuando se forma el acné, ocurren tres cosas: primera, hay una proliferación acelerada de las células de la piel que rodean al folículo piloso (llamada «hiperqueratosis folicular»). Segunda, se acelera la producción de aceite (sebo) dentro del folículo. Y, finalmente, se infecta el folículo taponado. Hasta hace poco los dermatólogos no sabían por qué ocurría la proliferación acelerada de las células ni qué causaba el aumento en la producción de aceite. Pero cada vez más estudios sugieren que la menor sensibilidad al ácido retinoico (debido al bajo nivel de IGFBP-3) y el elevado nivel de IGF-1 son responsables directos de la mayor proliferación celular de la piel folicular. Recuerda que los alimentos de alto índice glucémico elevan el nivel de IGF-1 en la sangre a la vez que bajan el de IGFBP-3. Por eso los derivados sintéticos del ácido retinoico son tan eficaces para eliminar el acné aplicados a la piel. Frenan la excesiva proliferación de las células de la piel folicular.

Además de causar elevación en el nivel de IGF-1 y reducción en el de IGFBP-3, el nivel de insulina elevado por comer carbohidratos muy glucémicos produce un aumento de la hormona masculina testosterona. Es el aumento de IGF-1 y de testosterona el que incrementa la secreción de aceite. Esto significa que la resistencia a la insulina causada por dietas muy glucémicas podría ser directamente responsable de los dos primeros pasos en la formación del acné. Hasta el momento no se ha realizado ningún estudio de la intervención dietética para confirmar esto, ni para determinar si mejorar el metabolismo de la insulina contribuye a prevenir el acné. Pero no hay riesgo en decir que la paleodieta mejora el metabolismo de la insulina, y que si tienes acné, hay buenas posibilidades de que este programa de comidas sanas para toda la vida contribuya a hacerlo desaparecer.

Como ves, la paleodieta puede ser un instrumento muy eficaz para combatir prácticamente todas las enfermedades del síndrome X.

6

El alimento como remedio: cómo las dietas paleolíticas mejoran la salud y el bienestar

Nunca nos enfermábamos tanto. La comida del hombre blanco no es buena para nosotros.

MALAYA KULUJUK,
esquimal de la isla de Baffin

La conexión dieta-enfermedad

Muchas de las enfermedades crónicas que plagan el mundo occidental, las «enfermedades de la civilización», se pueden atribuir a errores en la alimentación. Es obvio que la dieta y la enfermedad están relacionadas. Y cuando nos desviamos de las siete claves de la paleodieta, que se mantuvieron firmes durante dos millones y medio de años, no sólo contraemos enfermedades del síndrome X, sino que también aumentamos nuestra vulnerabilidad a muchísimas otras enfermedades.

¿Cómo saber si un determinado alimento, o su falta, es realmente el factor responsable de una determinada enfermedad, o de su ausencia? Si una persona tiene alergia a la leche, o intolerancia a la lactosa, podemos decir que están dolorosamente claros la causa y el efecto. Pero es mucho más difícil, cuando no imposible, prever si la porción de margarina (que contiene ácidos grasos trans) que pusimos en la tostada del desayuno de ayer va a tener o no algo que ver con un ataque al corazón cuarenta años después.

Los científicos y los médicos aplican diversos métodos de investigación para determinar si están relacionadas la dieta y la enfermedad, entre ellos intervenciones dietéticas, estudios epidemiológicos, experimentos con animales y estudios de cultivos de tejidos. Cuando coinciden los resultados de estos cuatro métodos, es muy probable que cierto alimento sea la causa de cierta enfermedad. Sin embargo, en la mayoría de los casos no está tan clara la relación entre dieta y enfermedad; con frecuencia la propensión genética a cierta enfermedad oscurece más el tema. En muchas de las enfermedades que vamos a examinar, la relación dieta-enfermedad sólo se ha desentrañado parcialmente. De todos modos, siguiendo las directrices dietéticas de nuestros antepasados paleolíticos reducimos el riesgo de contraer esas enfermedades, y en el caso de que estés sufriendo de una de ellas, la paleodieta podría mejorar tus síntomas.

Enfermedades del síndrome X

Ya hemos hablado de las enfermedades del síndrome X (diabetes tipo 2, enfermedad cardiaca, hipertensión, dislipidemia, obesidad, síndrome de ovarios poliquísticos, miopía, acné y cánceres de mama, próstata y colon) y de cómo están relacionadas con elevados niveles de insulina en el torrente sanguíneo. Pero en todas estas enfermedades intervienen también otros factores alimentarios conocidos. Por ejemplo, la sal está conectada con la hipertensión, pero también lo está la falta de frutas y verduras frescas. Un exceso de grasas omega-6 en la dieta, a expensas de las omega-3, también puede hacer subir la tensión arterial. Incluso un consumo bajo de proteínas se ha relacionado con la hipertensión.

Se sabe que los cánceres de mama, de próstata y de colon son más frecuentes en personas que no comen suficientes frutas y verduras frescas. Las frutas y las verduras golpean al cáncer con dos directos: son fuentes excelentes de vitaminas y minerales antioxidantes que podrían impedir el proceso canceroso y también contienen una gran variedad de sustancias especiales llamadas «fitoquímicas», que son nutrientes letales para las células cancerosas. El estudio de muchas de estas sustancias fitoquímicas es bastante reciente; los científicos sólo están comenzando a entender cómo funcionan. Pero éstos son unos pocos ejemplos:

- El brécol contiene sulforafanos, que expulsan de las células los elementos causantes de cáncer.

- El brécol también contiene muchísimas sustancias que comba-ten el cáncer: ácido fólico, vitamina C, betacaroteno y una sustan-cia llamada indol-3-carbinol, que contribuye a mejorar los es-trógenos producidos por el cuerpo.
- Las fresas, los tomates, las piñas y los pimientos verdes contie-nen ácido p-cumárico y ácido clorogénico, compuestos que se sabe que son potentes agentes anticancerígenos.
- El ajo y la cebolla no sólo contienen sustancias que bajan el nivel de colesterol, sino que también son ricas fuentes de sulfu-ro alílico, que al parecer protege del cáncer de estómago.

Como ocurre con la hipertensión, consumir demasiadas grasas omega-6 y demasiado pocas omega-3 aumenta más el riesgo de con-traer cánceres de mama, próstata y colon.

Puede que no sepamos exactamente cómo los factores alimentarios causan cada una de las enfermedades del síndrome X, pero una cosa es cierta: adoptando la paleodieta pones de tu parte todos los factores dietéticos conocidos que previenen estas enfermedades.

Enfermedades cardiovasculares

El principal homicida en Estados Unidos es la enfermedad cardio-vascular. Un pasmoso 41 por ciento de todas las muertes en este país se producen por ataque al corazón, accidente cerebrovascular (derra-me, trombo), hipertensión y otras enfermedades del corazón y los vasos sanguíneos. Como el cáncer, la enfermedad cardiovascular es comple-ja, y no hay ningún elemento alimentario que sea el único responsa-ble. Sin embargo, repito, siguiendo los principios dietéticos de la dieta original de la humanidad, ponemos a nuestro favor las probabilidades de no contraer esta letal enfermedad.

Las grasas buenas previenen la enfermedad cardiovascular

Las grasas buenas son lo que los médicos llaman «cardioprotectoras». Protegen de las enfermedades del corazón y de los vasos sanguíneos. Con la paleodieta (a diferencia de lo que ocurre con la dieta estadouni-dense típica), por lo menos la mitad de las grasas que se consumen son las saludables monoinsaturadas; la otra mitad se reparte equitativamente entre grasas saturadas y poliinsaturadas; no contiene grasas trans sintéticas. Y en ella la esencial proporción entre grasas omega-6 y omega-3 es de alrededor de 2:1, lo que reduce muchísimo el riesgo de morir de enfermedad cardiaca.

Grasas monoinsaturadas

Las grasas monoinsaturadas reducen en su totalidad el riesgo de contraer enfermedad cardiaca al bajar el nivel de colesterol total, pero no el del beneficioso colesterol HDL. Estas saludables grasas, que abundan en la paleodieta, también impiden que se oxide (se descomponga) el colesterol LDL y contribuya al proceso de obturación de las arterias. Estas grasas también podrían reducir el riesgo de contraer cáncer de mama.

Grasas omega-3

Ya hemos hablado de los beneficiosos efectos de las grasas omega-3 en el metabolismo de la insulina y sobre cómo bajan el nivel de triglicéridos en la sangre. Estas grasas son agentes excepcionalmente potentes en la prevención de las arritmias, que podrían producir un ataque al corazón fatal. También previenen la formación de trombos y aflojan la tensión en las arterias obturadas.

En un estudio hito de intervención dietética, los médicos franceses Serge Renaud y Michel de Lorgeril evaluaron el efecto de una dieta rica en grasas omega-3 en 600 pacientes que ya habían sobrevivido a un ataque al corazón. En esta investigación, llamada Lyon Diet Heart Study, a la mitad de los pacientes se les asignó la dieta de poca grasa de la Asociación Americana del Corazón, en la que el 30 por ciento de las calorías provienen de grasas. Los demás comieron la dieta mediterránea tradicional, con el 35 por ciento de grasa, rica en grasas omega-3 y monoinsaturadas, y en frutas y verduras.

Los resultados fueron asombrosos: comparados con los pacientes que comieron la dieta de la Asociación Americana del Corazón, los que comieron la dieta mediterránea habían disminuido en un 76 por ciento el riesgo de morir de otro ataque al corazón o de accidente cerebrovascular u otra enfermedad cardiovascular. Esta extraordinaria protección de la enfermedad cardiaca puede ser tuya también: como la dieta mediterránea, la dieta original de la humanidad también es rica en las cardioprotectoras grasas omega-3, fibra, grasas monoinsaturadas, y en las beneficiosas sustancias fitoquímicas y vitaminas antioxidantes que contienen las frutas y las verduras.

Enfermedades por desequilibrio ácido-base y exceso de sodio

La dieta estadounidense corriente, a base de cereales, abundante en sal y quesos, que casi no contiene frutas y verduras frescas, inclina la balanza ácido-base del cuerpo en favor del ácido. Como hemos dicho, los cereales, los quesos, las carnes y los alimentos salados producen una carga ácida en los riñones, mientras que las frutas y verduras siempre generan una carga alcalina. Un exceso de alimentos ácidos, a expensas de los alcalinos, puede causar muchos problemas de salud, en particular cuando nos hacemos mayores y los riñones son menos eficientes para procesar el ácido de los alimentos.

Nuestros antepasados paleolíticos consumían rara vez o nunca cuatro de los cinco principales alimentos productores de ácido: cereales, legumbres, quesos y sal. En su lugar, consumían grandes cantidades (según los criterios modernos) de frutas y verduras alcalinas, que neutralizaban el ácido de sus dietas ricas en carnes.

Muchas enfermedades crónicas, predominantes en los países occidentales, tienen por causa un desequilibrio ácido-base en la dieta. Entre ellas están:

- Osteoporosis.
- Hipertensión.
- Accidente cerebrovascular o ictus.
- Cálculos renales.
- Asma.
- Asma inducida por el ejercicio.
- Síndrome de Ménière (vértigo brusco, sordera y zumbidos de oídos).
- Cáncer de estómago.
- Insomnio.
- Mareo por viajes en avión y por el movimiento (quinetosis).

La comprensión de que estos problemas tan diversos podrían estar relacionados con un desequilibrio ácido-base es muy reciente. No hace mucho los científicos conectaban muchas de estas enfermedades con un exceso de sodio o sal. Pero la receta química de la sal tiene dos ingredientes: sodio y cloruro. Y, como ya hemos dicho, es la parte cloruro de la sal la que la hace ácida, no el sodio. El cloruro podría también ser más culpable que el sodio como causa alimentaria de la hipertensión.

Osteoporosis

Hemos hablado de la interacción de la sal con el calcio: las personas que consumen mucha sal excretan más calcio por la orina que las que evitan la sal. Esta eliminación de calcio a su vez contribuye a la pérdida de masa ósea y a la osteoporosis, porque en los riñones el ácido del cloruro debe ser neutralizado por una base alcalina, y el mayor depósito de base alcalina (calcio) del cuerpo son los huesos. Cuando comemos patatas fritas o pizza *peperoni* (salados), extraemos calcio de los huesos. Cuando esto lo hacemos con frecuencia a lo largo de la vida, bien podríamos contraer osteoporosis.

Asma, y asma inducida por el ejercicio

Pero la sal no sólo es mala para los huesos. Aunque no se ha demostrado que cause el asma o el asma inducida por el ejercicio, agrava ambos trastornos. En estudios con personas y animales, se ha comprobado que la sal constriñe los músculos que rodean las vías respiratorias pequeñas de los pulmones. No hace mucho, mi equipo de investigación demostró que la sal (los dos componentes: sodio y cloruro) aumenta la gravedad del asma inducida por el ejercicio. También demostramos que las dietas pobres en sal reducen muchos de los síntomas de este tipo de asma.

Otros problemas causados por la sal

Tal vez no le pones sal a tus comidas. Bien por ti, pero debes saber que, pese a tus buenas intenciones, es posible que en tu dieta haya más sal de la que crees. El estadounidense corriente consume entre 10 y 12 gramos de sal al día; casi el 80 por ciento proviene de alimentos procesados, incluso de aquellos considerados sanos. Dos rebanadas de pan de harina integral, por ejemplo, contienen 1,5 g de sal. Por lo tanto, automáticamente hay sal en cualquier bocadillo que prepares, ya antes de añadir la carne salada, como jamón, salami o mortadela.

Una dieta rica en sal aumenta el riesgo de cálculos renales, accidente cerebrovascular y cáncer de estómago.

También afecta al sueño; éste es uno de los beneficios menos reconocidos de las dietas pobres en sal. Cuando se elimina el consumo de sal, se duerme mejor casi inmediatamente. También se ha demostrado que las dietas pobres en sal reducen el mareo por los viajes en avión y por el movimiento (quinetosis).

Muchos otros alimentos son ácidos y pueden alterar el equilibrio ácido-base del cuerpo. Cada vez que comemos cereales, cacahuetes, mantequilla de cacahuetes, pan, bollos y cualquier alimento procesado sobrecargamos de ácido el cuerpo. A menos que equilibremos estos alimentos con saludables frutas y verduras alcalinas, alteraremos el equilibrio ácido-base y estaremos en mayor riesgo de contraer muchas enfermedades crónicas.

Potasio

Otro equilibrio químico esencial en el cuerpo es el de potasio y sodio. Las dietas paleolíticas contenían diez veces más potasio que sodio. El estadounidense corriente consume cinco veces más sodio que potasio cada día. La belleza de la paleodieta es que rápidamente devuelve al cuerpo el elevado consumo de potasio y bajo de sodio que es el original de la humanidad.

Enfermedades digestivas

La fibra es absolutamente esencial para la salud, y la consecuencia de una dieta deficiente en fibra puede ser sufrir al menos trece enfermedades. Algunos de los trastornos digestivos más comunes derivados de comer la dieta estadounidense típica, con su sobrecarga de cereales refinados, azúcares y alimentos procesados, son:

- Estreñimiento.
- Varices.

- Hemorroides.
- Acedia.
- Indigestión.
- Apendicitis.
- Diverticulosis del colon.
- Ileítis regional o enfermedad de Crohn.
- Síndrome del intestino irritable.
- Colitis ulcerativa o ulcerosa.
- Úlcera duodenal.
- Hernia de hiato.
- Cálculos biliares.

La paleodieta es naturalmente más rica en fibra debido a su abundancia de frutas y verduras, proporciona de tres a cinco veces más fibra cada día que la que contiene la dieta estadounidense típica.

Algunas personas temen que las dietas con abundante contenido de carne produzcan estreñimiento. No es así. Las carnes, los pescados y los mariscos no producen estreñimiento. El famoso explorador del Ártico Vilhjalmur Stefansson dedicó años, a comienzos del siglo xx, a levantar mapas y a explorar el Lejano Norte. Durante sus expediciones en trineos tirados por perros, solía vivir de productos naturales más de un año cada vez; él y sus hombres dependían totalmente de alimentos de origen animal, que obtenían cazando y pescando. En su diario comenta que, asombrosamente, hombres que antes sufrían de estreñimiento con sus raciones de harina, galletas de maíz, arroz y pan mejoraban casi por completo de este problema a la semana de haber adoptado la dieta de los esquimales, todo carne (rica en proteínas, pero con un contenido de grasa suficiente que evitaba el riesgo de toxicidad proteínica).

Años después, cuando Stefansson volvió a la civilización, científicos y médicos de los más respetados de ese tiempo, lo tuvieron a él y a otro explorador con una dieta de pura carne durante un año, en condiciones controladas, en un hospital. Al cabo del año, la evaluación clínica demostró que el funcionamiento de los intestinos era normal. Tal como Stefansson y los esquimales, no sufrirás de estreñimiento cuando en tu dieta predominen la carne magra, pescados y mariscos. En realidad, vas a descubrir que desaparecen tus problemas digestivos.

Ileítis regional y colitis ulcerativa

Como en todas las otras enfermedades de la civilización, no es la fibra soluble de las frutas y verduras la que reduce los problemas digestivos, sino toda la dieta. Los productos lácteos, los cereales y las levaduras se han relacionado una y otra vez con la ileítis regional o enfermedad de Crohn, enfermedad inflamatoria del tubo gastrointestinal. Las dietas elementales (fórmulas líquidas especiales sin productos lácteos, cereales ni proteína de levaduras) son la primera línea de defensa que emplean los médicos para tratar a los pacientes. Asombrosamente, casi el 80 por ciento de los enfermos consiguen remisión total con estas dietas elementales, sin ninguna terapia medicamentosa. Pero esto presenta un gran problema: nadie puede continuar con una dieta líquida para siempre. ¿Qué preferirías, tomar una dieta líquida, o comer los verdaderos alimentos de la humanidad: frutas, verduras y carnes magras?

Una de las terapias más potentes para reducir la inflamación de la ileítis regional y la colitis ulcerativa (enfermedad inflamatoria del colon) es recetar cápsulas de aceite de pescado, excelente fuente de grasas omega-3. Nuevamente, vemos que los muchísimos elementos de la dieta original de la humanidad se complementan para eliminar o prevenir la enfermedad crónica. Y es la privación de estos tres simples alimentos (frutas, verduras y carnes magras), a los que estamos adaptados genéticamente, lo que siempre nos causa problemas y mala salud.

Enfermedades inflamatorias

Las grasas omega-3 son armas potentes también en otras guerras. Tal vez debido a sus propiedades antiinflamatorias podrían prevenir el cáncer. También son extraordinariamente eficaces para remediar casi todas las enfermedades inflamatorias, las que terminan en «itis», como la artritis reumatoide, la colitis ulcerativa y la gingivitis. Estas grasas pasmosamente saludables también alivian los síntomas de ciertas enfermedades autoinmunes. La combinación de complementar la dieta con grasas omega-3 y eliminar los cereales, los productos lácteos, las legumbres y las levaduras podría disminuir de forma considerable la gravedad de los síntomas de estas enfermedades.

Enfermedades autoinmunes

Las enfermedades autoinmunes, como la artritis reumatoide, la esclerosis múltiple y la diabetes tipo 1 (juvenil), se presentan cuando el sistema inmunitario no distingue entre los tejidos del propio cuerpo y los invasores; consecuencia: el cuerpo se ataca a sí mismo. El tipo de enfermedad depende de la naturaleza del ataque. Cuando el sistema inmunitario invade y destruye el tejido nervioso, tenemos la esclerosis múltiple; cuando el objetivo es el páncreas, tenemos la diabetes tipo 1; cuando ataca los tejidos de las articulaciones, la consecuencia es la artritis reumatoide.

Todas las enfermedades autoinmunes son consecuencia de interacciones entre los genes y uno o más factores ambientales, como una infección vírica o bacteriana o el consumo de cierto alimento. Por desgracia, nadie sabe de forma precisa cómo los virus, bacterias o alimentos producen la enfermedad en personas propensas genéticamente.

Se ha sospechado de la acción de muchos agentes ambientales como causantes de estas enfermedades. Pero sólo uno de estos tipos ha resultado capaz de causar una enfermedad. Los cereales (como el trigo, el centeno, la cebada y la avena) son responsables de la enfermedad celíaca (o celiaquía) y de la dermatitis herpetiforme. En la enfermedad celíaca, el sistema inmunitario ataca y destruye las células del intestino, produciendo diarrea y muchos problemas nutricionales. En la dermatitis herpetiforme la atacada es la piel.

Dejar de comer todos los cereales que contienen gluten produce la remisión total de ambas enfermedades. Los cereales, los productos lácteos y las legumbres son sospechosos de causar otras enfermedades autoinmunes, como la diabetes tipo 1, la esclerosis múltiple y la artritis reumatoide. Hasta la fecha no se ha realizado ningún estudio de intervención dietética para comprobar si las dietas paleolíticas consiguen aliviar los síntomas de estas enfermedades.

Las lectinas y las enfermedades autoinmunes

Hace poco, publiqué con mi grupo de investigación un artículo en *British Journal of Nutrition* explicando nuestra teoría de que los productos lácteos, los cereales, las legumbres y las levaduras podrían ser culpables en parte de la artritis reumatoide y otras enfermedades autoinmunes en personas propensas. Las legumbres y los cereales contienen unas sustancias llamadas «lectinas». Estas sustancias son una mezcla de proteínas y carbohidratos que han producido las plantas en su evolución para protegerse de insectos predadores. Debido a la parte carbohidrato de sus moléculas, las lectinas pueden adherirse a cualquier tejido del cuerpo y causar estragos en él, si entran en el cuerpo, claro está.

Cuando comemos, normalmente todas las proteínas se descomponen en sus componentes básicos o aminoácidos y luego se asimilan en el intestino delgado. Las lectinas son diferentes; no se digieren ni descomponen, sino que atacan a las células del intestino, donde tiene lugar la absorción de los nutrientes. Se sabe que las lectinas (o aglutininas) del trigo, de la alubia roja, la soja y los cacahuetes aumentan la permeabilidad intestinal y dejan entrar en el torrente sanguíneo proteínas parcialmente digeridas y restos de bacterias residentes en el intestino (el alcohol y las guindillas también aumentan la permeabilidad intestinal). Por regla general, unas células inmunitarias especiales engullen de inmediato a las bacterias y proteínas rebeldes, pero las lectinas son como caballos de Troya celulares. Hacen los intestinos más fáciles de penetrar y deterioran la capacidad del sistema inmunitario para combatir los fragmentos de alimentos y bacterias que se filtran en el torrente sanguíneo.

Hemos descubierto que, sorprendentemente, muchos fragmentos de bacterias comunes del intestino están hechos de los mismos componentes moleculares básicos que se encuentran en ciertas proteínas del sistema inmunitario y en algunos de los tejidos atacados por éste. Esta triple coincidencia (de bacterias intestinales o proteína alimentaria, proteína del sistema inmunitario y proteína de tejido corporal) podría confundir al sistema inmunitario, induciéndolo a atacar los tejidos del propio cuerpo. Un buen número de grupos de investigación de todo el mundo ha descubierto que las proteínas de la leche, los cereales y las legumbres también pueden engañar al sistema inmunitario, induciéndolo a atacar los tejidos del propio cuerpo por este proceso de mimetismo molecular.

Si tienes una enfermedad autoinmune, no hay ninguna garantía de que la paleodieta te la cure o por lo menos te alivie los síntomas, pero en ella no hay prácticamente ningún riesgo y sí muchos otros fabulosos beneficios que mejorarán tu salud.

Trastornos psíquicos

Uno de los beneficios menos conocidos de las dietas sin cereales es su capacidad de mejorar el bienestar mental. Mi colega el doctor Klaus Lorenz, de la Universidad Estatal de Colorado, ha estudiado extensamente la influencia de los cereales en el desarrollo y avance de la esquizofrenia. En un estudio de revisión de gran alcance, el doctor Lorenz llega a la conclusión de que en «las poblaciones que consumen poco o nada de trigo, centeno y cebada, la tasa de esquizofrenia es bastante baja». En su análisis incluía los estudios clínicos realizados por el doctor F. Curtis Dohan del Instituto Psiquiátrico de Pensilvania Oriental. En estudios que abarcan casi veinticinco años, el doctor Dohan ha informado una y otra vez de que los síntomas de esquizofrenia se reducían en los pacientes que hacían una dieta sin cereales ni productos lácteos, y empeoraban cuando estos alimentos se volvían a incorporar a la dieta. Exactamente por qué los cereales alteran el estado anímico y el bienestar mental no está del todo claro. Pero varios estudios han demostrado que, cuando se digiere, el trigo libera una sustancia parecida al narcótico que podría afectar a las zonas del cerebro que influyen en el comportamiento. Sustancias similares, llamadas «casomorfinas», se han aislado de la leche de vaca; sin embargo, nadie sabe si pueden o no alterar el estado anímico o el comportamiento.

Mi colega Joe Hibbeln, de los Institutos Nacionales de Salud, ha demostrado que las grasas omega-3 son eficaces para reducir la depresión, la hostilidad, la esquizofrenia y otros trastornos mentales. Su hallazgo lo confirmó recientemente un estudio de cuatro meses con 30 pacientes de la enfermedad maníaco-depresiva, realizado por el doctor Andrew Stoll, del Brigham and Women's Hospital de Boston. El doctor Stoll utilizó el instrumento de estudio más poderoso de la medicina: un ensayo con método de doble ciego y un grupo de control con placebo, para comparar la eficacia de las grasas omega-3 o el aceite de oliva para el tratamiento de esta enfermedad. Según el doctor Stoll y sus colegas, «en casi todas las evaluaciones de resultados, el grupo que tomó ácido graso omega-3 se desempeñó mejor que el grupo que tomó un placebo». Este estudio da credibilidad a un buen número de estudios recientes que demuestran que los síntomas de depresión son mucho menores en las personas que comen mucho pescado (excelente fuente de grasas omega-3).

La paleodieta también mejora la actitud mental porque normaliza el nivel de insulina. Casi todo el mundo sabe que un nivel bajo de azúcar en la sangre nos hace sentirnos cansados, irritables y nerviosos. Cuando normalizamos el nivel de insulina con carbohidratos de bajo índice glucémico y mucha proteína magra, el nivel de azúcar en la sangre es más parejo durante todo el día, y eso también mejora el estado de ánimo.

Enfermedades por carencia de vitaminas

Las comunes enfermedades por carencia de vitaminas (beriberi, pelagra y raquitismo) se erradicaron en Estados Unidos después de la Segunda Guerra Mundial con el enriquecimiento de la harina y el arroz blancos con vitaminas B, y el enriquecimiento de la leche y la margarina con vitamina D. Pero las personas que viven en países menos desarrollados no han tenido tanta suerte; estas enfermedades continúan predominantes dondequiera que las dietas contienen muchos cereales y legumbres. No hace falta decir que las principales enfermedades por carencia de vitaminas, entre ellas el escorbuto por falta de vitamina C, son totalmente consecuencia de los alimentos nuevos introducidos por la agricultura. Cuando comemos de la manera para la que nos programó la naturaleza, nos protegemos de todas las enfermedades que se contraen por carencia de vitaminas.

Caries dentaria

Prácticamente todos los estudios arqueológicos de los dientes de personas del Paleolítico demuestran que casi no tenían caries. ¿Cómo puede ser esto cuando nunca se los cepillaban, no se los limpiaban con hilo dental ni hacían gárgaras con elixires bucales? La respuesta es simple: con su dieta de carnes magras, frutas y verduras, las caries no podían desarrollarse. Históricamente, las caries y el deterioro de los dientes comenzaron después de la llegada de la agricultura, con sus alimentos feculentos y azucarados. La caries se forma cuando el ácido producido por ciertas bacterias corroe el esmalte del diente. Estas bacterias no pueden establecerse en los dientes a no ser que haya una constante fuente de azúcar o fécula que alimente su producción de ácido.

Podemos aprender muchísimo de nuestros dientes, porque cualquier alimento que les haga mucho daño tampoco puede ser bueno para el resto del cuerpo. Los azúcares y féculas refinados son sustancias ajenas a nuestros cuerpos paleolíticos. Estamos mejor hechos para continuar con los alimentos que nos da la naturaleza: carnes magras, frutas y verduras.

Alcoholismo

El alcohol, y su enorme potencial para el abuso, no formaba parte de la ecuación preagrícola. Ninguna bebida alcohólica se ha relacionado jamás con la gente del Paleolítico, aunque es posible que hicieran bebidas alcohólicas de la miel que recogían (aguardiente de miel) o de bayas (vino) por fermentación natural. Sólo con la llegada de la Revolución Agrícola, con su abundancia de cereales feculentos, se fabricaron las primeras cervezas con regularidad. Poco después llegó el vino, hecho de uvas fermentadas. (Dado que la cerveza y el vino son subproductos de la fermentación con levadura, no contienen más de un 6-13 por ciento de alcohol; los organismos de la levadura productora de alcohol se mueren cuando la concentración de alcohol sobrepasa ese grado.) El licor (bebida alcohólica fuerte) sólo entró en el escenario alrededor del año 800 de nuestra era, con la invención de la destilación.

En la mayoría de los países occidentales, el consumo moderado de alcohol (5-10 copas a la semana) no se considera perjudicial para la salud; de hecho, se ha relacionado con un menor riesgo de morir por cualquiera de las causas de muerte combinadas. Su consumo moderado también podría mejorar la sensibilidad a la insulina, y se ha relacionado con un menor riesgo de contraer otras enfermedades crónicas.

¿Significa esto que hay que beber para mejorar la salud? No, en absoluto. No es necesario el alcohol para conseguir los beneficios para la salud y el peso de la paleodieta. Sin embargo, si actualmente te gusta beber una copa de vino de tanto en tanto, no es necesario que abandones ese placer. El consumo de bebidas alcohólicas unas pocas veces a la semana no daña la salud, ni enlentece la disminución de peso. Pero si sufres de una enfermedad autoinmune o de otro problema grave de salud, las bebidas alcohólicas no deben formar parte de tu ecuación dietética.

Cánceres de piel

Hay tres variedades de cánceres de piel:

- Cánceres de las *células escamosas*, que forman las capas superiores de la epidermis.
- Cánceres de las *células basales*, que forman la capa interna o basal de la epidermis.
- *Melanomas*, cánceres en los melanocitos, que son las células que producen el pigmento de la piel o melanina.

Según estimaciones de la Sociedad Americana del Cáncer, 1.300.000 estadounidenses habrían contraído los dos primeros tipos de cáncer de piel en 2001. Estos cánceres se desarrollan lentamente, rara vez se propagan a otras partes del cuerpo y se curan con facilidad con extirpación pronta. Y según esas estimaciones, 48.000 personas habrían contraído melanomas. Si se detectan pronto y se extirpan antes que se propaguen a otras partes del cuerpo, los melanomas son muy curables, y de cada 100 personas, 95 continúan vivas cinco años después del diagnóstico. Pero si el melanoma se propaga al resto del cuerpo, puede ser mortal; la tasa de supervivencia a los cinco años baja de manera drástica a 16 de cada 100 personas.

Los científicos saben que la excesiva exposición al sol está relacionada con los tres tipos de cánceres. Pero esto no significa que haya que evitar el sol, en la cantidad que sea. De nuevo, en esto resulta útil la experiencia de nuestros antepasados cazadores-recolectores. Irónicamente, muchos estudios han demostrado que entre las personas que pasan mucho tiempo expuestas al sol, y de forma continua (como los cazadores-recolectores), la tasa de melanomas es inferior a la que se encuentra entre las que pasan menos. Además, las personas que trabajan bajo techo corren un mayor riesgo de contraer melanoma que las que trabajan al aire libre. Más desconcertante aún, los melanomas suelen desarrollarse en partes del cuerpo que se exponen al sol con poca frecuencia o intermitentemente. Estos descubrimientos inesperados han llevado a los científicos a creer que insolaciones con quemaduras de sol graves en la infancia o quemaduras de sol intensas en partes que no están expuestas al sol con frecuencia podrían ser más importantes en el desarrollo del melanoma que la exposición al sol acumulativa durante la edad adulta.

Cuando la exposición al sol es gradual, moderada y continuada (si no produce excesiva quemadura), el cuerpo reacciona de una manera dirigida por la sabiduría evolutiva. La piel comienza a broncearse (ponerse morena) por la mayor producción de melanina, y la piel morena protege del daño de los rayos ultravioletas del sol. Además, empieza a elevarse el nivel de vitamina D en la sangre, ya que cuando los rayos ultravioletas tocan la piel, ésta convierte el colesterol en vitamina D.

La vitamina D es un potente inhibidor del proceso causante del cáncer. De hecho, en experimentos con animales y en cultivos de tejido, se ha demostrado que la vitamina D previene el desarrollo de melanomas.

Un beneficio inesperado de la vitamina D es que también podría ser una de nuestras aliadas más importantes en la guerra contra los cánceres de próstata, mama y colon. Estudios de poblaciones confirman que entre las personas que pasan más tiempo al sol en el curso de su vida es menor el índice de estos cánceres.

El cáncer de piel es una enfermedad compleja, y en su desarrollo influyen muchos factores. En estudios con animales de laboratorio, los científicos han comprobado que el exceso de grasas omega-6 estimula el desarrollo de cáncer de piel, en cambio las grasas omega-3 lo detienen o refrenan. Además, los antioxidantes, como el betacaroteno y las vitaminas C y E, tienden a prevenir el daño de los rayos ultravioleta a la piel. Adoptando los principios dietéticos que expongo en la paleodieta, puedes tener estas mismas ventajas. (Nota: como ocurre en muchas de las enfermedades de que hemos hablado, una buena dieta reduce el riesgo de contraer cánceres de piel, pero no puede prevenirlos del todo.)

La exposición al sol es natural para el ser humano. Forma parte de nuestro legado evolutivo. Sin luz del sol es prácticamente imposible conseguir un nivel adecuado de vitamina D de los alimentos naturales que eran accesibles a nuestros antepasados cazadores-recolectores. Nuestros alimentos han sido una importante fuente de vitamina D durante un tiempo muy corto, menos de un siglo, cuando los productores de leche y derivados comenzaron a añadirla a la leche y, después, a la margarina. La exposición al sol es saludable siempre que se haga de manera lenta, gradual y en dosis limitadas a lo largo de toda la vida.

Como has visto, la paleodieta no sólo va bien para adelgazar y mantenerse delgado, sino que también contribuye a prevenir y tratar una amplia gama de enfermedades. ¡La paleodieta es una buena medicina!

Tercera parte

EL PROGRAMA DE LA PALEODIETA

7

Comer fabulosamente: qué comer, qué evitar

Ahora que ya hemos hablado de por qué la paleodieta es la dieta programada por la naturaleza, veamos los detalles concretos. ¿Cómo comenzar?

Ésta es la mejor parte: es muy fácil. No hay que equilibrar grupos de alimentos, pesar raciones, llevar un diario de comidas ni contar calorías. Como hemos explicado, la directriz básica de la paleodieta es muy sencilla: come todas las carnes magras, ave, pescado, mariscos, frutas (excepto las frutas pasas) y verduras (excepto los tubérculos feculentos: patata, boniato, ñame) que puedas. Dado que el pilar de la paleodieta es la proteína de alta calidad y poca grasa, no tienes por qué sentirte culpable si comes carne magra, pescado o marisco en todas las comidas. Eso es exactamente lo que debes comer, junto con todas las frutas y verduras poco glucémicas que quieras.

Estás a punto de embarcarte en una dieta de enorme diversidad y abundancia, totalmente respaldada por miles de estudios clínicos de nutrición y, más importante aún, por dos millones y medio de años de experiencia evolutiva. ¿Qué obtienes a cambio? Si sigues las sencillas directrices nutricionales que expongo en este capítulo y explico con detalle en los dos capítulos siguientes con tentadores planes de comida y recetas deliciosas y fáciles, bajarás de peso, disminuirás el riesgo de contraer enfermedad cardiaca, cáncer, diabetes y otras enfermedades crónicas, y te sentirás lleno de energía todo el día. Y a diferencia de casi todas las otras dietas que se te ocurran, *no sentirás hambre todo el tiempo*. Con esta dieta te sentirás bien, porque es la única que es coherente con nuestra constitución o composición genética.

Imitando la forma de comer de nuestros antepasados paleolíticos, con alimentos que puedes comprar en el supermercado o cultivar en la huerta podrás cosechar los beneficios para la salud que son tu legado genético: liberación de la obesidad, elevado grado de energía y excelente salud.

Nos es imposible imitar exactamente la dieta de nuestros antiguos antepasados. Muchos de los alimentos que la componían ya no existen (los mamuts, por ejemplo), o no se comercializan, o no son apetitosos para nuestros gustos modernos o tradiciones culturales. De todos modos, la mayoría de los beneficios y ventajas de la paleodieta los podemos obtener de alimentos corrientes siguiendo las directrices nutricionales observadas por nuestros antepasados paleolíticos.

Cómo hacer la dieta

No es fácil cambiar los hábitos de toda una vida, y no tienes que hacer esto de la noche a la mañana. Puedes facilitar la transición adoptando los tres niveles de la paleodieta. Los niveles se basan en la idea de que lo que se hace de vez en cuando no daña el bien total de lo que se hace la mayor parte del tiempo. ¿Significa esto que puedes hacer trampas? Sí, a veces. Las trampas y desvíos ocasionales podrían ser justo lo que necesitas para atenerte a la dieta el resto del tiempo, y no van a menguar los efectos de esta dieta en la disminución de peso y la salud.

Comer suficiente de los alimentos correctos

Como hemos dicho, no existe una sola paleodieta. Nuestros antiguos antepasados sacaban el mejor partido posible de su entorno, dondequiera que estuvieran o vivieran. Por ejemplo, los inuit podían llevar vidas sanas, sin enfermedades crónicas, con una dieta cuyas calorías procedían al menos en un 97 por ciento de alimentos de origen animal. En el otro extremo del espectro, estaban los grupos como los kung de África, que obtenían el 65 por ciento de sus calorías diarias de alimentos de origen vegetal (principalmente la nuez mongongo). Sin embargo, la mayoría de los grupos paleolíticos seguían una dieta más o menos intermedia, en que por lo general los alimentos de origen animal formaban alrededor del 60 por ciento de las calorías diarias. En la paleodieta debes intentar obtener poco más de la mitad de tus calorías de carnes magras, asaduras, pescado, mariscos y carne de aves, y el resto de alimentos de origen vegetal.

Echemos una mirada a los maravillosos y diversos alimentos que puedes comer en cantidad ilimitada.

Carnes

La palabra clave aquí es «magra». Lógicamente esto incluye el pollo y el pescado. Pero a muchas personas les sorprende ver que la carne roja (vacuno y cerdo), las asaduras y la carne de animales de caza también están en la lista. ¿Cómo es posible esto? Porque, como hemos dicho, la paleodieta no es una dieta libre de grasa, es libre de grasas malas. Mientras la carne sea magra, puedes comerla. Otro aspecto digno de atención de las carnes disponibles para esta dieta es su gran variedad. El comentario común de personas que comienzan esta dieta es: «Antes comía siempre lo mismo, hamburguesas, bocadillos de salchichas y pizzas. Ahora programo mis comidas con todos los tipos de carne, algunas que nunca había probado y otras de las que ni siquiera había oído hablar».

Para obtener suficientes proteínas y calorías, deberás comer alimentos de origen animal en casi todas las comidas. Éste es el motivo: si las carnes muy magras y los mariscos, de gran densidad de proteínas, son tu principal fuente de calorías, te enfermas (con náuseas, diarrea y debilidad), porque el cuerpo no puede procesar tanta proteína no diluida sin otra cosa, ya sea grasas o carbohidratos. Como ya hemos dicho, los primeros exploradores del Ártico, cazadores tramperos y colonizadores pioneros, que no tenían otra opción aparte de comer la carne de los animales sin nada de grasa que cazaban en lo peor del invierno, no tardaban en enfermar de esos síntomas, a lo que muchas veces se llamaba «hambruna por comer conejo» o toxicidad proteínica.

El problema, como se ha demostrado en el laboratorio del doctor Daniel Rudman en la Universidad Emory de Atlanta, es que el hígado no puede eliminar bien el nitrógeno producido por la sobrecarga de proteína. Para la mayoría de las personas, el límite de proteína alimentaria es de 200-300 g al día, o alrededor del 30-40 por ciento del consumo calórico normal diario.

Por otro lado, comer demasiada cantidad de carnes grasas puede anular los beneficios para la salud que se consiguen comiendo una gran cantidad de proteína. Nuestros antepasados del Paleolítico no podían comer carnes grasas ni que lo intentaran; no tenían nada parecido a los animales gordos alimentados con grano que producen nuestros bistecs actualmente. La carne de animales salvajes contiene alrededor del 15-20 por ciento de sus calorías en forma de grasa. Un corte de carne de vacuno al que se le ha quitado toda la grasa visible contiene más del doble de esta cantidad (35-40 por ciento de grasa). Y ciertos cortes grasos podrían contener un 65-80 por ciento de grasa.

CONTENIDO GRASO Y PROTEÍNICO
(Porcentaje de calorías totales de carnes y pescados)

Carnes, pescados, mariscos que se pueden comer

	Proteína (%)	Grasa (%)
Pechuga de pavo sin piel	94	5
Camarones hervidos	90	10
Pez reloj	90	10
Pez carbonero	90	10
Langosta a la parrilla	89	5
Pagro	87	13
Cangrejo de mar Dungeness	86	10
Cangrejo gigante de Alaska	85	15
Carne de búfalo asada	84	16
Caballa a la parrilla	82	18
Ciervo asado	81	19
Fletán a la parrilla	80	20
Mollejas de vacuno	77	23
Almejas al vapor	73	12
Lomo de cerdo (magro)	72	28
Corazón de vacuno	69	30
Atún a la parrilla	68	32
Bistec de ternera	68	32
Solomillo de buey	65	35
Higaditos de pollo	65	32
Pechuga de pollo sin piel	63	37
Hígado de vacuno	63	28

Entrama magra de vacuno	62	38
Salmón a la parrilla	62	38
Chuletas de cerdo magras	62	38
Mejillones	58	24

Carnes que hay que evitar

	Proteína (%)	Grasa (%)
Chuletas de cerdo grasas	49	51
Chuletas de cordero magras	49	51
Paletilla de cerdo asada	45	55
Jamón dulce	39	54
Entrecot	36	64
Muslo/pata de pollo	36	63
Carne vacuna picada (15% grasa)	35	63
Huevos	34	62
Paletilla de cordero asada	32	68
Costillas de cerdo	27	73
Costillas de buey	26	74
Chuletas de cordero grasas	25	75
Salami seco	23	75
Salchichas de cerdo	22	77
Beicon	21	78
Embutido de hígado	18	79
Mortadela	15	81
Salchicha de frankfurt o vienesa	14	83

No sólo la cantidad de grasa es mayor en las carnes grasas más consumidas (como las hamburguesas, el entrecot, las salchichas de frankfurt y las chuletas de cordero) que la que se encuentra en el pescado y en las carnes de caza, sino que los tipos de grasas también son diferentes. Dado que la carne de vacuno más comercializada es de animales engordados (principalmente con trigo y sorgo), contiene niveles bajos de grasas omega-3 y niveles elevados de grasas omega-6. Consumidas en exceso, las grasas omega-6 son dañinas, mientras que las omega-3 son muy beneficiosas. La dieta occidental corriente abunda en grasas omega-6, que favorecen la enfermedad cardiaca de muchas maneras. Las carnes, pescados y mariscos que vas a comer en la paleodieta son pobres en grasa y ricos en proteínas, y contienen el equilibrio correcto de grasas omega-3 y omega-6.

¿Y los huevos? Los huevos son alimentos relativamente ricos en grasa (62 por ciento de grasa y 34 por ciento de proteínas); comer demasiados huevos favorece el aumento de peso y eleva el nivel de colesterol en la sangre. No hay duda de que la gente del Paleolítico comía huevos de pájaros siempre que los encontraban, pero eso no era muy frecuente; los huevos de aves no domesticadas siempre serían un alimento estacional y no los comerían todos los días. Además, el valor nutritivo de estos huevos es diferente del de las gallinas domesticadas; tienen mayor cantidad de las beneficiosas grasas omega-3 y menos cantidad de la grasa saturada que obtura las arterias. Esto significa que hay que limitar el consumo de huevos a 6 a la semana. Deberías comprar huevos enriquecidos con grasas omega-3.

El elevado consumo de proteína de la paleodieta es lo esencial para obtener sus muchos beneficios en reducción de peso. La proteína contribuye a bajar de peso más rápidamente al estimular el metabolismo a la vez que disminuye el apetito. Y mientras ocurre eso, la proteína pobre en grasa mejora los niveles de lípidos y colesterol, como han confirmado los estudios de laboratorio del doctor Bernard Wolfe en la Universidad de Ontario Oeste. Las proteínas pobres en grasa también previenen los altibajos del nivel de azúcar en la sangre y reduce el riesgo de hipertensión, accidentes cerebrovasculares, enfermedades cardiacas y ciertos cánceres.

¿Salmón para desayunar? El desayuno es una parte de la paleodieta que podría parecer rara al principio. En los países occidentales el desayuno es normalmente una comida compuesta por carbohidratos, con productos de cereales (pan de barra, panecillos dulces, pan con mantequilla, cereales envasados con leche, avena), café o zumo de fruta y una fruta. La otra opción es el desayuno rico en grasa, el típico desayuno fuerte que sacia y dura: beicon, salchichas, jamón, huevos, tortillas, croquetas de patata y, ocasionalmente, bistec o chuletas de cerdo.

El filete de salmón y la pechuga de pollo no suelen formar parte del menú para el desayuno. Sin embargo, los estudios indican que para la gente del Paleolítico la comida de la mañana era rica en pro teínas, pobre en carbohidratos y grasas, y probablemente contenía «restos» de la carne cocinada del animal cazado el día anterior. Un desayuno común en la paleodieta, entonces, podría ser un filete de salmón o cangrejo fiambre (resto de la cena) y medio melón cantalupo. Así pues, venga, prueba a comer pescado para desayunar. Pronto comprobarás que te adelgazas y te sientes en buena forma al comienzo del día.

¿Qué comer?

A continuación los detalles de la paleodieta. Comenzaremos con las carnes de animales de granja o ganadería. Come cuanto desees en el desayuno, al mediodía y en la cena. Prepara la carne de forma sencilla, sin añadir mucha grasa: asada a la parrilla o al horno, a la plancha, poco hecha o muy hecha (y luego tira el exceso de grasa líquida), o bien frita en la sartén o plancha muy caliente con un poco de aceite de colza (pero nunca sumergida en aceite o grasa).

Carnes magras

De vacuno (eliminada la grasa visible)

- Entrama
- Solomillo o filete
- Hamburguesa extra magra (no más del 7% de grasa, escurrida la grasa extra)
- Entrama marinada asada
- Aguja o filete de pobre
- Ternera magra
- Cualquier otro corte magro

De cerdo (eliminada la grasa visible)

- Lomo
- Chuletas
- Cualquier otro corte magro

De ave (la carne blanca, sin piel)

- Pechuga de pollo
- Pechuga de pavo
- Pechuga de becada

Huevos (limitarlos a 6 a la semana)

- De gallina (busca la variedad enriquecida con omega-3)
- De pata
- De oca o gansa

Otras carnes

- Conejo (cualquier corte)
- Cabrito (cualquier corte)

Asaduras

- Hígado (de vacuno, cordero, cerdo y pollo)
- Lengua (de vacuno, cerdo y cordero)
- Tuétano (de vacuno, cordero y cerdo)
- Mollejas (de vacuno, cordero y cerdo)

Las siguientes carnes son más exóticas. Puedes cazar tú los animales, comprarlos en tu localidad o encargarlos por Internet. En el capítulo nueve encontrarás la lista de proveedores de carnes exóticas.

Carnes de caza

- Alce
- Avestruz
- Bisonte
- Caimán
- Canguro
- Caribú
- Ciervo
- Codorniz
- Ganso
- Jabalí
- Oso
- Pato criollo, mudo o almizclado
- Pavo salvaje
- Pichón
- Reno
- Serpiente cascabel

- Emú
- Faisán

- Tortuga marina
- Venado cervena

Pescado

- Anguila
- Anjova
- Arenque
- Atún
- Bacalao
- Bacalao o eglefino pequeño
- Caballa
- Corvinón ocelado
- Eglefino
- Fletán
- Lenguado
- Lubina o róbalo
- Lubina estriada
- Lucio
- Lucioperca

- Mero
- Mújol
- Pagro
- Perca
- Pez de roca
- Pez luna
- Pez reloj
- Rape
- Rodaballo
- Salmón
- Tiburón
- Tilapia o mojarra
- Trucha
- Todos los demás pescados comercializados

Mariscos

- Abalón u oreja de mar
- Almejas
- Camarones, langostinos
- gambas
- Cangrejo

- Cangrejo de río, cigala
- Langosta
- Mejillones
- Ostras
- Vieiras

Frutas y verduras

Si te gusta la fruta y estás convencido de que hace engordar, no te preocupes, en esta dieta no te hará engordar, ni siquiera si las comes en cantidades ilimitadas. En realidad, no es fácil obtener el 50 por ciento de las calorías diarias de las frutas y verduras de ensalada debido a su gran contenido en fibra y su baja densidad calórica. En una dieta de 2.200 calorías de promedio, habría que comer más de 2,30 kg de frutas y verduras; a muchas personas simplemente no les apetece, o son fisiológicamente incapaces de consumir tanta cantidad de alimentos de origen vegetal; hay un límite en la cantidad de fibra que puede contener el aparato digestivo humano. Sin embargo, algunos alimentos vegetales, como los aguacates, los frutos secos, las semillas y el aceite de oliva, son ricos en grasas sanas. Comerlos en cantidad moderada te irá bien para obtener las calorías que necesitas para que la dieta sea equilibrada.

Los frutos secos son ricos en calorías; si deseas bajar de peso, debes comer solamente unos 100 g al día. Además, a excepción de las nueces, casi todos los frutos secos son ricos en grasas omega-6, y si se comen en exceso, desequilibran la proporción de grasas omega-6/omega-3.

Entonces, para tener una salud ideal, debes comer frutas y verduras en todas las comidas, junto con cantidades moderadas de frutos secos, aguacate, semillas y aceites sanos (de semilla de lino, de colza, de oliva y de semillas de mostaza). Sin embargo, el mero hecho de que sea una verdura no significa que sea bueno ni que esté en la lista que viene a continuación. En la paleodieta se restringe el consumo de tubérculos ricos en carbohidratos feculentos (patatas, boniatos y ñames). Las frutas pasas también han de comerse sólo en cantidades pequeñas porque pueden producir una elevada carga glucémica (que causa una rápida elevación en el nivel de glucosa en la sangre), sobre todo cuando se comen en exceso. Cuando tengas hambre y sientas duda, comienza por un alimento rico en proteína y pobre en grasa. Ten presente que la proteína magra es el nutriente más eficaz para disminuir el apetito y estimular al metabolismo a quemar la grasa almacenada.

Frutas

• Albaricoques	• Mandarinas
• Aguacates	• Mangos
• Arándanos dulces	• Manzanas
• Arándanos agrios	• Maracuyás
• *Boysenberries**	• Melocotón

- Carambolas
- Caquis
- Cerezas
- Chirimoyas
- Ciruelas
- Frambuesas
- Fresas
- Granadas
- Grosellas
- Guayabas
- Higos
- Kiwis
- Lichis
- Limas
- Limones
- Naranjas
- Nectarina
- Melón cantalupo
- Melón casaba o tendral
- Melón *honeydew*
- Moras
- Papaya
- Peras
- Piña
- Plátano
- Pomelo
- Ruibarbo
- Sandía
- Uvas
- Todas las demás frutas

---

* *Boysenberries*: cruce de zarzamora, frambuesa europea y mora de Logan. *(N. de la T.)*

Verduras*

- Acelgas
- Alcachofas
- Algas
- Apio
- Berenjena
- Berro
- Brécol
- Calabaza
- Cebolla
- Cebolletas
- Coles (todos los tipos)
- Coles de Bruselas
- Coliflor
- Colinabo
- Espinaca
- Hojas de mostaza
- Hojas de nabo
- Hojas de remolacha
- Lechuga
- Naba
- Nabo
- Pepino
- Perejil
- Pimiento morrón
- Pimientos (todos los tipos)
- Rábano
- Remolacha
- Setas

- Chirivías
- Diente de león
- Endibia
- Espárragos

- Tomate**
- Tomatillo***
- Verdolaga
- Zanahorias

---

* Todas, a excepción de tubérculos feculentos como las patatas, boniatos y ñames. Ten presente que los guisantes y las judías verdes son legumbres, y éstas rara vez estaban presentes en las dietas paleolíticas.

** En realidad, el tomate es fruta, pero normalmente se lo considera verdura.

*** Tomatillo: tomate verde con cáscara. *(N. de la T.)*

Frutos secos y semillas

Los frutos secos son ricas fuentes de grasas monoinsaturadas. Las grasas monoinsaturadas tienden a bajar el nivel de colesterol en la sangre y disminuyen el riesgo de contraer enfermedad cardiaca, y también podrían reducir el riesgo de ciertos cánceres, entre ellos el de mama. De todos modos, dado que los frutos secos y las semillas son fuentes de grasa muy concentrada, tienen la capacidad de retardar la disminución de peso, sobre todo si hay sobrepeso. Repito: si tu intención es perder algunos kilos, no deberás comer más de unos 100 g de estos alimentos. Una vez que haya mejorado tu metabolismo y hayas llegado al peso deseado, puedes comer más frutos secos, en especial nueces, que tienen una proporción omega-6/omega-3 favorable. *Observación*: los cacahuetes son legumbres, no frutos secos, y no están en la lista.

- Almendras
- Anacardos
- Avellanas
- Castañas
- Castañas/nueces de Brasil
- Nueces
- Nueces de macadamia

- Pacanas
- Piñones
- Pipas de girasol
- Pistachos
- Semillas/pipas de calabaza
- Semillas de sésamo

Alimentos que se pueden consumir con moderación

Algunas personas se sorprenden al encontrar bebidas alcohólicas en esta categoría. No se ha descubierto nada que sugiera que nuestros antepasados paleolíticos bebieran alguna forma de bebida alcohólica. Y hoy en día está abundantemente claro que el abuso del alcohol (además de causar muchos problemas graves conductuales y sociales) deteriora la salud, hace daño al hígado y aumenta el riesgo de contraer muchos cánceres. Sin embargo, si actualmente bebes con moderación, si te gusta beber una caña de cerveza o una copa de vino de vez en cuando, no es necesario que renuncies a ese placer con la paleodieta. En realidad, numerosos estudios científicos sugieren que el consumo moderado de alcohol reduce considerablemente el riesgo de morir de enfermedad cardiaca y otras enfermedades. Se ha demostrado que el vino en particular, consumido con moderación, tiene muchos efectos beneficiosos en la salud. Una copa de vino antes o durante la comida podría mejorar la sensibilidad a la insulina y disminuir el apetito. El vino es también un apetitoso ingrediente sin sal que añade sabor a muchos platos de carnes y verduras. *Observación*: si sufres de alguna enfermedad autoinmune, debes evitar las bebidas alcohólicas y otros alimentos que contengan levadura. (Encontrarás más información en el capítulo seis.)

Aceites

- Aceites de oliva, aguacate, nueces, semilla de lino y colza (consumirlos con moderación, 4 cucharadas o menos al día, cuando perder peso es de primordial importancia)

Bebidas

- Gaseosas de dieta (suelen contener edulcorantes artificiales, como aspartamo y sacarina, que pueden ser dañinos; es mejor beber aguas minerales embotelladas)
- Café
- Té
- Vino (2 copas de 110-120 cc). *Observación*: no compres «vino para cocinar», pues contiene mucha sal

- Cerveza (1 copa de 340 cc)
- Licores (110 cc)

Paleodulces

- Frutos secos (no más de 60 g al día, en particular si estás intentando bajar de peso)
- Frutos secos mezclados con frutas pasas y frescas (no más de 60 g de frutas pasas y frutos secos al día, en particular si deseas perder peso)

Alimentos que hay que evitar

Hemos pasado muchísimo tiempo hablando de por qué los alimentos de las siguientes categorías no deben formar parte de la dieta (pero no es necesario eliminarlos bruscamente; ve disminuyéndolos de manera paulatina, como explicaremos a continuación). A excepción de la miel, los azúcares refinados eran inexistentes en las dietas paleolíticas; también lo eran los productos lácteos y el exceso de sal. Casi todos los alimentos procesados son mezclas de tres o cuatro de los siguientes ingredientes: azúcar, alguna forma de fécula (trigo, patatas, maíz, arroz), grasa o aceite, productos lácteos, sal y potenciadores del sabor. Dado que la mayoría de estos alimentos los hacen con cereales refinados, féculas y azúcares, son muy glucémicos y pueden causar grandes altibajos en el nivel de azúcar en la sangre. La mayoría de estos alimentos procesados modernos afectan adversamente al metabolismo de la insulina y causan un mayor riesgo de obesidad, cardiopatías, diabetes, hipertensión y otros problemas crónicos de salud.

Aunque estos alimentos no forman parte de la dieta, no tienes por qué eliminarlos de tu vida para siempre, pero deberás intentar evitarlos la mayor parte del tiempo.

Productos lácteos

- Alimentos procesados hechos con cualquier producto lácteo
- Nata
- Mantequilla
- Pastas para untar de productos lácteos
- Leche congelada

- Helados de crema
- Quesos
- Sucedáneos de leche o nata sin grasa
- Leche entera

- Leche semidesnatada
- Leche desnatada
- Leche en polvo
- Yogur
- Yogur congelado

Cereales

- Arroz (integral, blanco, blanco largo o basmati, precocinado, en tortas, harina de arroz y todos los alimentos procesados hechos con arroz)
- Arroz silvestre
- Avena (avena irlandesa, copos de avena y todos los alimentos procesados que la contienen)
- Cebada (pan, en sopa, y todos los alimentos procesados hechos con cebada)
- Centeno (pan, galletas *cracker*, y todos los alimentos procesados que lo contienen)
- Maíz (en la mazorca, tortas y copos, maicena, jarabe)
- Mijo
- Sorgo
- Trigo (pan, panecillos, bollos, fideos, galletas, pasteles, tartas, donuts, crepes [panqueques], gofres, espaguetis, lasañas y otras pastas, tortas de trigo, pizzas, pan de pita, pan ácimo, y todos los alimentos procesados hechos con trigo o harina de trigo)

Semillas parecidas a cereales

- Alforfón o trigo sarraceno
- Quinoa

- Amaranto

Legumbres

- Alubias/judías (todo tipo)
- Cacahuetes
- Frijoles
- Garbanzos

- Lentejas
- Mantequilla de cacahuete
- Miso
- Tirabeques

- Guisantes
- Judías azuki

- Soja y todos sus derivados, incluido el tofu

Verduras feculentas

- Boniato, batata o camote
- Ñames
- Patatas y todos los productos derivados (patatas fritas, *chips*, etc.)

- Pudín de tapioca
- Raíz de yuca o mandioca
- Tubérculos feculentos productos derivados

Alimentos que contienen sal

- Aceitunas
- Aderezos y condimentos comerciales (casi todos)
- Pescados y carnes ahumados, secados y salados
- Carnes procesadas
- Cortezas de cerdo
- Encurtidos
- Especias saladas
- Frutos secos salados

- Jamón
- Kétchup
- Beicon
- Pescados y carnes enlatados (a menos que no contengan sal, o se remojen y escurran
- *Delicatessen* de carnes
- Quesos
- Salami, mortadela, etc.
- Salchichas (de todo tipo)

Carnes grasas

- Carne de vacuno grasa
- Entrecots
- Piel, muslos, patas y alas de pollo y pavo
- Cortes grasos de vacuno
- Costillas de cerdo
- Costillas de vacuno

- Chuletas de cerdo grasas
- Chuletas de cordero picadas
- Cortes grasos de cerdo
- Cortes grasos de cordero
- Pierna de cordero
- Salchichas de cerdo
- Tocino o beicon

Bebidas no alcohólicas y zumos de fruta

- Todas las bebidas azucaradas
- Zumos de frutas enlatados, embotellados o recién hechos (que no contienen la fibra de la fruta fresca y tienen un índice glucémico mucho más elevado)

Dulces

- Caramelos
- Miel
- Azúcares

8

La paleodieta: manual de instrucciones

Aprovisionamiento del refrigerador y la despensa

¿Conoces aquellas dietas en que hay que comprar los alimentos que la componen en sus envases y en las tiendas en que las venden? Ésta es diferente. Con la paleodieta no necesitas comprar ningún alimento especial; todo lo que precisas está en el mercado o supermercado de tu localidad, sobre todo si tiene una sección de alimentos naturales dietéticos. Aun en el caso de que vivas en una zona rural, los elementos básicos de la dieta (carnes magras, pescados, frutas y verduras frescas) se encuentran en las tiendas pequeñas. Si quieres, puedes encargar por correo aceites y carnes de animales de caza (más adelante encontrarás una lista de algunos proveedores de Estados Unidos). Pero para comenzar no necesitas comprar nada fuera de lo común.

Busca carnes magras

El principal alimento de la paleodieta es la carne magra. Siempre elige los cortes de carne más magros que logres encontrar y quítale toda la grasa visible antes de cocinarlos.

Vacuno

Si es posible conseguirla, es mejor la carne de animales alimentados en prados, con pasto, que la de los alimentados con grano, porque es más magra y tiene una mejor proporción de ácidos grasos omega-6/omega-3. *Observación*: la etiqueta «carne vacuna natural» no garantiza que el animal no haya sido engordado con granos (o no se le hayan inyectado antibióticos); pide información a tu carnicero.

Aves

Los pollos de corral, que se alimentan de forma natural, casi siempre son mejores que los alimentados en batería de engorde, porque, al igual que los vacunos alimentados en el campo con pasto, la carne no es tan grasa. También en este caso la alimentación natural (insectos, gusanos y plantas silvestres) garantiza una saludable proporción entre los ácidos grasos omega-6/omega-3. Estos pollos se encuentran en muchos supermercados grandes o en los orientados a la salud.

Pavo

La pechuga de pavo es una de las fuentes mejores y más baratas de carne muy magra, incluso es más magra que la carne de muchos animales de caza y, afortunadamente, se encuentra casi en todas partes. *Consejo*: antes de cocinar la carne muy magra de un animal doméstico, úntala con aceite de semilla de lino o de colza. Esto mejora su proporción omega-6/omega-3, le da sabor y contribuye a que no se reseque durante la cocción.

Cerdo

La carne de algunos cortes de cerdo es aún más magra que la de pollo. El lomo magro, por ejemplo, contiene un 28 por ciento de grasa, mientras que la pechuga de pollo tiene un 37 por ciento. Como en el caso de los pollos, los cerdos criados en libertad, también tienen la carne más magra.

Otras opciones

¿Qué tal las asaduras? Muchas personas creen, erróneamente, que las carnes de órganos son grasas. Estas carnes contienen poca grasa y son ricas fuentes de vitaminas, minerales y grasa omega-3. El tuétano es otro alimento que se pasa por alto y rara vez se come en Estados Unidos, pero en Europa se considera una exquisitez. Aunque contiene alrededor de un 80 por ciento de grasa, por peso, casi el 75 por ciento de esa grasa es monoinsaturada, lo que significa que el tuétano es grasa buena que no eleva el nivel de colesterol.

En cuanto a la carne de cordero, muchas personas la consideran, erróneamente, carne magra. No lo es; de hecho, casi todos los cortes de cordero contienen demasiada grasa saturada y sólo se ha de comer ocasionalmente, como plato especial durante una de las comidas libres. Ten presente que la carne magra es la clave para que funcione bien este plan de nutrición para toda la vida.

La siguiente es la lista de algunas empresas estadounidenses de venta por correo que ofrecen carnes de animales criados ecológica/ biológicamente:

Bering Pacific Ranch
Umnak Island
Box 326
Unalaska, AL 99685
Tel.: (888) 384-5366
www.alaskanatural.com

Coleman Natural Products (Natural Beef)
5140 Race Court Unit 4
Denver, CO 80216
Tel.: (800) 442-8666
www.colemannatural.com

Dakota Natural Beef
P.O. Box 430
Hettinger, ND 58639
www.dakotanaturalbeef.com

Laura's Lean Beef
Tel.: (800) ITS-LEAN
www.laurasleanbeef.com

Georgetown Farm
P.O. Box 106
Free Union, VA 22940
Tel.: (888) EAT-LEAN (888) 328-5326
www.eatlen.com/index.html

North Hollow Farms
RR 1, Box 47
Rochester, VT 05767
Tel.: (802) 767-4255
www.naturalmeat.com

Van Wie Natural Foods
6798 Route 9
Hudson, NY 12534
Tel.: (518) 828-0533
www.vanwienaturalmeats.com

Rains Natural Meats
23795 260th Road
Gallatin, MO 64640
www.northwestmissouri.com/Sponsors/RainsMeats/
     RainsNaturalMeats.htm

Carne de animales de caza en una tienda para gastrónomos cerca de ti

En Estados Unidos es ilegal cazar animales salvajes para uso comercial. Esto significa que la carne de caza que puedes comprar a proveedores especializados (algunos están en la lista que incluimos más adelante) no procede de animales salvajes propiamente dichos, sino de animales criados en ranchos o granjas, en los que pacen libremente en inmensos prados vallados o abiertos. La mayoría de estos animales se crían en estado libre. A semejanza de la de sus homólogos salvajes, esta carne contiene muy poca grasa y una saludable proporción de ácidos grasos omega-6/omega-3.

En muchos supermercados se encuentra carne de búfalo, y a veces de conejo, sobre todo en las grandes superficies, en aquellos establecimientos orientados a la salud y en las carnicerías especializadas, donde también podrás comprar otras carnes más exóticas. Tal vez tu carnicero podría hacer el encargo también, pero prepárate, no es barata. Si eres cazador (o un conocido lo es y está dispuesto a ayudarte), puedes ahorrarte muchísimo dinero adquiriendo la carne de caza tú mismo.

Como todas las carnes muy magras, es un poco difícil cocinar la carne de caza. También es fácil estropearla tanto que pierda su textura y atractivo.

•

**EL SECRETO PARA QUE LA CARNE DE CAZA
QUEDE TIERNA, Y NO GOMOSA O CORREOSA,
ES COCERLA MUY LENTAMENTE A FUEGO SUAVE
EN UNA OLLA O FUENTE CON TAPA,
CON UN POCO DE AGUA.**

•

También conviene untarla toda con aceite de oliva, de colza o de semillas de lino antes de cocerla, y continuar untándola con aceite o con marinadas o salsas hechas con aceite. Si la preparas a la parrilla, procura dejarla no muy hecha y añádele aceite o marinada con aceite con frecuencia para que quede tierna.

Si nunca has probado carne de caza, podrías llevarte una gran sorpresa. Algunas, como la de búfalo y alce, se parecen muchísimo a la magra de vacuno, pero su sabor es más sustancioso y agradable. Otras, como la del antílope y el urogallo hembra, suelen tener un sabor particularmente fuerte, el típico de animal de caza; este sabor es buena señal; es consecuencia del mayor nivel de grasas omega-3 en la carne, más el de diversas plantas silvestres que forman parte de la dieta del animal. También indica que la carne es sana, contiene un buen equilibrio entre grasas omega-6 y omega-3. Si no estás acostumbrado a los sabores distintivos de la carne de caza, o si no deseas acostumbrarte a ellos, dejarla marinándose durante una noche hace maravillas.

A continuación te ofrezco algunos de los proveedores especializados en carne de caza de venta por correo:

Game Sales International
P.O. Box 7719
Loveland, CO 80537
Tel.: (800) 729-2090
Fax: (970) 669-9041
www.gamesalesintl.com

Game Meats
Tel.: (888) 328-4263
www.888eatgame.com

Gem Farms Buffalo
1333 Van Hoesen Road
Castleton, Nueva York 12033
Tel.: (518) 732-7452
Fax: (518) 732-4487
www.gemfarmsbuffalo.com

KC's Game Meat Market
1551 Upper Big Chute Road
Coldwater, Ontario, LOK 1E0
Canadá
Tel.: (705) 686-3989
www.kcgamemeatmarket.com

Georgetown Farm (Bison and Beef)
P.O. Box 106
Free Union, Virginia 22940
Tel.: (888) EAT-LEAN (888) 328-5326
www.eatlen.com

MacFarlane Farms
2821 South US Highway 51
Janesville, Wisconsin 53546
Tel.: (800) 345-8348
www.pheasant.com/order1.asp

Mount Royal Game Meat
1304 Langham Creek #410
Houston, Texas 77084
Tel.: (800) 730 3337
www.mountroyal.com

Mountain America Jerky
3558 South Depew Street, Suite 304
Denver, Colorado 80235
Tel.: (888) 524-0264
www.mountainamericajerky.com

New West Foods
(Antes **The Denver Buffalo Company**)
1120 Lincoln Street, Suite 905
Denver, Colorado 80203-9790
Tel.: (800) BUY-BUFF (800) 289-2833
www.newwestfoods.com

Polarica (West Coast)
105 Quint Street
San Francisco, California 94124
Tel.: (800) 426-3872
www.polarica.com

Polarica (East Coast)
73 Hudson Street
Nueva York, Nueva York 10013
Tel.: (800) 426-3487
www.polarica.com

Seattle's Finest Exotic Meats
17532 Aurora Avenue, North
Shoreline, Washington 98133
Tel.: (800) 680-4375
www.exoticmeats.com

Southern Game Meat (Kangaroo)
22 Churchill Street
Auburn NSW 2144
Australia
Tel.: 61-2-9748 2261
www.sgm.com.au

Pescados y mariscos

En lo que a nutrición se refiere, los pescados y mariscos son muy parecidos al alimento principal original de la humanidad: carne de caza magra. Son ricos en proteínas, pobres en grasa total y normalmente ricos en grasas omega-3. En muchos estudios científicos se ha comprobado que el consumo periódico de pescado baja los niveles de colesterol LDL (malo) y triglicéridos a la vez que eleva el de colesterol HDL (bueno). Las grasas omega-3 que abundan en el pescado también previenen que el ritmo cardiaco se descontrole y haga latidos irregulares, trastorno llamado «arritmia», lo que puede ser fatal. Sencillamente, el pescado es bueno. Disminuye el riesgo de ataques al corazón, de accidentes cerebrovasculares y de diabetes tipo 2. Comiendo pescado y mariscos con frecuencia, puedes reducir considerablemente el riesgo de morir de la enfermedad que más mata en Estados Unidos: la cardiaca.

Lamentablemente, hay un lado negativo, que no tiene nada que ver con el pescado ni con los mariscos, sino con nuestro medio ambiente. Los pescados y mariscos suelen estar contaminados por metales pesados, en particular el mercurio; por bifenilos policlorados (PCB) y por pesticidas como el DDT y la dieldrina. Por desgracia, los lugares donde viven los peces (mares, ríos, lagos, riachuelos) son también vertederos de muchas de estas sustancias químicas potencialmente dañinas; una vez que están en el agua, estas toxinas se filtran en los sedimentos y luego en las plantas, y los ingieren los diminutos animales que forman la base de la cadena alimentaria. Los peces pequeños comen plantas y animales pequeños, y los más grandes comen peces pequeños. Los metales pesados y los pesticidas liposolubles pueden concentrarse en la carne de los peces mayores, en los peces predadores y en los peces de especie grasa.

El mercurio encuentra su camino en nuestras vías fluviales como subproducto del consumo de combustible y el vertido de basuras de viviendas e industrias. Las bacterias del agua lo convierten en el compuesto tóxico metilmercurio. Cuando comemos pescado contaminado por mercurio, cabe el riesgo de que suframos de envenenamiento por mercurio, que daña el cerebro y el sistema nervioso. Lo bueno es que la mayoría de las veces la cantidad de mercurio que ingerimos por comer pescado es muy pequeña, y la cantidad de mercurio que se podría acumular por comer pescado tres o cuatro veces a la semana es pequeñísima comparada con la que se podría acumular por exposición al mercurio de desechos industriales o por trabajar con mercurio.

El consumo periódico de pescado prácticamente no entraña ningún riesgo para la función del cerebro y el sistema nervioso de personas sanas, ni siquiera de embarazadas y niños pequeños; es la conclusión de un exhaustivo estudio realizado por el doctor Philip Davidson y sus colegas, de la Facultad de Medicina y Odontología de la Universidad de Rochester de Nueva York. Estos hallazgos, publicados en *Journal of the American Medical Association*, proceden de un estudio de nueve años realizado en la República de las Seychelles, país isleño del océano Índico, donde los habitantes comen pescado casi doce veces a la semana y tienen unos niveles de mercurio casi 10 veces superiores a la mayoría de los estadounidenses. De hecho, no se vio ningún efecto dañino en el sistema nervioso y conducta de niños con niveles de mercurio hasta 20 veces superiores al promedio estadounidense.

Es preocupante que vivamos en un mundo contaminado y estemos expuestos a un montón de compuestos tóxicos. Pero el mayor riesgo para nuestra salud no viene de los contaminantes ambientales, sino de la enfermedad cardiaca, la diabetes, la obesidad, los accidentes cerebrovasculares y los trastornos que acompañan al síndrome X. Comer pescado no sólo nos protege de estas enfermedades, sino también de todas las causas de muerte, incluido el cáncer. Dado que el pescado es una de nuestras fuentes más ricas de grasas omega-3, también previene la depresión y mejora el estado anímico, como ha demostrado mi amigo y colega el doctor Joseph Hibbeln, de los Institutos Nacionales de Salud. En resumen, el pescado debe formar parte de nuestra dieta.

De todos modos, debes ser prudente al comprar pescados y mariscos. Éstas son unas cuantas maneras de reducir al mínimo el riesgo de comer pescado contaminado:

- Evita los pescados de agua dulce, de lagos y ríos, en particular los pescados en los Grandes Lagos y otras zonas industrializadas y contaminadas.
- Elige pescados procedentes de aguas más limpias, como las del Pacífico y Alaska.
- Come principalmente especies no predadoras, como la platija, el lenguado, el pez carbonero, el siluro, el fletán y las almejas.
- Come con moderación pescados grandes (pez espada, tiburón y atún). Estos peces predadores de larga vida tienden a acumular más mercurio.

Afortunadamente, a la larga, las muchas frutas y verduras de la paleodieta (con sus antioxidantes que combaten la enfermedad) contribuyen a prevenir cánceres y problemas de salud que son consecuencia directa de la contaminación ambiental de nuestro mundo.

Cómo ser juicioso a la hora de comprar pescado

Por desgracia, la posibilidad de contaminación ambiental no es lo único de que tenemos que preocuparnos cuando comemos pescado y mariscos frescos. Otra preocupación mucho mayor es sencillamente si el pescado se ha estropeado. El mal manejo y el calor hacen muy posibles la contaminación bacteriana y el deterioro del pescado durante el trayecto desde el lugar donde se pescó hasta el lugar en que se vende. El reloj de la frescura comienza a andar inmediatamente: la mayoría de los pescados tienen una durabilidad de siete a doce días desde el momento en que salen del agua. Muchas veces los pescados permanecen en el barco unos cinco o seis días después que se pescan. Podrían pasar uno o dos días más en tránsito desde el mayorista al mercado o pescadería, y luego estar allí en exposición varios días más hasta ser vendidos. Si el pescado se calienta mucho durante cualquier fase del transporte, se estropea con más rapidez aún. Las bacterias son las principales culpables del proceso de deterioro, aunque también contribuyen las enzimas de los tejidos del pescado e incluso el oxígeno de la atmósfera. Afortunadamente, el pescado estropeado desprende un aviso fuerte: un compuesto llamado «trimetilamina» que le da el mal olor que indica que está estropeado.

El pescado fresco casi no tiene olor. Si un pescado huele, lo más probable es que esté en proceso de deterioro; así pues, no compres un pescado que huele mal. Otros consejos:

- Si compras un pescado entero, y pasa la prueba del mal olor, mírale las agallas. Si están muy rojas y húmedas, es probable que el pescado esté bien. Si están marrones y pegadas, el pescado ya tiene demasiados días.
- Compra el pescado al final de todo. Si vas a hacer muchas compras, no compres primero el pescado, porque entonces estaría hasta una hora en el carro mientras compras lo demás. Elígelo, págalo y vete a casa; una vez allí, refrigéralo inmediatamente, en la bolsa o envase en que viene, en el lugar más frío de la nevera. Procura comerlo ese día o al siguiente.
- Para protegerte de la contaminación bacteriana, lava el pescado con agua fría y luego cuécelo bien, hasta que la carne esté opaca y se desmenuce fácilmente con un tenedor. Esto es importante: en el pescado crudo a veces viven bacterias y parásitos, pero si

lo cueces bien, reduces al mínimo el riesgo de enfermar, aun en el caso de que sin darte cuenta comas un pescado que está parcialmente estropeado.

- Evita comer pescado crudo, justamente por el motivo señalado.
- Si no vas a poder comer el pescado el mismo día o el siguiente, congélalo. La congelación detiene por completo la proliferación bacteriana. Pero cuando se descongela, vuelve a comenzar el proceso de deterioro.
- Ten cuidado cuando el pescado lleve la etiqueta «anteriormente congelado». Podría ser pescado que no se vendió cuando estaba fresco, se congeló al caducar la fecha de duración y se ha descongelado para venderlo rápido.
- Fíjate si en el pescado hay puntos o manchas de color más claro: son quemaduras de la congelación. A veces se descongela el pescado y después se vuelve a congelar, y esto podría ocurrir varias veces. Mira también si tiene capas de hielo cristalizado; no lo compres si las encuentras. Éste es pescado que no te conviene comprar. El pescado congelado de la mejor calidad es el que se congela a bordo del barco, recién pescado. (Muchas veces, para indicar esto, en la etiqueta dice «congelado en el mar».)

¿Y el pescado de viveros?

Esto se llama «acuicultura». Muchas especies de peces y mariscos (entre ellos, salmón, trucha, siluro, tilapia, carpa, anguilas, camarones y cangrejos) se crían en jaulas flotantes y en estanques, y se los alimenta con comidas a base de soja y cereales. Esto es similar a la situación de los animales alimentados con grano. Lo que comen es causa de que su carne sea pobre o deficiente en los beneficiosos ácidos grasos omega-3, que hacen tan bueno el pescado para nosotros. Numerosos estudios científicos han demostrado la inferioridad en grasas omega-3 de los peces de viveros comparados con los salvajes.

Normalmente, llevar al mercado pescado de vivero es más barato que llevar el salvaje. En Estados Unidos la trucha es casi siempre de vivero, a no ser que la pesques tú mismo. El salmón salvaje fresco tiene un sabor delicioso; el sabor del salmón de vivero suele ser soso. Tú decides.

Observación: a veces en la etiqueta se indica si el pescado es de vivero; pero muchas veces, no. Si no lo sabes, pregúntalo al pescadero.

¿Y el pescado enlatado?

El atún en lata es con mucho el pescado favorito en Estados Unidos. Pero el proceso de enlatado causa un buen número de problemas, el menor de los cuales es la pérdida del sabor del fresco. Esto es lo que ocurre: se cuece el atún a elevada temperatura y luego se enlata añadiéndole sal y agua, o aceite vegetal, o una combinación de estos tres ingredientes. El proceso de enlatado elimina el 99 por ciento de la vitamina A que contiene el atún fresco, el 97 por ciento de vitamina B_1, el 86 por ciento de vitamina B_2, el 45 por ciento de niacina, y el 59 por ciento de la vitamina B_6. También aumenta el nivel de colesterol oxidado en el pescado, concretamente el de una molécula llamada «25-hidroxicolesterol», que es muy destructiva para el revestimiento de las arterias, tan destructiva que se da a los animales de laboratorios a fin de acelerar la obstrucción de las arterias para probar teorías sobre la enfermedad cardiaca. En estudios de la aterosclerosis y la enfermedad cardiaca realizados con animales, sólo se necesita un 0,3 por ciento de colesterol alimentario en forma de colesterol oxidado para causar un daño prematuro en el revestimiento de las arterias.

Para completar la degradación de este alimento que era sano, se enlata el atún con agua salada o aceites vegetales, que normalmente son ricos en grasas omega-6. Si tienes la opción, siempre prefiere pescado fresco o congelado al enlatado. Si comes atún en lata, procura encontrar marcas en que esté enlatado al natural, sólo con agua (sin sal), o con aceites más sanos, por ejemplo de colza o de oliva. (Generalmente, al atún enlatado con agua se le añade sal, pero ésta se puede eliminar remojando el atún en una vasija baja llena de agua del grifo y luego lavándolo en un colador bajo el grifo.)

Los huevos, ¿buenos o malos?

Los huevos son alimentos sanos; nuestros antepasados los comían durante una estación porque no había todo el año. En varios estudios recientes se ha comprobado que comer un huevo al día no tiene efectos discernibles en el nivel de colesterol en la sangre y no aumenta el riesgo de contraer enfermedad cardiaca. Así pues, adelante, date el gusto de comer un par de huevos para desayunar cada unos pocos días. Pero los huevos son ricos en grasa, y no deberás comer más de seis a la semana.

Hay más cosas positivas en relación con los huevos. Se pueden comprar huevos de gallinas que, como las aves salvajes que comían nuestros antepasados, tienen elevados niveles de ácidos grasos omega-3. Estos huevos, que ponen las gallinas cuando su alimento está enriquecido con grasas omega-3, son de calidad nutritiva superior y se encuentran en muchos supermercados y tiendas de alimentos dietéticos.

Dado que los huevos son nuestra fuente alimentaria más rica en colesterol, la manera de prepararlos influye en el nivel de colesterol oxidado, el que daña las células del revestimiento de las arterias y aumenta el riesgo de contraer aterosclerosis y enfermedades cardiacas. La cocción a temperatura elevada (como la de la plancha o sartén) produce más colesterol oxidado que la cocción lenta (pasados por agua, escalfados o duros). Siempre que puedas, evita los huevos fritos.

A continuación incluimos dos proveedores de huevos enriquecidos con omega-3:

The Country Hen
P.O. Box 333
Hubbardston, Massachusetts 01452
Tel.: (508) 928-5333
www.countryhen.com

Wilcox Family Farm
Tel.: (800) 568-6456
www.wilcoxfarms.com

Cómo aprovechar al máximo las frutas y verduras

Uno de los primeros cambios que notarás cuando comiences la paleodieta es la gran cantidad de frutas y verduras frescas que necesitarás tener a mano. *Observación*: para conservarlas frescas más tiempo, manténlas en bolsas de plástico en el refrigerador.

La constante necesidad de renovar la provisión de frutas y verduras frescas es un buen pretexto para explorar nuevas fuentes. Procura ir a los mercados donde venden sus productos los agricultores de tu región. Éstos son maravillosas fuentes de frutas y verduras sanas, frescas y deliciosas. Incluso podrían estimularte a intentar tener tu propia huerta en casa. También aprovecha la oportunidad para probar frutas y verduras no corrientes (muchas forman parte de las recetas y planes de comidas de este libro). Podría convenirte buscar productos exóticos en tiendas asiáticas, del Lejano Oriente y étnicas, si los hay en tu comunidad. A medida que vayas dejando poco a poco los alimentos salados, azucarados y feculentos, tus papilas gustativas se acostumbrarán a los sutiles sabores y texturas de los maravillosos alimentos verdaderos.

Para mantenerte en el lado seguro, lávalo todo antes de comerlo (aun cuando venga en una bolsa que diga que ya está lavado). Como el pescado, las frutas y verduras frescas pueden contener residuos de pesticidas, metales pesados y otras sustancias contaminantes. Durante casi cuarenta años, el FDA (Departamento de Control de Productos Alimentarios y Farmacéuticos) ha controlado el nivel de sustancias contaminantes de los alimentos en un programa llamado Total Diet Study (puedes leer al respecto en el sitio web vm.cfsan.fda.gov/~comm/tds-toc.html). El estudio comenzó en 1961, y examina periódicamente más de 230 alimentos de ocho zonas metropolitanas regionales para determinar cuáles y cuántos ingredientes ocultos se filtran en nuestra alimentación. Desde su inicio se ha comprobado que nuestra ingestión diaria de sustancias tóxicas (pesticidas, sustancias químicas industriales, metales pesados y materias radiactivas) está muy por debajo de los límites aceptables. Claro que sería mejor si nuestro consumo de contaminantes fuera cero, y pudiéramos estar seguros de que nuestros alimentos están totalmente libres de contaminación, pero podemos decir con bastante seguridad que eso no ocurrirá muy pronto.

Lo fundamental es que las frutas y verduras nos ofrecen muchísimo: antioxidantes, vitaminas, minerales y todos los beneficios para la salud de que hemos hablado. No podemos pasar sin ellas; más aún, es necesario que tengan un papel estelar en nuestra dieta.

•

SI TE INQUIETA LA EXPOSICIÓN A PESTICIDAS,
FERTILIZANTES ARTIFICIALES Y OTROS RIESGOS,
PODRÍA CONVENIRTE COMPRAR FRUTAS Y VERDURAS
CULTIVADAS BIOLÓGICA O ECOLÓGICAMENTE
SIEMPRE QUE SEA POSIBLE, AUNQUE SON ALGO MÁS CARAS.

•

Frutos secos y semillas

Los frutos secos y semillas son buenos complementos de la paleodieta, pero contienen mucha grasa, por lo que hay que comerlos con moderación. Un exceso de alimentos grasos, aunque sean beneficiosos como éstos, puede alterar rápidamente el equilibrio de grasa alimentaria y entorpecer el progreso en la disminución de peso. A lo largo de todo el libro hemos hablado de las grasas omega: omega-6 y omega-3. Las primeras, las grasas omega-6, no son buenas si se comen en exceso; las otras, las omega-3, favorecen nuestra salud de muchas maneras. La proporción (o razón) ideal entre estos dos tipos de grasas debería estar entre 2:1 y 3:1. En la dieta de la mayoría de estadounidenses, la proporción está desafortunadamente entre 10:1 y 15:1. Todos los frutos secos y semillas, a excepción de las nueces y, tal vez, las nueces de macadamia, tienen una proporción inaceptablemente elevada en favor de las grasas omega-6. Por eso hay que comerlos en pequeñas cantidades.

PROPORCIÓN ENTRE GRASAS OMEGA-6/OMEGA-3 EN LOS FRUTOS SECOS Y SEMILLAS	
Fruto seco o semilla	**Razón omega-6/omega-3**
Nueces	4:1
Nueces de macadamia	6:1
Pacanas	21:1
Piñones	32:1
Anacardos	48:1
Pistachos	52:1
Avellanas	90:1
Pipas de calabaza	114:1
Nueces de Brasil	378:1
Pipas de girasol	472:1
Almendras	Excesivamente alto*
Cacahuetes (legumbres)	Excesivamente alto*

* Grasas omega-3 no detectables.

Pero los frutos secos forman parte de la paleodieta. Son ricos en grasas monoinsaturadas, y en numerosos estudios clínicos se ha demostrado que bajan el nivel de colesterol. Por eso están en la paleodieta en «cantidad moderada», para que nos beneficiemos de las cosas buenas que ofrecen. Pero su elevado contenido de grasas omega-6 puede predisponer también a contraer enfermedad cardiaca, porque desplazan a las grasas omega-3, que previenen las peligrosas arritmias, bajan el nivel de triglicéridos en la sangre y reducen el perfil inflamatorio de las prostaglandinas y los leucotrienos (sustancias semejantes a hormonas que controlan el proceso inflamatorio). También se ha demostrado que las grasas omega-3 disminuyen los síntomas de muchas enfermedades inflamatorias y autoinmunes; entre ellas, la artritis y las enfermedades inflamatorias de los intestinos.

Los cacahuetes están prohibidos. Como hemos dicho, no son frutos secos, sino legumbres, y las legumbres contienen lectinas y otros antinutrientes que pueden afectar adversamente a la salud, sobre todo si la persona sufre de un trastorno autoinmune.

Observación importante: mucha gente es alérgica a los frutos secos, y los piñones son particularmente problemáticos para algunas personas. Escucha con atención a tu cuerpo cuando comiences la paleodieta y adáptala a tus necesidades concretas de salud. Aunque los frutos secos y las semillas son verdaderos alimentos paleolíticos (formaban parte de las dietas de nuestros antiguos antepasados), no eran de primera necesidad.

Cuando compres frutos secos:

- Procura comprarlos crudos y no salados. En la mayoría de los supermercados se encuentran en estado natural a fines del verano y comienzos del otoño, cuando están en sazón.
- Si no te gusta partir cáscaras, los puedes buscar envasados y descascarados en algunos supermercados y en la mayoría de las tiendas de alimentos dietéticos. De todos modos, lee la etiqueta. A veces a los frutos secos descascarados se los recubre con aceites que contienen grasas trans para hacerlos más durables.
- En caso de duda, compra nueces. Tienen la mejor proporción omega-6/omega-3, y son la mejor opción para un tentempié o para acompañar otros platos. Los otros frutos secos deberán considerarse aderezos para las ensaladas y otros platos y tendrás que evitar comerlos en grandes cantidades.

Compra los mejores aceites

Antes era fácil comprar aceite. Había tal vez tres o cuatro opciones como máximo y todos eran variantes de «aceite vegetal». Ahora los aceites tienen su estantería en todo un pasillo en los supermercados (por lo general, frente a una variedad de vinagres igualmente desconcertante). Para la paleodieta hay que intentar conseguir un equilibrio global de grasas de todos los alimentos, en los que la proporción de grasas omega-6/omega-3 sea inferior a 3:1, de preferencia más cerca de 2:1. La mejor manera de conseguir esto es comer pescado y mariscos con frecuencia y usar buenos tipos de aceite. Los mejores son los pobres en grasa saturada y ricos en grasa o bien poliinsaturada, o bien monoinsaturada.

El mejor: el *aceite de semillas de lino* es indiscutiblemente el mejor; contiene una proporción omega-6/omega-3 muy baja: 0,24:1. El siguiente mejor es el de *colza*, con una proporción 2:1, seguido por el de *semillas de mostaza*, con una proporción 2,6:1. En Estados Unidos este último aceite sólo se encuentra en tiendas especializadas en cocina de la India. El *aceite de perilla* (hecho de la planta *Perilla frutescens*, llamada también menta púrpura, albahaca china y el nombre japonés shiso) tiene una saludable proporción omega-6/omega-3 de 0,27:1, pero aquí rara vez se encuentra, a no ser en tiendas especializadas en alimentos coreanos y chinos. Cómpralo si lo encuentras.

Añadir uno de estos cuatro aceites a cualquier alimento o plato, incluso untando la carne con él antes de cocinarla, contribuye a bajar a un grado saludable la proporción omega-6/omega-3 (el límite superior es 3:1; cualquier proporción inferior es buena). Además, el aceite de semillas de lino está compuesto principalmente de grasas poliinsaturadas (el 66 por ciento del total de grasas), lo que va bien para bajar el nivel de colesterol en la sangre; también disminuyen el nivel de colesterol los aceites de colza y de semillas de mostaza, cuyas principales grasas son monoinsaturadas.

Muy bueno: el *aceite de nueces* no es tan saludable (su proporción omega-6/omega-3 es 5:1), pero de todos modos es grasa buena, porque contiene principalmente grasas poliinsaturadas (63,3 por ciento).

Buenos: el *aceite de oliva*, el principal de la dieta mediterránea, es delicioso y contiene una elevada cantidad de las saludables grasas monoinsaturadas. Sin embargo, la cantidad de grasas omega-3 en relación con las omega-6 es insignificante, una proporción 13:1. Lo mismo vale para el *aceite de aguacate*. Pero si te gustan estos aceites no te preocupes, los puedes usar, y si deseas mejorar sus niveles de omega-3, los puedes mezclar con aceite de semillas de lino o de colza.

Malos: aunque el *aceite de cacahuetes* se ha promocionado como un aceite sano reductor del colesterol debido a su elevado contenido de grasas monoinsaturadas (46 por ciento del total de grasas), resulta que es uno de los aceites más aterogénico (que obstruye las arterias). De hecho, se usa para inducir aterosclerosis de la arteria coronaria en monos y otros animales de laboratorio. No está claro por qué ocurre esto. Algunos estudios científicos sugieren que las lectinas que contienen los cacahuetes (proteínas que se unen a carbohidratos) son las responsables de este efecto.

Dado que el *aceite de soja* también contiene residuos de lectina, con su actividad aglutinante, y una proporción mínima de omega-3 en relación con la de omega-6 (7,5:1), tampoco se puede recomendar como aceite principal. Lo mismo se puede decir del *aceite de germen de trigo*, cuya proporción omega-6/omega-3 es de 8:1 y además contiene gran cantidad de la lectina (aglutinina) del germen de trigo, una de las más estudiadas y potencialmente más dañinas de todas las lectinas alimentarias.

ACEITES PARA ENSALADAS Y PARA COCINAR

	Omega-6/ omega-3	AGM (%)	AGP (%)	Sat (%)
Los mejores				
1. De semillas de lino	0,24:1	20,2	66,0	9,4
2. De colza	2:1	58,9	29,6	7,1
3. De semillas de mostaza	2,60:1	59,2	21,2	11,6
Muy bueno				
4. De nueces	5:1	22,8	63,3	9,1
Buenos				
5. De oliva	13:1	72,5	8,4	13,5
6. De aguacate	13:1	67,9	13,5	11,6

Malos (no consumir)

7. De almendras	0 Ω-3	69,9	17,4	8,2
8. De almendras de albaricoque	0 Ω-3	60,0	29,3	6,3
9. De coco	0 Ω-3	5,8	1,8	86,5
10. De maíz	83:1	24,2	58,7	12,7
11. De semillas de algodón	258:1	17,8	51,9	25,9
12. De pepitas de uva	696:1	16,1	69,9	9,6
13. De avellanas	0 Ω-3	78,0	10,2	7,4
14. De avena	22:1	35,1	40,9	19,6
15. De palma	45,5:1	37,0	9,3	49,3
16. De cacahuetes	0 Ω-3	46,2	32,0	16,9
17. De salvado de arroz	21:1	39,3	35,0	19,7
18. De cártamo	0 Ω-3	14,4	74,6	6,2
19. De sésamo	137:1	39,7	41,7	14,1
20. De soja	7,5:1	23,3	57,9	14,4
21. De girasol	0 Ω-3	19,5	65,7	10,3
22. De pepitas de tomate	22:1	22,8	53,1	19,7
23. De germen de trigo	8:1	15,1	61,7	18,8

AGM: ácidos grasos monoinsaturados; AGP: ácidos grasos poliinsaturados; Sat: grasa saturada; 0 Ω-3: no omega-3.

Las siguientes son empresas especializadas en aceites sanos:

Barlean's Organic Oils
4936 Lake Terrell Road
Ferndale, Washington 98248
www.barleans.com/products

Omega Nutrition
6515 Aldrich Road
Bellingham, Washington 98226
www.omegaflo.com

Spectrum Organic Products, Inc.
1304 South Point Blvd., Suite 280
Petaluma, California 94952
www.spectrumnaturals.com

Especias o condimentos

Uno de los elementos esenciales de la paleodieta es reducir el consumo de sal o, mejor aún, eliminarla del todo. Esto no quiere decir que haya que comer alimentos insípidos; muy lejos de eso. Si aún no te has zambullido en el maravilloso mundo de los condimentos y especias, ahora tienes la oportunidad.

Los cristales de limón y pimienta al limón (pimienta negra con zumo de limón deshidratado) son buenos sustitutos de la sal y dan a la comida un sabor que hace la boca agua. También existen en el comercio varios sustitutos, mezclas de especias ideadas para que reemplacen a la sal. *Observación:* lee las etiquetas; a veces estas mezclas contienen fécula de maíz, proteínas de trigo hidrolizadas u otros productos de cereales y legumbres.

Algunas personas, en particular si sufren de una enfermedad autoinmune, deberían abstenerse de condimentos hechos de pimientos picantes (cayena, guindilla, páprika). Esta familia botánica contiene una sustancia llamada «capsaicina». Estudios realizados por la doctora Erika Jensen-Jarolim y su equipo, en el Hospital Universitario de Viena, han demostrado que la capsaicina aumenta la permeabilidad intestinal y podría influir en el desarrollo y avance de ciertas enfermedades autoinmunes. Repito: que tu cuerpo sea tu guía; si un condimento resulta irritante para tu organismo o te causa problemas, no lo tomes.

Lo bueno es que muchas especias son muy digeribles y se toleran bien, y añaden sabores sutiles a casi todos los platos. Harán cobrar vida a tu comida.

Individualizar la dieta

El punto de partida de la dieta paleolítica está en nuestros genes. En algunos aspectos todos somos iguales. Todos tenemos el genoma humano básico, configurado por más de dos millones de años de evolución y adaptado para comer carnes magras de animales salvajes y frutas y verduras silvestres, no cultivadas. Pero también todos somos diferentes. Nuestras diferencias genéticas influyen en último término en nuestra reacción a ciertos alimentos o tipos de alimentos, o a la cantidad de determinados nutrientes, vitaminas o minerales que necesitamos para mantener la buena salud. Aunque los mariscos deberían ser parte importante de la paleodieta, por ejemplo, está claro que no deben comerlo las personas alérgicas a ellos. Si tienes alguna alergia alimentaria a los frutos secos, a los moluscos, u otra, es evidente que esos alimentos no pueden formar parte de tu programa individualizado.

La Academia Nacional de Ciencias ofrece la lista de dosis o cantidades recomendadas de vitaminas y minerales. Pero estas directrices de «talla única» no son necesariamente perfectas para todo el mundo. Por ejemplo, se ha comprobado que las personas expuestas a contaminantes ambientales extras (digamos, humo de cigarrillo) necesitan vitaminas antioxidantes extras. Se sabe que ciertos trastornos y enfermedades deterioran la capacidad del cuerpo para asimilar nutrientes; las embarazadas y las madres lactantes necesitan más nutrientes que las demás mujeres.

Así pues, ninguna recomendación alimentaria general es aplicable a todo el mundo, aun cuando todos tengamos el mismo punto de partida: nuestro pasado evolutivo.

Muchas personas ni siquiera saben que algunos alimentos son los que causan sus problemas de salud (en particular, los cereales, los productos lácteos, las legumbres y la levadura). Es posible que no hagan la conexión dieta-salud mientras no eliminen esos alimentos y luego los reintroduzcan. Presta atención a tu cuerpo mientras vuelves paulatinamente a la dieta para la que nos programó la naturaleza. Descubre lo que te va bien y sé sensato; cambia tu dieta de forma que puedas vivir con ella, pero ten presente que cuanto más te alejes de los principios básicos de la dieta (proteína animal magra, frutas y verduras frescas), menos probabilidades tienes de cosechar sus beneficios para la salud.

Vitaminas, minerales y suplementos

Cuando comemos los alimentos para los que estamos programados genéticamente, no contraemos enfermedades de insuficiencia o carencia nutricional. Como ya hemos dicho, nunca se han encontrado enfermedades como la pelagra (insuficiencia de niacina) y el beriberi (insuficiencia de vitamina B_1) en los pueblos cazadores-recolectores, modernos ni paleolíticos. En el capítulo dos vimos que la cantidad de vitaminas y minerales que se consumen con la paleodieta, la moderna, supera con mucho a las recomendadas oficialmente casi en todas las categorías. Esta dieta es rica en nutrientes según cualquier criterio, y nos ofrece todo lo que necesitamos para estar sanos.

Esto no significa que las personas que siguen la paleodieta no necesiten suplementos. Podrías decidir reforzar la dieta con ciertos suplementos, entre otros los que vienen a continuación.

Vitamina D

Excepto en los peces de mar grasos, hay muy poca vitamina D en los alimentos naturales (no enriquecidos artificialmente) que solemos consumir. Esto no era un problema importante para nuestros antepasados paleolíticos, que pasaban gran parte de su tiempo al aire libre y obtenían de la luz del sol toda la vitamina D que necesitaban. Actualmente, para muchos de nosotros, exponernos al sol es algo fortuito. Por eso, para prevenir el raquitismo y otras enfermedades de carencia de vitamina D, los alimentos procesados, como la leche y la margarina, se enriquecen con esta vitamina.

¿Tomas suficiente sol? («suficiente» significa alrededor de un cuarto de hora al día). Si no, y si has dejado de tomar margarina y leche, deberías complementar tu dieta con este nutriente. La dosis oficial recomendada de vitamina D es de 400 UI (unidades internacionales), y ésta es una dosis aceptable para la persona corriente, aunque la dosis óptima podría ser levemente superior. Dado que muchos estudios han sugerido una relación entre un nivel bajo de vitamina D en la sangre y un buen número de cánceres (entre ellos los de mama, próstata y colon), podría ser conveniente aumentar la dosis de suplemento a 800 UI. Sin embargo, éste no es uno de aquellos nutrientes en que «más es mejor». La vitamina D es liposoluble, lo que significa que, si se toma en demasiada cantidad, se puede acumular en los tejidos y finalmente volverse tóxica. El límite máximo de vitamina D en adultos es de 2.000 UI al día.

Éstas son las claves para una sana exposición al sol:

- Ve aumentando poco a poco el tiempo de exposición (un cuarto de hora o menos al principio, según sean el color de tu piel y tu capacidad para broncearte).
- Procura que nunca se te queme la piel.
- Si es posible en el lugar en que vives, toma el sol todo el año.
- Al principio ponte filtro solar para impedir las quemaduras; busca filtros que bloqueen los rayos ultravioleta A y B.
- Sin embargo, dado que los filtros solares también reducen la producción de vitamina D y melanina, cuando ya hayas adquirido un poco de bronceado, puedes disminuir la protección del filtro.

Antioxidantes

Aun cuando nuestro cuerpo es fundamentalmente igual al de nuestros antiguos antepasados, vivimos en un mundo muy, muy diferente. Ya no existe el medio ambiente prístino, no contaminado, del Paleolítico; normalmente estamos expuestos a numerosas sustancias tóxicas que no existían hace cien años. Los alimentos que comemos, el aire que respiramos y el agua que bebemos contienen minúsculos residuos de pesticidas, sustancias químicas y contaminantes industriales. Estas sustancias contaminantes son inevitables; se encuentran incluso en lugares tan remotos como la Antártida y Groenlandia.

Nadie conoce los efectos de toda una vida de exposición a estos agentes nocivos. Sin embargo, está claro que un sistema inmunitario en buen funcionamiento (reforzado por vitaminas y minerales antioxidantes) es capaz de protegernos de diversos cánceres y enfermedades que dependen del medio ambiente. La bibliografía médica abunda en estudios que demuestran la capacidad de los antioxidantes en suplemento para reducir el riesgo de enfermedad cardiaca y muchos cánceres.

La paleodieta es excepcionalmente rica en antioxidantes, incluso sin suplementos. Contiene un promedio de más de 500 mg de vitamina C (más de nueve veces la recomendada), más de 25 UI de vitamina E (más del triple de la recomendada) y más de 140 mcg de selenio (más de dos y media veces la recomendada). Además, dada su abundancia de frutas y verduras frescas, esta dieta es rica en betacarotenos y muchas otras sustancias vegetales (fitoquímicas) que protegen de muchos tipos de cáncer. Pero puede ser beneficioso complementar la dieta con algunos antioxidantes en forma de suplemento. Éstos son, entre otros:

- **Vitamina E**: se ha comprobado que muchos de los efectos beneficiosos de esta vitamina se producen con dosis farmacológicas que no se consiguen sólo con la alimentación. Dado que la vitamina E no presenta ningún riesgo y prácticamente no tiene efectos secundarios, una dosis diaria de entre 200 y 400 UI ofrece una protección adicional contra la enfermedad.

- **Vitamina C**: también conviene aumentar con un suplemento la dosis de esta vitamina que obtenemos con sólo la dieta. Se ha comprobado que un suplemento diario de 500-1.000 mg mejora la función inmunitaria, baja el nivel de colesterol y disminuye el riesgo de algunos tipos de cáncer.

- **Selenio**: este mineral podría ser uno de nuestros aliados más importantes en la prevención del cáncer o en la detención de un proceso canceroso. En un estudio con 1.312 personas mayores, con los métodos aleatorio y de doble ciego (los más fiables en la investigación médica), dosis diarias de 200 mcg de selenio disminuyeron las incidencias de cáncer en un 42 por ciento, y el de muertes por cáncer las redujeron a la mitad. El contenido de selenio de las frutas y verduras varía enormemente, pues depende de la cantidad de selenio que había en la tierra en que se cultivaron. Para estar seguro de que consumes una buena cantidad de selenio, te conviene complementar la dieta tomándolo en suplementos, en dosis de 200-400 mcg diarios.

Cápsulas de aceite de pescado

A algunas personas no les gusta el pescado ni el marisco, se prepare como se prepare. Si eres una de estas personas, te recomiendo tomar cápsulas de aceite de pescado diariamente. El aceite de pescado contiene dos ingredientes activos, ambos ácidos grasos, que son los que producen sus muchos efectos beneficiosos: el ácido eicosapentaenoico (EPA) y el ácido docosahexaenoico (DHA). Procura tomar 2-3 g de EPA y 1-2 g de DHA al día. Según la marca y el tamaño de las cápsulas podría ser necesario tomar unas ocho cápsulas diarias para tener suficiente. Tomar aceite de pescado periódicamente reduce el riesgo de contraer cáncer y enfermedad cardiaca, y podría disminuir ciertos síntomas de enfermedades autoinmunes y trastornos inflamatorios.

La disponibilidad y la preparación de los alimentos

Uno de los factores esenciales para que resulte bien esta dieta es tener siempre provisión de los alimentos paleolíticos modernos. Muchos tenemos actividades fuera de casa o en el trabajo, donde es imposible preparar o comprar frutas y verduras frescas naturales y carnes magras. Esto significa que es necesario preparar algún plato en casa para poder llevárnoslo al trabajo. Pero esto no es un problema. Para muchas personas es normal comer fuera de casa, y están acostumbradas a llevar una bolsa o fiambrera con el almuerzo o la comida.

No es necesario preparar tres paleocomidas distintas cada día. Lo que les resulta mejor a muchas personas es simplemente duplicar o triplicar el volumen de la cena de la tarde o noche y llevar los restos para el almuerzo o comida de mediodía. Pon partes de tu ensalada y plato principal en contenedores herméticos por la noche y llévalos contigo a la mañana siguiente. Añade una fruta fresca, y tienes una comida fabulosa. También puedes preparar dos o más platos cuando hagas la cena, comer uno y poner inmediatamente en el refrigerador los otros para tenerlos listos para otros días de la semana.

Este mismo principio va bien para los condimentos (aderezos de ensalada, salsas, marinadas, etc.). Prepara una buena cantidad el fin de semana o por la noche, ponla en un contenedor y guárdala en el refrigerador hasta que la necesites. Nada puede ser más sencillo.

Actualmente muchos supermercados ofrecen verduras para ensalada lavadas y cortadas, y mezclas de lechugas; también se encuentran ensaladas completas, en bolsas de plástico selladas, sin aderezar. Estas verduras envasadas son fabulosas para la persona que tiene mucha actividad, desea comer alimentos frescos y no tiene el tiempo para prepararlos. Así pues, si el tiempo para ti es primordial, puedes prepararte una maravillosa y sana ensalada simplemente abriendo una bolsa con las verduras lavadas y cortadas; añade unos pocos langostinos o gambas, o bien cangrejo ya limpio, aceite de oliva o un aderezo que ya tengas preparado de antemano, y obtendrás otra paleocomida instantánea.

Las comidas fuera, los viajes y la presión social

Te invita un amigo íntimo a cenar a su casa y hay espaguetis y albóndigas. Está bien, sólo esta vez. Tu hija te prepara una tarta de chocolate de tres pisos para tu cumpleaños, y se sentirá destrozada si no comes por lo menos un trozo. No pasa nada, sólo esta vez. Estas cosas ocurren, y unas pocas faltas dietéticas de vez en cuando no van a afectar a tu salud general si el resto del tiempo sigues la dieta. Pero si estas faltas se convierten en la regla, no en la excepción, perderás cada vez más los saludables beneficios de la paleodieta y sus efectos para reducir el peso.

Comer fuera de casa

¿Cómo hacer funcionar la dieta en el mundo real? Haz lo que puedas. Cuando se come fuera, puede ser difícil, o francamente imposible, seguir la paleodieta al pie de la letra. En el mundo real muchos restaurantes preparan sus menús en torno a la mayoría de los alimentos que intentas no comer. Aun cuando actualmente hay bastantes que ofrecen comidas con poca grasa o vegetarianas, ninguno patrocina la cocina paleolítica. En los mejores casos, podrás acercarte bastante a la paleodieta; en los peores, podrías tener que tirar la toalla.

De todas formas, la mayoría de las veces tendrías que poder conseguirlo con sólo unas pocas transgresiones. La clave está en escoger. Fija tus prioridades basándote en la urgencia:

1. Tu interés primordial es conseguir un plato principal que no sea a base de alimentos feculentos. Evita las crepes (o panqueques) en el desayuno, por ejemplo, los bocadillos para la comida de mediodía y las pastas para la cena.
2. Procura elegir la carne más magra que se ofrezca, pescado o marisco, preparado de modo sencillo (al horno, hervido, salteado, al vapor, asado o a la parrilla) sin añadido de féculas o grasa.
3. Siempre trata de comer fruta fresca o verduras no feculentas en todas las comidas, preparadas de una manera que no añada grasas.
4. Que la comida sea lo más simple posible; cuantos menos ingredientes, mejor.

Desayuno

En muchos restaurantes o cafeterías, sirven fruta fresca y huevos para desayunar. Dado que normalmente los huevos fritos y revueltos se preparan con grasas trans (que contienen margarina o manteca), pídelos escalfados o duros. O puedes comer una tortilla rellena con verduras; aparta el queso y sáltate la tostada. Una taza de café está bien. A veces es posible encontrar salmón ahumado o pescado para desayunar, o tortillas rellenas de camarones; procura consumir grasas omega-3 siempre que sea posible. Otras opciones para el desayuno son una loncha de jamón, una chuleta de cerdo o un filete de carne, magros, pero también procura comer un buen plato de fruta, para equilibrar la carga proteínica productora de ácido. Y de sal, toma lo mínimo posible (éste es tal vez el aspecto más difícil de comer fuera).

Comida

Normalmente, ésta es la comida más fácil, ya que ahora muchos restaurantes ofrecen ensaladas y carnes magras y pescado como plato principal. Si tu ensalada viene con picatostes, sáltatelos, y trata de conseguir un aliño de aceite de colza o de oliva. De postre, pide fruta fresca.

Cena

Normalmente, es bastante fácil cenar fuera. Incluso los restaurantes italianos con tantos platos de pasta suelen tener platos principales de pescado o carnes. Puedes pedir que te los preparen sin harina o rebozados, saltarte las patatas y pedir además un plato de verduras al vapor para acompañar. De tanto en tanto, invítate a una copa de vino para acompañar la cena. En los restaurantes japoneses, elegir la comida es coser y cantar; casi siempre tienen pescado, marisco o carne magra, y muchísimas verduras al vapor; eso sí, sáltate el arroz y la salsa de soja (esta salsa es demasiado salada y muchas las hacen con trigo). En los restaurantes chinos también te las puedes arreglar hábilmente evitando los platos ricos en salsas azucaradas y saladas, como el cerdo en salsa agridulce, y los alimentos fritos «crujientes». Elige platos de pollo a la plancha o, mejor aún, cangrejo o pescado al vapor; aplica la misma estrategia de pedir un plato de verduras al vapor, solas, pide que omitan las salsas. En los restaurantes mexicanos es algo más difícil, pero eligiendo con esmero puedes comer algo bastante cercano a la paleodieta. De vez en cuando no hay alternativa; tienes que aceptar lo que sea que haya; en esos casos, limita tus raciones.

En los viajes

Puedes evitar comer en restaurantes, comprando los alimentos y llevándotelos en una nevera portátil, o también puedes comprarlos en los supermercados, tiendas o mercadillos que encuentres en la carretera. En todas partes hay frutas y verduras frescas y se conservan bien en la nevera con hielo. Procura preparar tus propias tiras de cecina (en el capítulo diez encontrarás recetas); es una comida sabrosa, satisfactoria y sabe fabulosamente bien con fruta fresca. Podría ser indispensable llevar huevos duros, ya cocidos, en la nevera, para desayunar por el camino.

En lugar de parar donde paran la mayoría de los viajeros estadounidenses (en la primera salida en que haya un restaurante de comida rápida que se vea limpio), sal de la carretera o autopista, conduce unos dos o tres kilómetros y busca un supermercado. Muchos grandes supermercados tienen una sección para gastrónomos, en la que se encuentran ensaladas hechas, y en muchos hay barra para servirse ensaladas. Aplica el principio de «triar» y haz lo que puedas. Por ejemplo, en muchas de estas secciones de supermercados ofrecen pollos ya asados o a la parrilla, y son una opción en caso de necesidad. Quítale la piel antes de comerlo. Si no llevas platos de cartón ni utensilios de plástico, aprovecha y cómpralos en el supermercado. El atún al natural en lata no es lo ideal tampoco, pero servirá mientras vas de viaje.

Pide ayuda o apoyo a tus amistades y familiares

El apoyo del cónyuge, la familia inmediata y las amistades resulta de gran ayuda en cualquier cambio grande de estilo de vida. Explícales lo que haces y por qué, ya sea para bajar de peso o para mejorar tu salud. Explícales la lógica y los fundamentos de la paleodieta, y cuéntales tus éxitos. No hay ninguna necesidad de poner a toda la familia a seguir la dieta, y muchas de las comidas que vas a comer en este programa para toda la vida no difieren mucho de las que comías antes. Siempre puedes incluir pan, panecillos o patatas en las comidas que hagas con tu familia y darles la opción de comerlos. A no ser que lo hagas notar, en casi todas las situaciones públicas, la mayoría de las personas no se van a dar ni cuenta de que has cambiado de dieta, hasta que observen que has adelgazado, ha aumentado tu energía y mejorado tu salud. ¿Quién sabe? Podrían ver los cambios saludables que estás experimentando y desear acompañarte en la dieta.

La paleodieta es la dieta «normal» de la humanidad. En realidad, la anormal, la fuera de lo común, es la dieta a base de cereales, productos lácteos y alimentos procesados que actualmente predomina en el mundo occidental. Es hora de hacer un cambio.

9
Menús para los tres niveles de la paleodieta

La paleodieta es una forma de comer para toda la vida que poco a poco restablecerá tu salud, tu peso normal y tu bienestar. Si sigues las directrices y principios que he expuesto, cosecharás todos los beneficios que ofrece la dieta original de la humanidad. Mejorará de inmediato tu salud y comenzarás a bajar de peso.

En este capítulo encontrarás tres menús para dos semanas. Cualquiera de ellos te irá bien; la única diferencia es el número de comidas libres. El primer nivel te permite hacer tres comidas libres a la semana; el segundo, dos; y el tercero, una. Simplemente, haz el número de comidas libres correspondientes al nivel de la dieta en que estás, y ya está. Aprovecha las directrices y recetas del capítulo diez para adoptar la dieta que la naturaleza concibió para nosotros.

Si eres principiante, podría convenirte adoptar el primer nivel durante dos o cuatro semanas, y después pasar a los niveles segundo y tercero; o, si te sientes a gusto con él, podrías desear continuar en ese primer nivel. *Observación:* deberás intentar no hacer más de una comida libre en un mismo día, y en ellas no intentes compensar el tiempo perdido en tu elección de alimentos. Úsalas a modo de red de seguridad mientras te acostumbras a los «verdaderos» alimentos de la humanidad: carnes magras, pescados, mariscos, frutas y verduras.

¿Debes estar decidido a pasar a los niveles segundo y tercero? No necesariamente. Según sean tus objetivos nutricionales y de peso, podrías sentirte feliz con los resultados que consigues con el primer nivel, sobre todo si limitas el consumo de alimentos ajenos a la paleodieta cuando haces las comidas libres.

Si deseas zambullirte más rápido en la paleodieta, avanzando al segundo nivel, reemplaza una de las tres comidas libres por cualquiera de las comidas del menú, de forma que sólo hagas dos comidas libres a la semana.

Si eres de aquellas personas capaces de hacer cambios conductuales de larga duración repentinamente y deseas entrar de lleno en la Edad de Piedra, o si es absolutamente esencial que reduzcas al máximo el peso y aumentes al máximo los beneficios para la salud de este programa, deberías adoptar el tercer nivel. En el tercer nivel puedes reemplazar cualquier comida del menú por una comida libre a la semana.

De todos modos, a la mayoría de las personas les va muy bien con el segundo nivel, que es el recomendado para el mantenimiento. No obstante, a aquellas que padecen una enfermedad crónica les iría mejor adoptar el tercer nivel durante mucho tiempo.

Paleotentempiés

Cuando nuestros antiguos antepasados salían en busca de alimentos, muchas veces tomaban tentempiés por el camino; así, comían de los mismos alimentos que recogían o llevaban raciones de una comida anterior para el viaje. Los tentempiés de la paleodieta, como los de nuestros antepasados paleolíticos, son sanos y hechos de verdaderos alimentos. Muchos son fáciles de llevar, así que podrías desear llevar contigo algunos en tus viajes o trayectos diarios. Puedes comerlos entre las comidas siempre que sientas hambre:

- Fruta fresca de cualquier tipo.
- Tasajo de carne casero (sin sal).
- Tiras de salmón secado casero (sin sal).
- Verduras crudas: bastoncitos de zanahoria o apio, tomates cherry, champiñones, brécol, pepinos, coliflor (con guacamole o salsa para mojar caseros).
- Pechuga de pollo sin piel a la parrilla.
- Rodajas de aguacate o tomate.
- Frutos secos: almendras, pacanas, nueces, avellanas (no más de unos 100 g al día si estás intentando adelgazar).
- Frutas pasas (no más de unos 50 g al día).
- Huevos duros (no más de seis a la semana).
- Lonchas de carne magra fiambre.

- Camarones (langostinos, gambas) pelados, listos para comer.
- Pipas de girasol no saladas (no más de 100 g al día si estás intentando adelgazar).

Primer nivel: el de inicio

Lo esencial del primer nivel es la regla 85-15, que consiste en lo siguiente: la mayoría de las personas hacen alrededor de 20 comidas a la semana, más los tentempiés. En este nivel de inicio, tres de las comidas (15 por ciento de las comidas que haces a la semana) pueden ser libres. De esta manera no tienes que renunciar a tus alimentos favoritos. Como hemos dicho, la flexibilidad de la paleodieta permite hacer trampas de vez en cuando sin perder los beneficios globales de la dieta. Las tres comidas libres te ofrecen una buena oportunidad de saborear algunos de los alimentos que más echas en falta.

Esto se presta a mucho abuso, y tendrías que hacer lo posible por evitarlo. No consideres estas comidas libres como la oportunidad de atiborrarte de cosas prohibidas. Por ejemplo, tomar dos vasos de medio litro cada uno de helado de crema Ben and Jerrys' Chunky Monkey para el almuerzo o comida sería una mala opción, y contraproducente. Pero si te invitan a una fiesta o sales a comer con amigos, la comida libre es tu oportunidad de consentirte un poco. Un solo cucharón de Chunky Monkey no te hará daño, sobre todo si has seguido la dieta durante toda la semana; ni comer una tostada al desayuno o poner patatas en tu plato principal de la cena. Pero, repito, no te comas seis tostadas ni medio kilo de puré de patatas. La idea fundamental es aliviar la sensación de privación que acompaña el comienzo de cualquier cambio de dieta. Si haces estas comidas libres con prudencia (consintiéndote, pero no en exceso), pronto descubrirás que no necesitas hacer ninguna trampa.

Al principio muchas personas encuentran difícil renunciar al pan, los cereales y los productos lácteos. Pero cuando reduces de forma gradual el consumo de estos alimentos, finalmente puedes reemplazarlos por frutas y verduras, que son más sanas. Con el primer nivel podría convenirte usar algunos condimentos «de transición»; los que contienen azúcar y sal, pero son pobres en grasa. A medida que te acostumbres a tu nuevo menú, desearás reducirlos o eliminarlos. Entre los condimentos de transición, están:

- Aliños para ensalada bajos en grasa. Úsalos con moderación y lee las etiquetas. No compres marcas que contengan gran cantidad de jarabe de maíz o de sal.
- Salsas comerciales. Mostaza, salsas picantes, salsas preparadas. *Observación:* no utilices salsa de tomate (a excepción de la paleoversión; la receta está en el capítulo diez); normalmente, las salsas de tomate son muy ricas en sal y fructosa.

Si bebes café, cerveza o vino, puedes continuar disfrutando de estas bebidas no paleolíticas con moderación, procurando ir reduciendo su consumo a medida que te acostumbras a la paleodieta. Entre las bebidas de transición, están:

- Bebidas no alcohólicas sin azúcar. Bébelas con moderación. Todas contienen edulcorantes artificiales, que es mejor excluir de la dieta.
- Bebidas alcohólicas. Con moderación.
- Café. También con moderación. El exceso de cafeína está relacionado con un buen número de enfermedades y problemas de salud.

MENÚ PARA DOS SEMANAS
SUGERIDO PARA EL PRIMER NIVEL

DOMINGO

Desayuno:	Libre
Comida:	Ensalada de pollo con almendras*
	Infusión de hierbas
Cena:	Rodajas de tomate y aguacate
	Pechuga de pavo sin piel a la parrilla
	Brécol, zanahorias y alcachofa al vapor
	Tazón de arándanos dulces, pasas y almendras
Tentempié:	Tasajo de carne básico,* bastoncillos de apio

LUNES

Desayuno:	Tazón de manzanas a dados, zanahorias trituradas y pasas
	Huevos escalfados
	Taza de café descafeinado
Comida:	Ensalada de atún Brockway*
	Un puñado de almendras
	Agua mineral
Cena:	Caracoles (preparados sin mantequilla)
	Ensalada verde
	Rodaja de fletán a la parrilla con zumo de limón y eneldo
	Kiwi en rodajas y gajos de mandarina
	Copa de vino blanco seco
Tentempié:	Tajadas de carne magra fiambre, bastoncillos de zanahoria

MARTES

Desayuno:	Melón cantalupo, fresas
	Chuletas magras de cerdo a la parrilla
	Infusión de hierbas
Comida:	Ensalada de espinacas con un aliño paleo*
	Pez reloj a la parrilla con zumo de naranja fresco y orégano
	Coliflor al vapor
	Manzana
	Agua mineral
Cena:	Paleosopa de calabacines*
	Ternera con salsa*
	Higos
	Té granizado
Tentempié:	Huevos duros, nueces, pasas

MIÉRCOLES

Desayuno:	Pomelo
	Fresas con moras
	Ternera con salsa* (fiambre)
	Taza de café descafeinado
Comida:	Libre
Cena:	Pepino con guacamole rápido*
	Ostras
	Pollo relleno Altamira*
	*Ratatouille**
	Boysenberries, pasas y almendras
	Taza de café descafeinado
Tentempié:	Mango, nueces de macadamia no saladas
	Salmón secado*

JUEVES

Desayuno:	Frambuesas con nueces
	Huevos revueltos con un bistec pequeño
	Infusión de hierbas
Comida:	Platija al horno sazonada*
	Higos y nectarinas
	Té granizado
Cena:	Sopa de tomates sabrosa*
	Ensalada verde con aceitunas verdes (lavadas para eliminar la sal)
	Asado de buey a la borgoñesa*
	Coliflor al vapor con zumo de limón y páprika
	Melocotones
	Copa de vino tinto
Tentempié:	Pechuga de pollo fiambre, tomates cherry, bastoncillos de apio

VIERNES

Desayuno:	Arándanos dulces y melón cantalupo
	Fiambre de cangrejo
	Agua con limón
Comida:	Pollo con verduras al jengibre*
	Ensalada verde con tomate o aceitunas negras y salsa de cilantro con pimiento semipicante*
Cena:	Libre
Tentempié:	Huevos duros, fiambre de salmón a la parrilla

SÁBADO

Desayuno:	Melón casaba
	Pechugas de pollo frías
	Infusión de hierbas
Comida:	Ensalada de camarones Taohe*
	Rodajas de melón y fresas
	Gaseosa sin azúcar
Cena:	Fiambre de caballa
	Tomate y pepino troceados con aceite de oliva y zumo de limón
	Calabacines rellenos*
	Pacanas medio trituradas, frambuesas y dátiles
	Agua con gajos de limón
Tentempié:	Tasajo de carne básico,* rodajas de manzana

DOMINGO

Desayuno:	Tazón con plátano en rodajas, fresas y nueces
	Taza de café descafeinado
Comida:	Ensalada mexicana Marjorie con pollo o carne*
	Manzana
	Agua con zumo de limón

Cena: Libre

Tentempié: Guayaba, orejones de albaricoque, kiwi

LUNES

Desayuno: Melón cantalupo relleno con moras y pacanas
                    Infusión de hierbas

Comida: Ensalada de espinacas a la Cordani*
                    Gajos de naranja
                    Agua mineral

Cena: Sopa de pollo con verduras*
                    Champiñones marinados*
                    Albóndigas omega*
                    Ambrosía de plátano y pera Kevin
                    Té granizado

Tentempié: Tasajo de carne sabroso,* orejones de albaricoques sin
                    azufre

MARTES

Desayuno: Moras y frambuesas frescas o congeladas
                    Trucha salteada en aceite de colza y zumo de limón
                    Agua con gajos de limón

Comida: Hamburguesas de pavo
                    Ensalada verde con aceite de oliva y zumo de limón
                    Rodajas de manzana con zumo de limón y hojas de
                    menta
                    Té granizado

Cena: Ensalada verde con aceite de semillas de lino y zumo
                    de limón
                    Paleosopa de calabacines*
                    Tomates al horno*
                    Mejillones al vapor Savory*

	Melón
	Agua mineral
Tentempié:	Melocotones, camarones ya pelados, nueces

MIÉRCOLES

Desayuno:	Fresas y/o arándanos dulces, frescos o congelados
	Salchicha magra de ciervo a la parrilla
	Infusión de hierbas
Comida:	Libre
Cena:	Bastoncillos de apio y zanahoria remojados en guacamole Fiesta*
	Sopa de tomates sabrosa*
	Espárragos al vapor
	Higaditos sofritos Las Rocosas*
	Granada
	Taza de café descafeinado
Tentempié:	Huevo duro, nueces de macadamia sin sal

JUEVES

Desayuno:	Ciruelas
	Bistec magro pequeño coronado con salsa de melocotón*
	Taza de café descafeinado
Comida:	Gazpacho*
	Aguacates rellenos con camarones*
	Manzana
	Té granizado
Cena:	Ensalada de tomate, pepino y cebolla roja con aceite de oliva
	Lenguado en salsa de vino blanco*
	Sofrito de zanahorias con champiñones*

Delicia de frambuesas y melón casaba*

Copa de vino blanco seco o agua mineral

Tentempié: Cangrejo fiambre, gajos de tomate

VIERNES

Desayuno: Pomelo

Huevos revueltos con albahaca y coronados con salsa*

Infusión de hierbas

Comida: Ensalada verde aliñada con salsa de tomate omega-3*

Pastel de carne paleocorrecto*

Vaso de agua con zumo de limón

Cena: Champiñones marinados*

Pollo al horno Altadena*

Calabaza rellena sabrosa*

Manzanas al horno con nueces y canela*

Agua mineral

Tentempié: Filetes de pechuga de pavo frío, pipas de girasol, huevos duros

SÁBADO

Desayuno: Libre

Comida: Chuletas a la barbacoa Santa Fe con salsa*

Melón *honeydew*

Infusión de hierbas

Cena: Ensalada Waldorf*

Pollo a la cazadora*

Brécol al vapor con zumo de limón

Dos o tres dátiles

Gaseosa de dieta

Tentempié: Bastoncillos de zanahoria y apio, peras pasas, nueces

* Véase receta en el capítulo diez.

Segundo nivel: el de mantenimiento

El segundo nivel de la paleodieta está estructurado en torno a la división 90:10. Cada semana se permiten dos comidas libres; el resto de las comidas se componen de alimentos paleomodernos. En este nivel hay que restringir o eliminar todos los alimentos de transición, excepto en las comidas libres. Como en el primer nivel, todos los tentempiés se eligen de la lista de paleotentempiés (véase página 170). A muchas personas les va muy bien con este nivel y encuentran que no hay ninguna necesidad de pasar al siguiente, a no ser que haya consideraciones fundamentales, como bajar de peso o algún problema de salud.

MENÚ PARA DOS SEMANAS
SUGERIDO PARA EL SEGUNDO NIVEL

DOMINGO

Desayuno:	Libre
Comida:	Ensalada mexicana Marjorie con pollo o carne*
	Infusión de hierbas
Cena:	Gajos de tomate y rodajas de pepino remojadas en aceite de semillas de lino
	Bacalao a la parrilla con marinada cítrica*
	Coles de Bruselas al vapor
	Mandarinas
	Agua mineral
Tentempié:	Manzana con tasajo de carne sabroso*

LUNES

Desayuno:	Medio cantalupo, fresas
	Filete de fletán frío
	Infusión de hierbas
Comida:	Ensalada de atún Brockway*

Mandarina

Agua con limón

Cena: Rodajas de tomate y pepino con salsa para mojar verduras*

Albóndigas omega*

Zanahorias y coliflor al vapor con eneldo y páprika

Kiwi y fresas con trozos de nueces

Infusión de hierbas granizada

Tentempié: Tasajo de carne sabroso*, bastoncillos de apio

MARTES

Desayuno: Pomelo

Tortilla de dos huevos (enriquecidos con omega-3) hecha en aceite de colza y rellena con aguacate, cebolleta y tomate

Infusión de hierbas

Comida: Pollo al horno Altadena*

Manzana y nueces

Gaseosa de dieta

Cena: Gajos de tomate

Hojas de alcachofas mojadas en mayonesa omega-3*

Ensalada verde aliñada con aceite de semillas de lino
y zumo de limón

Rodajas de salmón en salsa de curri*

Bayas frescas o congeladas

Copa de vino sin alcohol

Tentempié: Bastoncillos de zanahoria, rodajas de calabacín, cama-
rón hervido fiambre

MIÉRCOLES

Desayuno: Libre

Comida: Gazpacho*

Siluro al horno cajún*

Melocotones

Infusión de hierbas

Cena: Sopa de pollo con verduras*

Ensalada ambrosía*

Camarones de Alaska a la parrilla*

Moras

Agua granizada y cuña de limón

Tentempié: Nueces y pasas, 1 huevo duro

JUEVES

Desayuno: Rodajas de piña

Bistec pequeño a la parrilla con salsa de cilantro con pimiento semipicante*

Infusión de hierbas

Comida: Ensalada de espinacas con cangrejo*

Naranjas

Agua mineral

Cena: Ensalada de lechuga y aguacate*

Eglefino asado a la italiana*

Calabaza al vapor con pimienta con limón y páprika

Batido de manzana a la canela*

Agua con 1 rodaja de limón

Tentempié: Pechuga de pollo fiambre, bastoncillos de apio y zanahoria

VIERNES

Desayuno: Pomelo rosado

Langostinos al vapor fríos

Taza de café descafeinado

Comida: Ensalada verde aliñada con salsa de tomate omega-3*

Chuletas magras de cerdo cubiertas con salsa de frambuesas para barbacoa*

Agua mineral

Cena: Libre

Tentempié: Rodajas de pepino, filetes fríos de carne magra

SÁBADO

Desayuno: Fresas frescas o congeladas

Tortilla de 2 huevos (enriquecidos con omega-3) rellena con espinacas, champiñones y cebolla salteados
en aceite de colza

Agua con una cuña de limón

Comida: Pechugas de pollo al horno con estragón*

Verduras al vapor

Fruta

Gaseosa de dieta

Cena: Champiñones marinados*

Pagro en salsa picante*

Calabaza rellena sabrosa*

Ambrosía de plátano y pera Kevin*

Copa de vino

Tentempié: Tasajo de carne básico,* rodajas de manzana pasa

DOMINGO

Desayuno: Melón *honeydew* y arándanos dulces cubiertos de
nueces

Carne de cangrejo al vapor fría

Taza de café descafeinado

Comida: Ensalada verde con aliño ruso omega-3 para ensaladas*

Platija a la parrilla con zumo de limón y eneldo

Copa de cabernet sauvignon sin alcohol

Cena: Gajos de tomate y aguacate con ajo en polvo y pimienta de cayena
Chuletas de ternera estofadas a la siciliana*
Coliflor al vapor servida con zumo de limón
Bastoncillos de zanahoria
Delicia de frambuesas y melón casaba*
Infusión de hierbas granizada

Tentempié: Bastoncillos de apio y zanahoria mojados en salsa para verduras,* nueces sin sal macadamia

LUNES

Desayuno: Manzana de Kyle para el desayuno*
Lonchas de pechuga de pavo fría
Infusión de hierbas

Comida: Rollos Uro de carne en repollo*
Fruta fresca
Infusión de hierbas granizada

Cena: Gazpacho*
Rodajas de caballa con eneldo y zumo de limón
Espárragos al vapor con zumo de limón
Fruta fresca
Copa de vino sin alcohol

Tentempié: Tasajo de carne sabroso,* orejones de albaricoque sin azufre

MARTES

Desayuno: Rodajas de naranja fresca
Huevos revueltos con albahaca y coronados con salsa*
Taza de café descafeinado

Comida: Ensalada de zanahorias*
Camarones con curri a la india*
Agua mineral

Cena: Tomates al horno*
                 Filetes de búfalo con hierbas francesas*
                 Brécoles y zanahorias con nueces*
                 Puré de plátanos semicongelado*
                 Agua granizada

Tentempié: Salmón secado,* kiwi, bastoncillos de apio

MIÉRCOLES

Desayuno: Papaya fresca
                 Chuletas de cerdo rellenas con higaditos*
                 Agua granizada con cuña de limón

Comida: Libre
Cena: Ensalada verde con aceite de oliva y zumo de limón
                 Asado de buey a la borgoñesa*
                 Pimientos naranjas y cebollas al vapor
                 Delicias de melocotón con almendras*
                 Té granizado

Tentempié: Trucha fría, rodajas de cebollas dulces, naranjas

JUEVES

Desayuno: Pomelo
                 Tajadas de carne fría
                 Taza de café descafeinado

Comida: Ensalada de espinacas con langostinos
                 Rodajas de manzana con zumo de limón
                 Infusión de hierbas

Cena: Ensalada verde aliñada con aceite de semillas de lino
                     y zumo de limón
                 Paleosopa de calabacines*
                 Pechugas de pollo a la parrilla cubiertas con salsa de
                     melocotón*

Batido de manzana a la canela*

Té granizado

Tentempié: Nueces, uvas, tomates cherry

VIERNES

Desayuno: Melón cantalupo

Huevos escalfados con salsa de melocotón*

Infusión de hierbas

Comida: Ensalada verde aliñada con salsa de tomate omega-3*

Cangrejo a la lima y al eneldo*

Zanahorias al vapor

Agua con cuña de limón

Cena: Sopa de pollo con verduras*

Pastel de carne paleocorrecto*

Rodajas de aguacate y tomate

Brécol al vapor

Melocotones frescos

Copa de vino Pinot noir

Tentempié: Camarones (o langostinos) ya pelados, bastoncillos de apio, pacanas

SÁBADO

Desayuno: Plato cítrico (gajos de pomelo, naranja y mandarina)

Pastel de carne paleocorrecto* frío (lo que quedó de la cena)

Infusión de hierbas

Comida: Ensalada de tomate, pepino y cebolla roja con aceite de oliva

Revoltillo de carne y espinacas*

Agua mineral

Cena:	Fuente de pepino y rábanos en rodajas
	Langosta Kitava*
	Espárragos al vapor
	Pecanas, pasas y arándanos dulces
	Taza de café descafeinado
Tentempié:	Pechugas de pollo frías, pipas de girasol, rodajas de peras pasas

Tercer nivel: el de máxima disminución de peso

En el tercer nivel rige la regla 95:5, con una comida libre a la semana y el equilibrio ideado para las deliciosas paleocomidas modernas de que hemos hablado en este capítulo. En este nivel hay que restringir o eliminar todos los alimentos de transición, y todos los tentempiés se han de elegir de la lista de paleotentempiés. Éste es el nivel superior, pensado para el verdadero aficionado a la paleodieta, que desea mejorar al máximo la salud y el bienestar, o para personas que sufren de verdadera obesidad o grave enfermedad crónica que necesitan aprovechar al máximo los efectos de la dieta.

**MENÚ PARA DOS SEMANAS
SUGERIDO PARA EL TERCER NIVEL**

DOMINGO

Desayuno:	Libre
Comida:	Ensalada verde aliñada con zumo de limón y aceite de oliva
	Mejillones al vapor Savory*
	Agua mineral
Cena:	Rodajas de tomate y aguacate
	Pollo relleno Altamira*
	Acelgas y zanahorias al vapor
	Alcachofa al vapor

Plato de arándanos dulces frescos, pasas y almendras
Agua mineral

Tentempié: Tasajo de carne básico,* bastoncillos de zanahoria

LUNES

Desayuno: Tazón con manzana cortada a dados, zanahoria ralla-
da y pasas con canela
Huevos escalfados
Taza de café descafeinado

Comida: Ensalada de atún Brockway*
Puñado de almendras
Agua mineral

Cena: Camarones o langostinos pelados, listos para comer
Ensalada verde
Salmón al horno Chez Lorraine*
Espárragos al vapor con zumo de limón
Rodajas de kiwi y fresas
Gaseosa de dieta

Tentempié: Tajadas de carne fría, bastoncillos de apio

MARTES

Desayuno: Melón *honeydew*, moras
Chuletas magras de cerdo a la parrilla
Infusión de hierbas

Comida: Ensalada Waldorf*
Rodajas de fletán con zumo de limón
Coliflor al vapor
Manzana
Agua mineral

Cena: Ensalada verde con cebolleta y pepino

Sopa de pollo con verduras*
Solomillo de buey con verduras*
Higos y nueces
Té granizado

Tentempié: Huevos duros, pacanas, pasas

MIÉRCOLES

Desayuno: Fresas y albaricoques
                 Tortilla energética de camarones (gambas) y agua-
                    cate*
                 Taza de café descafeinado

Comida: Rodajas de pepino y tomate con salsa para mojar ver-
                    duras*
                 Cangrejo al vapor
                 Orejones de albaricoque
                 Agua mineral

Cena: Ostras
                 Rodajas de pepino mojadas en guacamole Fiesta*
                 Pechugas de pollo al horno con estragón*
                 *Ratatouille**
                 Tazón de *boysenberries* frescos, pasas y almendras
                 Copa de vino blanco sin alcohol

Tentempié: Papaya, nueces, tasajo de carne sabroso*

JUEVES

Desayuno: Fresas
                 Bistec pequeño con salsa de melocotón*
                 Infusión de hierbas

Comida: Ensalada verde aliñada con aceite de semillas de lino
                    y zumo de limón
                 Bacalao al horno Sand Harbor*

Dátiles y nectarinas

Té granizado

Cena: Champiñones marinados*

Ensalada verde con aceite de oliva y zumo de limón

Lomo de cerdo a la parrilla adobado con especias*

Col hervida con zumo de limón y páprika

Manzanas al horno con nueces y canela*

Vaso de agua granizada

Tentempié: Pechuga de pollo fría, cantalupo

VIERNES

Desayuno: Arándanos dulces frescos o congelados y melón cantalupo

Cangrejo al vapor fiambre

Agua con limón

Comida: Ensalada verde con aguacate, tomates cortados en gajos y olivas negras (lavadas para eliminar la sal) con salsa de cilantro con pimiento semipicante*

Pollo con verduras al jengibre*

Manzana

Agua mineral

Cena: Ensalada de espinacas con nueces aliñada con aceite de semillas de lino

Trucha fría

Calabacines rellenos*

Pacanas troceadas, frambuesas y dátiles

Agua mineral

Tentempié: Huevo duro, gambas o langostinos fríos

SÁBADO

Desayuno: Pechugas de pollo frías cubiertas con salsa de cilantro con pimiento semipicante*

Sandía

Infusión de hierbas

Comida: Ensalada de camarones Tahoe

Rodajas de melón y fresas

Seven-Up de dieta sin azúcar

Cena: Plato de zanahoria, pepino y rábanos en rodajas y
tomates cherry

Eglefino asado a la italiana*

Espárragos al vapor

Almendras, pasas y melocotones

Agua mineral

Tentempié: Tasajo de carne básico,* naranjas

DOMINGO

Desayuno: Tazón con rodajas de plátano y peras con nueces

Huevos pasados por agua

Taza de café descafeinado

Comida: Ensalada verde aliñada con aceite de oliva y zumo
de limón

Pagro en salsa picante*

Rodajas de manzana con zumo de limón

Cena: Ensalada Ambrosía*

Langosta a la parrilla con aceite de oliva y pimienta
recién molida

Alcachofa al vapor con zumo de limón

Fresas y arándanos Horizonte*

Tentempié: Mango, kiwi, salmón secado

LUNES

Desayuno: Melón cantalupo relleno con moras y pacanas*

Resto de langosta fría

Infusión de hierbas

Comida:	Ensalada verde con aceite de oliva y zumo de limón
	Asado de pollo adobado estilo Kenny*
	Gajos de mandarina
	Copa de chardonnay sin alcohol
Cena:	Champiñones marinados*
	Sopa de pollo con verduras*
	Asado de entrama espolvoreada con pimienta recién molida y ajo en polvo
	Calabaza rellena sabrosa*
	Ambrosía de plátano y pera Kevin*
	Té granizado
Tentempié:	Manzana de Kyle para el desayuno,* tasajo de carne sabroso*

MARTES

Desayuno:	Pomelo
	Tajadas del asado de entrama frías
	Infusión de hierbas
Comida:	Gazpacho*
	Hamburguesas de pavo a la plancha
	Rodajas de carambolas
	Agua mineral
Cena:	Ensalada de lechuga y aguacate*
	Truchas rellenas con almendras Toad in the Hole*
	Col verde al vapor
	Delicia de frambuesas y melón casaba*
	Vaso de agua mineral
Tentempié:	Camarones o langostinos listos para comer, cabezuelas de coliflor, pacanas

MIÉRCOLES

Desayuno:	Mango y papaya frescos

Bistec pequeño cubierto con salsa de melocotón*

Infusión de hierbas

Comida: Bastoncillos de apio y zanahoria mojados en guacamole Fiesta*

Paleosopa de calabacines*

Higaditos sofritos Las Rocosas*

Arándanos dulces frescos

Agua con zumo de limón

Cena: Ensalada de espinacas a la Cordani*

Asado de búfalo*

Espárragos y zanahorias al vapor con zumo de limón y ajo en polvo

Batido de manzana a la canela*

Taza de café descafeinado

Tentempié: Huevo duro, nueces, pasas

JUEVES

Desayuno: Ciruelas

Tajadas del asado de búfalo* frías, aliñadas con salsa de cilantro con pimiento semipicante* recién hecha

Limonada

Comida: Sopa de tomates sabrosa*

Aguacates rellenos con camarones*

Sandía

Gaseosa de dieta

Cena: Ensalada de tomate, pepino y cebolla roja con aceite de oliva

Faisán asado relleno con frutas pasas y pacanas*

Sofrito de zanahorias con champiñones*

Ensalada Waldorf*

Copa de vino tinto o agua mineral

Tentempié: Tajadas de carne magra frías, cuartos de tomate

VIERNES

Desayuno: Melón cantalupo
Huevos revueltos en aceite de oliva y albahaca
Infusión de hierbas

Comida: Ensalada de pollo con almendras*
Vaso de limonada

Cena: Champiñones marinados*
Redondo con hierbas estilo Lascaux*
Ratatouille *
Manzanas al horno con nueces y canela*
Gaseosa de dieta

Tentempié: Pechugas de pollo frías, pipas de girasol

SÁBADO

Desayuno: Fresas frescas o congeladas
Huevos escalfados y gambas frías
Té

Comida: Libre

Cena: Ensalada verde con aceite de semilla de lino y zumo de limón
Filetes de ciervo a la parrilla con hierbas*
Calabaza al vapor con zumo de limón
Brécoles y zanahorias con nueces*
Uno o dos dátiles
Agua granizada

Tentempié: Bastoncillos de zanahoria y apio, pasas, nueces

Así pues, aquí tienes tres menús deliciosos y sanos: primer nivel: tres comidas libres a la semana; segundo nivel: dos comidas libres a la semana; tercer nivel: una comida libre a la semana. Aprovecha estos menús para familiarizarte con los principios de la paleodieta. Cuando ya hayas adquirido experiencia, usa tu creatividad e ingenio para idear tus propios y sabrosos paleofestines.

10

Las recetas de la paleodieta

Con la paleodieta acabarás haciendo comidas muy diversas y abundantes que contienen todo tipo de frutas, verduras, carnes, pescados y mariscos, muchos de los cuales se comen rara vez o nunca en las dietas «normales». A lo largo de este libro he explicado lo buenos que son estos alimentos. En este capítulo lo voy a demostrar. En las siguientes páginas encontrarás una amplia variedad de recetas para el desayuno, comida y cena, y también para tentempiés y postres paleolíticos sin sal ni azúcar, salsas, aliños y condimentos, para ayudarte a poner en marcha la paleodieta en tu cocina. Considéralas un punto de partida para tu creatividad e ingenio. Comenzar la paleodieta no quiere decir que tengas que tirar tus viejos libros de cocina. Es fácil modificar casi cualquier receta básica para conformarla a los principios dietéticos de la Edad de Piedra. No tardarás en sentirte a gusto y hábil en emplear una multitud de especias y otros ingredientes para preparar platos deliciosos sin sal, fécula ni azúcar añadidas.

Una observación prudente: en todas las preparaciones de las comidas, haz lo posible por seguir el espíritu de la dieta. Si comes en exceso los alimentos y combinaciones de alimentos de la paleodieta, puedes sabotear y derrotar este plan de nutrición para toda la vida, e incluso aumentar de peso. Con las modernas técnicas para procesar los alimentos y recetas creativas, un cocinero o cocinera inteligente puede reunir ingredientes paleolíticos de una manera que desafía la lógica básica de la dieta. Por ejemplo, con los robots de cocina es posible hacer harinas de frutos secos o raíces, que si se mezclan con miel, aceite de oliva y huevos, y luego se hornean, pueden dar como resultado algo parecido a cualquier alimento procesado moderno con características nada paleolíticas (ricos en carbohidratos, azúcar y grasa). Esas combinaciones de ingredientes ricos en grasa, en azúcar y carbohidratos pueden tener buen sabor, pero no son mucho mejores para la salud y bienestar que los pasteles, galletas, tartas, panes y donuts. Estos alimentos son placenteros regalos comidos de vez en cuando, y son mejores que las versiones comerciales. Pero si se convierten en el alimento corriente (en particular si se quiere bajar de peso), se pierden muchos de los potenciales beneficios de la paleodieta.

Comidos en exceso, incluso los alimentos no procesados o mínimamente procesados a los que habrían tenido acceso nuestros antepasados paleolíticos, como las frutas pasas (pasas, dátiles, higos, y otras), los frutos secos y la miel, pueden desequilibrar la dieta y ser particularmente problemáticos si tu intención es perder peso. La mejor manera de satisfacer el deseo de dulces es comer fruta fresca. En lugar de un trozo de tarta o una empanadilla dulce, piensa en melones, arándanos dulces, moras, peras, melocotones, fresas, o cualquier otra fruta que te guste.

Si te quedas con hambre después de una paleocomida, come más proteína magra (pechuga de pollo o pavo, pescado, carne roja magra, camarones, langostinos, cangrejo o carne de caza, si puedes conseguirla), o más verduras suculentas, o frutas frescas, jugosas y dulces.

Cuando analices las recetas de la paleodieta, observarás que la mayoría sólo contiene carne, pescado o marisco, frutas, verduras, frutos secos y semillas, a los que se añaden especias, ciertos aceites y condimentos hechos de todos estos ingredientes. Cíñete a estos alimentos. Según el nivel en que estés (primero, segundo o tercero), puedes incluir de vez en cuando unas pocas recetas que contengan vinagre, vino, miel o una pizca de sal. No hay nada malo en comer estos alimentos «de vez en cuando», a no ser que tengas un problema de salud o una enfermedad autoinmune, como hemos explicado en capítulos anteriores. Disfruta de una copa de vino, unos pocos huevos, una pizca de sal en el plato, un poquito de miel en el postre, o incluso un ocasional trozo de pan, pero que esto no sea la norma.

Principios básicos para las recetas

Cuando prepares paleorrecetas con alimentos modernos, comprueba que ninguno de los ingredientes contenga:

- Cereales.
- Legumbres, incluidos los cacahuetes.
- Productos lácteos.

- Sal
- Levadura (los productos de bollería, los encurtidos, los alimentos y bebidas fermentados contienen levadura, que puede causar problemas a personas afectadas por enfermedades autoinmunes).
- Azúcares procesados.
- Raíces o tubérculos feculentos (patatas, ñames y boniatos).
- Grasas añadidas.

Procura elegir los cortes más magros de carnes de animales de ganadería o granja y quítales toda la grasa visible. Cocínalas de forma sencilla: al horno, a la parrilla o en la barbacoa, a la plancha, al vapor o salteadas en muy poco aceite.

Sustitutos paleolíticos

Sal

Reemplázala por ajo o cebolla en polvo, zumo de limón o de lima, cristales de limón, pimienta con limón, que no contiene sal, pimienta de cayena o guindilla en polvo, mezclas comerciales de especias sin sal, pimienta negra, comino, cúrcuma, clavo de olor molido, orégano, pimienta inglesa, semillas molidas de apio, de cilantro y de cardamomo. En realidad, se puede usar cualquier especia o combinación de especias para reemplazar la sal. No recomiendo utilizar ninguna de las llamadas sales *light* ni sales de cloruro de potasio, porque el cloruro, como el sodio, no es bueno para la salud.

Vinagre

Reemplázalo por zumo de limón o de lima (fresco o reconstituido). En las recetas que contienen tomate, como la salsa, en lugar de vinagre, usa zumo de lima; para las recetas con fruta, normalmente va bien el zumo de limón.

Mantequilla/grasa

Reemplaza la mantequilla, la margarina o la manteca por aceites de oliva, semillas de lino, nueces, colza, semillas de mostaza o de aguacate. Como hemos dicho, el aceite de oliva tiene un sabor maravilloso y es rico en las saludables grasas monoinsaturadas, pero en general tiene una mala proporción omega-6/omega-3. Lo mismo ocurre con el aceite de aguacate. Estos dos aceites deberían complementarse o mezclarse con otros que tengan mejor proporción omega-6/omega-3, como los de semillas de lino, colza o nueces.

Azúcares

Los azúcares concentrados de cualquier tipo, incluso los naturales (miel, azúcar de arce, azúcar de dátil), no eran componentes principales de las dietas de nuestros antepasados paleolíticos. En la paleodieta, los azúcares deben obtenerse de frutas y verduras, no de fuentes concentradas. Sin embargo, en las recetas se pueden usar purés de frutas sazonados con zumo de limón y especias (canela, nuez moscada, hojas de menta, jengibre y vainilla, por nombrar unas pocas) para endulzar salsas, aliños, condimentos y postres.

Alcohol

Ciertamente que las bebidas alcohólicas no eran componentes de las verdaderas dietas paleolíticas, y en la nuestra su consumo deberá limitarse a una ocasional copa de vino, cerveza o licor, como parte de las comidas libres. El vino, mientras no contenga sal (como ocurre en muchos vinos para cocinar), se puede usar para marinar carnes y dar sabor a varios platos cocinados. Cuando se usa el vino en este contexto, la cantidad de alcohol y azúcar añadidos es insignificante; además, el vino contiene un buen número de saludables sustancias fitoquímicas y antioxidantes. *Observación*: si sufres de una enfermedad autoinmune, el alcohol y la levadura que contienen el vino u otras bebidas alcohólicas pueden causarte problemas, y sería juicioso que los evitaras todos.

Cereales

Las harinas de frutos secos (almendras, pacanas, nueces, avellanas) se pueden hacer en robots de cocina o comprar en tiendas de alimentos dietéticos o especializadas, y usar para espesar salsas o sazonar alimentos. Como he dicho, estos productos han de usarse con moderación.

Cuando se consumen en exceso o combinados con aceites, miel, frutas pasas o purés de fruta, pueden desequilibrar la dieta y deteriorar la salud. Los carbohidratos de base de la paleodieta son las frutas y las verduras, no las harinas de frutos secos, la miel, los zumos ni los purés de fruta.

Y ahora, *bon appetit!*

Recetas

Muchas gracias a Don Wiss, Patti Vincent y todos los demás cocineros, paleochefs, gastrónomos y glotones de PaleoFood.com por inspirarme.

cs: cucharada/s (cuchara de sopa)
ct: cucharadita/s (cucharita de té)
tz: taza/s

Pescados y mariscos

SILURO AL HORNO CAJÚN

3-4 raciones

1 kg de siluro
1 cs de aceite de semillas de lino
3 cs de aceite de oliva
1 diente de ajo picado
3 cs zumo de limón recién exprimido
1 ½ ct de pimienta negra
½ ct de pimienta de cayena
½ ct de cúrcuma

Lavar bien el pescado y colocarlo en una fuente para hornear untada con aceite de semillas de lino. En un cazo, calentar el aceite de oliva, saltear el ajo y verterlo sobre el pescado. Rociarlo con el zumo de limón y espolvorear las especias esparciéndolas bien. Hornear a 175 °C entre 20 y 25 minutos.

BACALAO AL HORNO SAND HARBOR

2-3 raciones

0,5 kg de filetes de bacalao
½ tz de vino blanco
¼ de cebolla amarilla cortada en juliana
2 cs de zumo de limón
1 cs de eneldo seco
1 ct de cúrcuma

Lavar bien los filetes y colocarlos en una fuente para hornear baja. Rociarlos con el vino blanco, esparcir las rodajas de cebolla, rociar con el zumo de limón y espolvorear el eneldo y la cúrcuma. Cubrir la fuente con papel de plata y hornear a 190 ºC durante 20 minutos o hasta que la carne se pueda desmenuzar con un tenedor.

BACALAO A LA PARRILLA CON MARINADA CÍTRICA

2 raciones

¼ de zumo de naranja
1 ½ cs de zumo de limón
3 cs de zumo de lima
⅛ ct de pimienta de cayena
2 dientes de ajo picados
3 cs de aceite de oliva
⅓ tz de agua
0,5 kg de filetes de bacalao
2 cs de cebollinos frescos picados finos
1 cs de tomillo fresco picado fino

Preparar la marinada mezclando los zumos de naranja, limón y lima con la pimienta de cayena, el ajo, el aceite de oliva y el agua. Colocar el pescado en una fuente baja y verter encima la cuarta parte de la marinada. Dejar en el refrigerador entre 15 y 30 minutos. Hacer el pescado a la parrilla, 3-4 minutos por lado, untándolo con la marinada con frecuencia. Después de sacarlo de la parrilla, verter encima el resto de la marinada y espolvorearlo con los cebollinos y el tomillo.

CANGREJO A LA LIMA Y AL ENELDO

2 raciones

2 cangrejos grandes de Dungeness, cocidos,
fríos y sin los caparazones
2 cs de zumo de lima
2 ct de páprika
2 ct de eneldo seco molido
2-3 limas cortadas en rodajas
3-4 ramitas de perejil picado fino

Rociar la carne del cangrejo con zumo de lima y espolvorear la páprika y el eneldo. Servirlo con las rodajas de lima y adornado con el perejil.

PLATIJA AL HORNO SAZONADA

4 raciones

1 kg de filetes de platija
4 dientes de ajo picados
4 cs de aceite de oliva
2 ct de eneldo
1 ct de cúrcuma
2 zanahorias en rodajas finas
2 tomates cortados a dados
2 cs de zumo de limón
½ ct de pimienta negra

Lavar el pescado y colocarlo en una fuente para hornear baja. Saltear el ajo en aceite a fuego lento. Verterlo sobre el pescado con el eneldo y la cúrcuma. Esparcir encima las rodajas de zanahoria y tomate y añadir el zumo de limón y la pimienta. Cubrir y hornear a 165 °C entre 15 y 20 minutos. El pescado está hecho cuando se puede desmenuzar con un tenedor.

EGLEFINO ASADO A LA ITALIANA

4 raciones

1 kg de eglefino
6 cs de aceite de oliva
3 dientes de ajo picados
1 cebolla roja picada
1 pimiento verde picado
4 tomates cortados a dados
6 cs de perejil picado
1 ct de albahaca seca
1 ct de eneldo seco
⅛ ct de pimienta negra
2 cs de zumo de limón

Lavar bien el pescado en agua fría y reservarlo. En una sartén, calentar el aceite y saltear el ajo y la cebolla hasta que estén dorados. Añadir el pimiento verde y continuar salteando a fuego suave. Agregar los tomates, el perejil, la albahaca y la pimienta negra. Quitar del fuego y extender la mitad del sofrito en el fondo de una fuente para hornear. Colocar el pescado y regarlo con el resto del sofrito. Rociarlo con el zumo de limón. Cubrir con papel de plata y hornear a 190 °C entre 15 y 20 minutos hasta que la carne se pueda desmenuzar con un tenedor.

LANGOSTA KITAVA

4 raciones

4 langostas de tamaño mediano
1 tz de vino blanco seco
1 cebolla pequeña picada fina
2 cebolletas picadas finas
2 ramitas de tomillo
2 cs de curri en polvo
pimienta blanca o negra recién molida al gusto
¼ ct de pimienta de cayena
gajos de lima o de limón

Precalentar el horno a 210 °C. En una olla grande con agua hirviendo cocer las langostas hasta que estén rojas. Dejarlas enfriar, extraer la carne y cortarla en trozos. Calentar el vino a fuego lento y añadir la cebolla y las cebolletas. Dejar cocer 5 minutos y agregar el tomillo y el curri. Remover y cocer otros 5 minutos. Añadir la langosta, la pimienta y la pimienta de cayena. Cocer a fuego lento 7-8 minutos para que se mezclen bien todos los sabores; verter todo en una fuente para hornear baja y continuar la cocción unos 15 minutos a 175 °C. Servir con gajos de lima o limón.

MEJILLONES AL VAPOR SAVORY

2 raciones

0,5 kg de mejillones en sus valvas
½ tz de agua
1 diente de ajo picado
2 cs de aceite de oliva
1 ct de eneldo
1 cs de zumo de limón
½ tz de vino blanco seco

Cocer los mejillones en el agua hasta que se abran. Mientras se cuecen, saltear el ajo en el aceite de oliva. Añadir el eneldo, el zumo de limón y el vino; dejar 3 minutos a fuego suave. Cuando los mejillones estén abiertos, ponerlos en la fuente para servir y verter la mezcla sobre cada uno.

RODAJAS DE SALMÓN EN SALSA CURRI

2 raciones

2 rodajas de salmón de 220 g
2 ct de curri en polvo
1 ct de cúrcuma
½ ct de pimienta de cayena
1 tz de caldo de pollo (sin sal)
4 ct de vino blanco

Lavar el salmón y colocarlo en una fuente para hornear baja. Mezclar el curri, la cúrcuma y la pimienta con el caldo y verterlo sobre el pescado. Hornear a 175 °C entre 20 y 30 minutos. Está hecho cuando se puede desmenuzar con un tenedor.

SALMÓN AL HORNO CHEZ LORRAINE

4 raciones

4 rodajas de salmón (aprox. 800 g-1 kg)
4 cs de zumo de limón
1 ct de eneldo
1 cs de cebollinos frescos picados
gajos de lima

Colocar cada rodaja de salmón sobre papel de plata de tamaño suficiente para envolverlas. Rociarlas con el zumo de limón, espolvorearlas con el eneldo y hacer un paquete. Así envueltas, colocarlas en una fuente y hornearlas a 175 °C durante unos 30 minutos, o hasta que la carne se pueda desmenuzar con un tenedor. Servirlas espolvoreadas con cebollinos y acompañadas por gajos de lima.

FILETES DE SALMÓN AL HORNO
NORTH SHORE

4 raciones

1 kg de filetes de salmón
½ tz de vino blanco
1 ct de cúrcuma
1 ct de páprika
1 ct de orégano
1 ct de ajo picado
½ cebolla amarilla cortada en rodajas finas
1 limón, cortado en rodajas delgadas

Lavar los filetes y colocarlos en una fuente para hornear. Verter encima el vino blanco. Espolvorear con las especias de forma que queden bien repartidas. Distribuir la cebolla por alrededor y encima del pescado y coronarlo con las rodajas de limón. Cubrir con papel de plata y hornearlo a 190 °C durante 45 minutos, o hasta que la carne se pueda desmenuzar con un tenedor.

AGUACATES RELLENOS CON CAMARONES (O GAMBAS/LANGOSTINOS)

4 raciones

4 aguacates grandes, pelados, partidos por la mitad
y sin el hueso
1 ½ tz de camarones pequeños para ensalada,
cocidos y lavados
1 cs de zumo de limón
1 cs de cebolla en polvo
1 ct de pimienta negra
1 cs de páprika

Colocar las mitades de aguacate en una fuente para servir. En un plato hondo, mezclar los camarones con el zumo de limón, la cebolla en polvo y la pimienta. Rellenar generosamente cada aguacate con la mezcla. Antes de servir, espolvorear cada mitad rellena con la páprika.

CAMARONES DE ALASKA (LANGOSTINOS GRANDES) A LA PARRILLA

3-4 raciones

1,5 kg de camarones rey pelados y cocidos al vapor,
con la cola
¼ tz de aceite de oliva virgen
2 cs de zumo de limón
2 limas frescas cortadas en gajos
3 dientes de ajo picados
⅛ ct de páprika
una pizca de pimienta de cayena
3-4 ramitas de perejil picadas

Colocar los camarones cocidos en una fuente grande. Aparte, mezclar el aceite de oliva, el zumo de limón y las especias. Con un pincel, mojar los camarones con la mezcla y ponerlos sobre la parrilla caliente de la barbacoa o bajo la parrilla del horno, de 1 a 2 minutos. Darles la vuelta y dorarlos durante 1-2 minutos. Servir acompañados por gajos de lima y espolvoreados con el perejil.

ENSALADA DE CAMARONES TAHOE
(LANGOSTINOS O GAMBAS)

2 raciones

0,5 kg de camarones pequeños cocidos
½ cebolla roja picada
1 cs de eneldo seco
1 cs de páprika
2 cs de zumo de limón
3 tz de lechuga troceada
1 huevo duro cortado en rodajas

Lavar y escurrir los camarones y reservar. En un plato pequeño, mezclar el zumo de limón con la cebolla, el eneldo y la páprika. Añadir los camarones y mezclar. Servirlos sobre el lecho de lechuga coronados por las rodajas del huevo duro.

CAMARONES CON CURRI ESTILO INDIA

2 raciones

4 cs de aceite de oliva
2 dientes de ajo picados
1 cebolla mediana picada fina
4 tomates frescos hechos puré
2 ct de jengibre fresco picado
½ ct de comino
½ ct de semillas de cilantro molidas
½ ct de cúrcuma
230 g de camarones medianos o grandes
2 cs de zumo de lima

En un cazo, calentar el aceite y saltear el ajo y la cebolla hasta que estén dorados. Añadir el puré de tomate y las especias y cocer 5 minutos a fuego lento. Agregar los camarones y cocer 10 minutos hasta que estén bien hechos. Quitar del fuego y rociar con el zumo de lima.

PAGRO EN SALSA PICANTE

4 raciones

¼ tz de aceite de oliva o de colza
2 dientes de ajo
1 kg de filetes de pagro
½ tz de zumo de lima
2 cs de zumo de limón
1 ct de pimienta de cayena
1 ct de pimienta negra
2 tomates cortados a dados
4 cebolletas en rodajas finas
½ pimiento morrón verde troceado
½ pimiento morrón rojo troceado
cilantro para adornar

En un cazo, calentar el aceite y saltear el ajo hasta que esté dorado. Añadir el pescado y rociarlo con los zumos de lima y limón. Espolvorear todo con la pimienta negra y la de cayena y añadir los tomates y los pimientos. Tapar y cocer a fuego lento 15 minutos, o hasta que el pescado se pueda desmenuzar con un tenedor. Adornar con cilantro.

LENGUADO EN SALSA DE VINO BLANCO

2 raciones

0,5 kg de filetes de lenguado
1 cs de aceite de oliva
½ cebolla roja picada
1 cs de ajo picado
1 ct de eneldo seco
1 tz de vino blanco seco

Lavar bien los filetes con agua fría y reservarlos. En una sartén baja calentar el aceite y saltear el ajo y la cebolla hasta que estén dorados. Añadir el eneldo y el vino, bajar el fuego y agregar los filetes de lenguado. Tapar y cocer a fuego lento hasta que los filetes estén bien hechos.

TRUCHAS RELLENAS CON ALMENDRAS
TOAD IN THE HOLE

3-6 raciones

6 truchas enteras sin las espinas
1 cs de aceite de semillas de lino
½ tz de aceite de oliva
1 tz de almendras cortadas en rodajas
¼ tz de pasas
2 cebolletas en rodajas finas
½ tz de perejil picado
½ ct de pimienta
½ limón en rodajas delgadas
3-4 ramitas de perejil
10-12 uvas negras sin las pepitas

Lavar bien las truchas y colocarlas en una fuente para hornear untada con el aceite de semillas de lino. En una sartén, calentar el aceite de oliva y saltear las almendras a fuego suave 5 minutos. Añadir las pasas, las cebolletas, el perejil y la pimienta y mezclar bien. Quitar del fuego y rellenar las truchas con la mezcla. Tapar la fuente y hornear a 175 ºC durante 20 minutos, o hasta que las truchas se puedan desmenuzar con un tenedor. Servir acompañadas con rodajas de limón, ramitas de perejil y las uvas.

Tomada de las recetas del restaurante de mi abuelo (Loren McHuron), The Toad in the Hole [El sapo en el hoyo], Hollywood, California, años treinta.

ENSALADA DE ATÚN BROCKWAY

1 ración

1 lata de atún blanco al natural, bajo en sodio
½ cebolla roja picada
½ tz de apio picado
1 tarro pequeño de pimientos troceados (sin sal)
½ tz de mayonesa omega-3
1 tz de lechuga romana cortada en juliana
1 cs de aceite de semillas de lino

1 cs de zumo de limón
1 ct de páprika
½ ct de pimienta recién molida

Escurrir el atún en la lata y lavarlo en un colador para eliminar la sal que contenga. En un plato hondo, mezclarlo bien con la cebolla, el apio, los pimientos y la mayonesa. En una fuente para servir, colocar la lechuga aliñada con el aceite y el zumo de limón y formar un lecho, y sobre él poner la mezcla de atún. Espolvorear con páprika y pimienta al gusto.

Platos principales de carne magra (buey, pollo, ternera, cerdo, asaduras, caza)

Buey

SOLOMILLO DE BUEY CON VERDURAS

2 raciones

350 g de solomillo, despojado de toda la grasa visible
y cortado en trozos delgados del tamaño de un bocado
2 cs de aceite de colza y de oliva mezclados
1 diente de ajo picado
¼ tz de vino borgoña tinto
1 cebolla amarilla laminada
1 pimiento rojo, sin las pepitas y cortado en tiras delgadas
2 tallos de apio troceados
120 g de zanahorias cortadas en rodajas muy finas
120 g de champiñones laminados
3 cs de zumo de limón

Con la mitad de aceite, saltear la carne con el ajo y la mitad del vino tinto hasta que esté bien dorada. Sacarla de la sartén. Calentar el aceite que quede y en él saltear la cebolla, el pimiento, el apio y la zanahoria hasta que la cebolla esté tierna, unos 5 minutos. Añadir el resto del vino, los champiñones y el zumo de limón. Sofreír la mezcla unos 3 minutos más. Agregar la carne y mezclar.

ALBÓNDIGAS OMEGA

2-3 raciones

0,5 kg de carne magra picada
1 cs de aceite de semillas de lino
1 zanahoria mediana rallada
1 cebolleta pequeña cortada en rodajas finas
1 huevo enriquecido con omega-3 batido
¼ ct de ajo en polvo
¼ ct de cebolla en polvo

Mezclar todos los ingredientes y amasar albóndigas pequeñas. Colocarlas en una fuente para hornear untada con el aceite. Tapar y hornear a 175 ºC durante 30-45 minutos, o hasta que estén hechas.

REVOLTILLO DE CARNE Y ESPINACAS

4 raciones

2 cs de aceite de oliva
0,5 kg de carne muy magra picada
3 cebolletas picadas
2 dientes de ajo picados
1 ct de pimienta negra
1 ct de albahaca
1 tz de espinacas lavadas y cocidas al vapor
4 huevos enriquecidos con omega-3 revueltos

En una sartén grande, calentar el aceite de oliva, añadir la carne, las cebolletas, el ajo, la pimienta y la albahaca. Cocer a fuego lento hasta que la carne esté bien dorada. Subir el fuego a medio, añadir las espinacas, mezclar y remover durante 5 minutos. Agregar los huevos y continuar removiendo más o menos 1 minuto, o hasta que el huevo esté cocido.

ROLLOS URO DE CARNE EN REPOLLO

4-6 raciones

1 col repollo
700 g de carne muy magra picada
1 cebolla mediana picada
2 huevos enriquecidos con omega-3
¼ ct de pimienta negra
1 ct de orégano
1 diente de ajo picado
6-8 tomates medianos, pelados y hechos puré

Lavar la col y quitarle la penca central. Cocer al vapor 5 minutos o hasta que las hojas estén sueltas y ligeramente lacias. Separar las hojas y reservarlas. Mezclar los demás ingredientes, reservando ⅓ tz de puré de tomate para después. Poner una cantidad de mezcla de carne en cada hoja y enrollar. Colocar los rollos en una fuente para hornear, cubrirlos con el puré de tomate restante y tapar con papel de plata. Hornear a 175 °C durante 1 hora.

PASTEL DE CARNE PALEOCORRECTO

8 raciones

1 kg de carne extra magra picada
2 cebollas rojas finamente picadas
4 dientes de ajo picados
½ pimiento rojo picado
½ tz de cilantro fresco picado
½ tz de perejil picado
2 ct de comino
1 ct de pimienta
3 huevos enriquecidos con omega-3 batidos
2 cs de aceite de semillas de lino

Mezclar todos los ingredientes en un bol y extender la mezcla en una fuente. Hornear a 200 °C durante 45 minutos, o hasta que la carne esté bien cocida.

REDONDO CON HIERBAS ESTILO LASCAUX

4 raciones

1 kg de redondo despojado de toda la grasa visible
1 cs de aceite de semilla de lino
½ tz de vino tinto
1 cebolla roja en rodajas
¼ ct de pimienta negra
1 ct de orégano
½ ct de tomillo
1 ct de albahaca

Untar el redondo con el aceite y colocarlo en un trozo grande de papel de plata, doblando los bordes hacia arriba para que retenga los ingredientes líquidos. Verter el vino sobre la carne y disponer las rodajas de cebolla encima. Espolvorear con el resto de los ingredientes. Envolver la carne completamente con el papel. Para asar en la parrilla: colocar la carne envuelta sobre la parrilla y cocer a fuego lento entre 20 y 30 minutos y darle la vuelta dos o tres veces. Para asar al horno: colocar la carne envuelta en una fuente baja; hornear a 200 ºC entre 20 y 30 minutos, o hasta que la carne esté hecha.

ASADO DE BUEY A LA BORGOÑESA

6 raciones

1,5 kg de carne para asado
6 tomates grandes cortados a dados
¼ ct de pimienta negra
2 dientes de ajo picados
1 tz de vino borgoña
1 cebolla roja cortada en dados
2 cs de zumo de limón
3 cs de aceite de nueces
1 cs de mostaza seca

Colocar la carne en una fuente para hornear honda con tapa. Mezclar los demás ingredientes y verter sobre la carne. Tapar y hornear a 175 ºC durante hora u hora y media, dando la vuelta a la carne dos o tres veces.

CARNE PICADA CON PIMIENTOS LAS MARGARITAS

4 raciones

0,5 kg de carne muy magra picada
1 cs de aceite de oliva o de colza
1 cebolla roja picada
2 dientes de ajo picados
1 ct de pimienta negra
1 ct de pimienta de cayena
1 ct de comino
¼ tz de agua
½ tz de vino blanco
½ tz de pimiento rojo cortado en tiras muy finas
½ tz de pimiento verde cortado en tiras muy finas
¼ tz de pimiento amarillo cortado a dados
6 tomates medianos cortados a dados

En un cazo, calentar el aceite y saltear la cebolla y el ajo hasta que estén dorados. Añadir la carne picada, las pimientas negra y de cayena y el comino. Cocer a fuego suave, removiendo constantemente hasta que la carne esté bien dorada. Agregar el agua, el vino blanco y los pimientos, y tapar. Cocer a fuego lento hasta que los pimientos estén tiernos. Añadir los tomates y cocer 5 minutos. Quitar del fuego y servir inmediatamente.

CALABACINES RELLENOS

4 raciones

1 calabacín muy grande o 2 grandes cortados por la mitad a lo largo
0,5 kg de carne muy magra picada
1 cs de aceite de oliva o de colza
1 cebolla roja picada
2 dientes de ajo picados
1 ct de pimienta negra
1 ct de pimienta de cayena
1 ct de comino
6 tomates medianos cortados a dados

½ tz de aceitunas negras remojadas en agua 30 minutos
y lavadas para quitarles la sal
1 cs de aceite de semillas de lino

En un cazo, calentar el aceite y saltear la cebolla y el ajo hasta que estén dorados. Añadir la carne picada, las pimientas negra y de cayena y el comino. Cocer a fuego lento, removiendo constantemente hasta que la carne esté bien dorada. Pasar todo a un plato y mezclarlo con los tomates y las aceitunas. Quitar las semillas de las mitades de calabacín formando una cavidad, untarlas con aceite de semillas de lino y rellenarlas con la mezcla de carne. Poner las mitades rellenas en una fuente para hornear, cubiertos por el resto del aceite de lino y un poco de agua. Tapar y hornear a 175 °C entre 20 y 30 minutos, o hasta que los calabacines estén blandos.

Pollo

ASADO DE POLLO ADOBADO ESTILO KENNY

4 raciones

4 mitades de pechuga de pollo sin piel y deshuesadas
2 cs de zumo de limón
1 cs de zumo de naranja
2 cebolletas picadas finas
1 ct de estragón fresco picado
1 ct de tomillo fresco picado
1 ct de salvia fresca picada
1 ct de semillas de hinojo tostadas y trituradas
pimienta negra recién molida al gusto

En un bol, mezclar bien todos los ingredientes (sin las pechugas) para hacer la marinada. Colocar las pechugas en una fuente de tamaño apropiado, bañarlas bien con el aderezo, y dejar marinar 1 a 2 horas. Para barbacoa: encender la barbacoa y asar las pechugas a fuego medio, dándoles la vuelta constantemente y rociándolas con la marinada, hasta que estén hechas. Para parrilla al horno: colocarlas debajo de la parrilla y darles la vuelta constantemente, rociándolas con la marinada, hasta que estén hechas.

POLLO RELLENO ALTAMIRA

3-4 raciones

1 pollo grande entero sin piel
½ cebolla roja picada
½ cs de aceite de oliva
½ cs de aceite de semillas de lino
3-4 higaditos troceados
½ tz de vino tinto pinot
¼ tz de pasas
½ tz de nueces
¼ tz de apio troceado
1 manzana pelada, sin pepitas y cortada a dados

Saltear la cebolla en los aceites hasta que esté dorada. Añadir los higaditos y sofreír hasta que estén dorados. Agregar el vino, las pasas, las nueces, el apio y la manzana y cocer a fuego lento 5 minutos. Rellenar el pollo con la mezcla y hornearlo en una fuente con tapa a 200 °C durante 1 hora, o hasta que esté hecho.

POLLO AL HORNO ALTADENA

4 raciones

1 pollo grande, sin piel y cortado por la mitad
½ ct de pimienta negra recién molida
1 ct de páprika
4 cs de zumo de lima
2 cs de aceite de nueces
1 ct de estragón seco

Colocar las mitades de pollo en una fuente para hornear. Mezclar los demás ingredientes para hacer la marinada y untarla en el pollo con un pincel. Hornear a 190 °C durante 45 minutos. De tanto en tanto, darles la vuelta a las mitades y embadurnarlas con pinceladas de marinada.

POLLO CON VERDURAS AL JENGIBRE

4 raciones

2 tz de pechugas de pollo cocidas, sin piel y cortadas a dados
1 tz de caldo de pollo (sin sal)
¼ tz de aceite de oliva y de colza mezclados
2 dientes de ajo picados
¼ cebolla roja cortada en rodajas
1 ct de jengibre en polvo
½ tz de apio troceado
1 tz de zanahorias en rodajas finas
½ pimiento morrón en rodajas

En un cazo, calentar la mezcla de aceites y saltear el ajo y la cebolla. Añadir los demás ingredientes y cocer a fuego lento hasta que las verduras estén blandas.

PECHUGAS DE POLLO AL HORNO CON ESTRAGÓN

3-4 raciones

4 pechugas sin piel y deshuesadas
¼ tz de aceite de semillas de lino
¼ tz de mostaza seca
1 ct de estragón
½ cebolla roja picada
1 cs de perejil picado

Precalentar el horno a 200 °C. Lavar bien las pechugas y colocarlas en una fuente para hornear untada con el aceite de lino. Mezclar los demás ingredientes y untar las pechugas con el aderezo, cubriéndolas totalmente. Tapar con papel de plata y hornear durante 50 minutos, o hasta que el pollo esté hecho.

POLLO A LA CAZADORA

6 raciones

2 pollos sin piel, cortados y despojados de toda la grasa visible
1 ct de pimienta
1 ct de orégano
1 cebolla roja en rodajas
1 tz de champiñones en rodajas
4 tallos de apio cortado en trozos de 1 cm más o menos
½ tz de agua
8 tomates cortados en dados
1 ct de albahaca
1 ct de perejil

Colocar los trozos de pollo en una fuente para hornear. Espolvorearlos con la pimienta y el orégano; encima esparcir la cebolla, los champiñones y el apio. Verter la media taza de agua para que cubra el fondo de la fuente. Cubrir el pollo con el tomate y encima espolvorear la albahaca y el perejil. Hornear a 160 °C durante 2 horas, o hasta que el pollo esté hecho.

Ternera

TERNERA SUNNYSIDE

4 raciones

0,5 kg de ternera para estofar cortada a dados pequeños
¼ tz de aceite de oliva y nueces mezclados
1 cebolla roja en rodajas
2 dientes de ajo picados
1 ct de pimienta negra
½ taza de vino borgoña

En un cazo, calentar el aceite y saltear la carne hasta que esté dorada. Añadir la cebolla, el ajo, el pimiento y el vino. Tapar y cocer a fuego lento durante 30 minutos, o hasta que la carne esté tierna. Servir cubierta por la cebolla y el ajo.

TERNERA CON SALSA

4 raciones

1 kg de ternera cortada en tajadas de 1-1,5 cm de grosor
2 tz de salsa de tomate (receta abajo)

Colocar las tajadas de ternera en una olla de barro, cubrir con la salsa y cocer a fuego lento durante 5 horas. Colocarlas en una fuente y cubrirlas con el resto de la salsa antes de servirlas.

SALSA DE TOMATE

2 tazas

6 tomates grandes cortados a dados
1 cebolla picada
3 dientes de ajo picados
1 ct de pimienta negra
½ tz de zumo de lima
1 ct de pimienta de cayena
⅓ tz de cilantro fresco picado fino

Mezclar bien todos los ingredientes.

CHULETAS DE TERNERA ESTOFADAS
A LA SICILIANA

8 raciones

8 chuletas de ternera
2 cs de aceite de oliva
2 cs de aceite de semillas de lino
pimienta al gusto
1 cs de orégano
1 cs de perejil picado
2 dientes de ajo picados
1 kg de tomates pelados, hervidos y hechos puré

Dorar las chuletas en una cazuela grande. Sazonarlas con la pimienta, espolvorearlas con el orégano y el perejil. Añadir el ajo y los tomates. Tapar y cocer a fuego lento hasta que estén tiernas, durante unos 30 a 40 minutos.

Cerdo

CHULETAS DE CERDO RELLENAS CON HIGADITOS

6 raciones

6 chuletas dobles magras despojadas de toda
la grasa visible
2 cs de aceite de oliva
2 cs de aceite de semillas de lino
6 higaditos de pollo troceados
230 g de champiñones troceados
pimienta al gusto
1 cs de perejil picado

Eliminar la grasa de las chuletas y hacer un corte formando libritos. Saltear los higaditos y los champiñones en 2 cs de los aceites mezclados. Sazonar las chuletas con pimienta, rellenarlas con la mezcla y cerrar los libritos con espetones. Calentar el resto del aceite en una sartén y dorar las chuletas por ambos lados, luego colocarlas en una fuente y hornear a 175 ºC durante 25 minutos, o hasta que estén hechas.

LOMO DE CERDO ADOBADO A LA PARRILLA
CON ESPECIAS

4 raciones

0,5 kg de lomo muy magro despojado de la grasa visible
y cortado por el medio formando libritos
1 diente de ajo picado
1 cs de páprika
1 cs de mostaza seca
1 cs de semillas de cilantro molidas
1 cs de aceite de colza

1 cs de aceite de semillas de lino
1 cs de vino tinto

En un mortero, machacar el ajo y las especias secas, añadir los aceites y el vino para formar una pasta. Untar el lomo abierto con la pasta 1 hora antes de asarlo. Asar a 5-8 cm de la parrilla durante unos 6 minutos por lado, o hasta que esté hecho al gusto.

CHULETAS DE CERDO AL HORNO ISOLA

4 raciones

4 chuletas magras
4 tomates cortados en cuartos
1 ½ tz de berenjena pelada y cortada a dados
2 tz de calabacines cortados en rodajas
230 g de champiñones cortados por la mitad
1 diente de ajo picado
1 hoja de laurel
¼ ct de tomillo
¼ ct de albahaca
¼ ct de perejil picado
½ ct de pimienta negra
1 cs de aceite de semillas de lino

Mezclar todos los ingredientes, excepto las chuletas y el aceite. Untar una fuente para hornear con el aceite, extender la mezcla de verduras y especias en el fondo y colocar encima las chuletas. Tapar y hornear a 175 ºC durante 1 hora, o hasta que la carne esté hecha. Servir las verduras como otro plato.

CHULETAS A LA BARBACOA SANTA FE
CON SALSA

6 raciones

6 chuletas de 4 cm de grosor sin hueso y despojadas
de la grasa visible
1 cs de guindilla (chile) en polvo

1 cs de comino molido
1 cs de pimienta negra
salsa de cilantro con pimiento semipicante
(véase receta en «Aliños, salsas, marinadas», página 237)

Lavar bien las chuletas y disponerlas en una fuente grande. Mezclar las especias y extender por ambos lados de las chuletas. En barbacoa: colocar las chuletas en la barbacoa a fuego medio; bajar la tapa y asar unos 7-8 minutos, darles la vuelta y continuar otros 7 minutos. A la parrilla: colocar las chuletas a temperatura media y darles unas cuantas vueltas hasta que estén hechas. Servir con la salsa de cilantro a un lado.

Asaduras

HÍGADO CON CEBOLLA LORRIE

4 raciones

0,5 kg de hígado de ternera
1 cebolla roja en rodajas finas
2 dientes de ajo picados
½ ct de albahaca
½ ct de romero
½ tz de vino borgoña

Calentar el aceite en un cazo y saltear la cebolla y el ajo con la albahaca y el romero hasta que las cebollas estén doradas. Añadir el hígado, bajar el fuego y cocer 10 minutos; agregar el vino y continuar la cocción 15 minutos más.

HIGADITOS SOFRITOS LAS ROCOSAS

4 raciones

0,5 kg de higaditos de pollo
1 cebolla mediana cortada a dados
2 dientes de ajo picados
1 pimiento verde cortado a dados
1 cs de aceite de oliva

1 cs de aceite de colza
¼ tz de vino borgoña

Saltear la cebolla, el ajo y el pimiento en los aceites con la mitad del vino. Añadir los higaditos y el resto del vino. Cocer hasta que los higaditos estén firmes y dorados.

Carne de caza

HAMBURGUESAS DE BÚFALO

4 raciones

0,5 kg de carne de búfalo picada
½ cebolla roja picada finamente
2 dientes de ajo picados
1 cs de albahaca
1 cs de orégano
1 ct de pimienta negra

Mezclar bien todos los ingredientes en un bol. Formar las hamburguesas y hacerlas a la parrilla o la barbacoa a fuego lento, dándoles la vuelta con frecuencia.

ASADO DE BÚFALO

6 raciones

1,300-1,800 kg de carne de búfalo para asado
1 cebolla roja troceada
1 nabo pequeño troceado
2 zanahorias cortadas en rodajas finas
2 dientes de ajo picados
½ ct de pimienta negra
1 tz de vino tinto
⅓ tz de agua
3 cs de perejil picado

Colocar la carne en una fuente para hornear y añadir los ingredientes. Tapar y asar a 200 °C durante 90 minutos, o hasta que la carne esté hecha incluso por el centro. Cortar en tajadas delgadas, ponerlas en una fuente para servir; antes de servirlas, añadirles el jugo que ha quedado.

FILETES DE BÚFALO CON HIERBAS FRANCESAS

4 raciones

1 kg de filetes de búfalo (de cualquier corte)
2 cs de aceite de semillas de lino
1 tz de vino borgoña
2 dientes de ajo picados
1 cebolla roja en rodajas delgadas
2 ct de romero
2 ct de albahaca
2 ct de tomillo
2 ct de estragón
1 ct de pimienta negra

Extender el aceite en el fondo de una fuente para hornear baja. Colocar los filetes y mojar cada uno con el vino. Encima esparcir la cebolla y el ajo y espolvorear con las especias. Tapar y enfriar para que las especias penetren en la carne. Quitar la cebolla y el ajo. Asar a la parrilla o barbacoa hasta el punto que se desee y servir con la cebolla y el ajo.

FILETES DE ALCE LAS ROCOSAS

4 raciones

4 filetes de alce de tamaño mediano
½ tz de aceite de oliva
2 dientes de ajo picados
½ cebolla roja en rodajas
1 ct de salvia
1 ct de albahaca
1 ct de romero
1 tz de vino borgoña

Lavar bien los filetes y colocarlos en una fuente para hornear. En una sartén, calentar el aceite a fuego lento y saltear la cebolla y el ajo con las especias.

Añadir el vino y retirar del fuego. Verter la marinada sobre los filetes. Tapar y enfriar en el refrigerador entre 2 y 3 horas. Asarlos a la parrilla o a la barbacoa hasta que estén en el punto deseado.

FAISÁN ASADO RELLENO CON FRUTAS PASAS Y PACANAS

2 raciones

1 faisán (1,300-1,800 kg)
¼ tz de aceite de oliva
1 cs de pimienta recién molida
1 cs de ajo en polvo
1 ½ tz de zumo de naranja
½ tz de pasas
3 clavos de olor
½ ct de jengibre
½ tz de orejones de albaricoque troceados (que no contengan azufre)
½ ct de ralladura de piel de naranja
1 tz de pacanas troceadas

Precalentar el horno a 175 °C. Lavar y secar el faisán y untarlo con el aceite de oliva por fuera y por dentro; espolvorear la pimienta y el ajo en polvo por fuera y por dentro. En un cazo, calentar el zumo de naranja con las pasas y los clavos; llevar a ebullición, bajar el fuego y hervir 5 minutos. Colar la mezcla y quitar los clavos. En un bol, mezclar el zumo con las pasas, el jengibre, los orejones, la ralladura de piel de naranja y las pacanas. Con esta mezcla, rellenar el faisán. Colocarlo con la pechuga hacia arriba sobre una parrilla en un cazo y asar hasta que la carne esté blanda (unos 30 minutos por cada medio kilo); rociar frecuentemente con el jugo. Colocarlo en una fuente para servir y rociarlo con la salsa que quede en el cazo.

FILETES DE CIERVO A LA PARRILLA CON HIERBAS

4 raciones

4 filetes de ciervo (100-120 g cada uno)
2 cs de romero
1 cs de ajo troceado
2 cs de tomillo

⅛ tz de aceite de oliva
⅛ tz de aceite de semillas de lino
pimienta recién molida al gusto

Preparar una marinada mezclando las hierbas con los aceites y poner a marinar los filetes en el refrigerador durante 4 horas, tapados. Después sacarlos
de la marinada y sacudirlos para eliminar el exceso de aceite. A la barbacoa:
colocar los filetes sobre la parrilla, sazonarlos con la pimienta y rociarlos frecuentemente con la marinada; asarlos entre 2 y 4 minutos por lado hasta que
estén bien hechos. A la parrilla: colocar los filetes en el horno bajo la parrilla
y asarlos unos 5 minutos por lado, o hasta que estén hechos al gusto.

Carnes secadas (tasajo o charqui)

TASAJO DE CARNE BÁSICO

1 kg de carne, despojada de toda la grasa visible y cortada en tiras de unos
2,5 cm de ancho y 3 mm de grosor, siguiendo la hebra del músculo, si es posible

La manera más fácil para hacer tasajo es tener un secador de alimentos propio (se compra en muchos supermercados grandes); las tiras de carne se co-
locan en las parrillas y se dejan ahí hasta que estén resistentes y correosas
(normalmente una noche). O bien se ponen a secar en el horno sobre papel
de barba no engrasado. Poner el horno a temperatura baja (entre 60 y 65 ºC)
y dejar la puerta abierta. El tiempo de secado varía, según los hornos; puede
llevar entre 4 y 12 horas. El tasajo está hecho cuando está correoso y resistente al masticarlo.

TASAJO DE CARNE SABROSO

1 kg de carne, despojada de toda la grasa visible y cortada en tiras de unos
2,5 cm de ancho por 3 mm de grosor. (Se puede secar casi cualquier carne;
prueba con carne de cerdo magra, ciervo, búfalo e, incluso, ave y pescado.)
Para secarla sigue las instrucciones de la receta básica
guindilla, ají o chile en polvo
comino
ajo en polvo

cebolla en polvo
mostaza seca
pimienta de cayena
pimienta con limón
cúrcuma
pimienta negra molida gruesa
curri en polvo
pimienta blanca

En un plato, mezcla todas las especias, o las que más te gusten, para preparar un adobo seco. Guíate por tu gusto e imaginación, variando la cantidad de cada ingrediente según tus preferencias. Nuestro adobo favorito es el preparado con cantidades iguales de comino, ajo en polvo, pimienta negra molida gruesa, cúrcuma y pimienta de cayena. Pasa cada tira por la mezcla de especias de forma que queden ligeramente cubiertas y déjalas en adobo por lo menos media hora; si se dispone de tiempo, es mejor dejarlas toda una noche en una fuente con tapa en el refrigerador. Después prepara el tasajo siguiendo las instrucciones de la receta básica.

SALMÓN SECADO

1 kg de filetes de salmón cortados en tiras de 1,5-2,5 cm de ancho por 3-5 mm de grosor. No eliminar la piel. Es preferible el salmón salvaje al de vivero; sabe mucho mejor. Seca las tiras siguiendo las instrucciones de la receta para el tasajo de carne básico. También en este caso la manera más fácil es secar las tiras de salmón en el propio secador. Deja que se sequen hasta que estén un poco correosas, no duras. También resulta el método en el horno.

Platos de huevos

TORTILLA ENERGÉTICA DE CAMARONES (LANGOSTINOS O GAMBAS) Y AGUACATE

1 ración

2 huevos enriquecidos con omega-3
1 cs de aceite de nueces
1 cs de cebolletas troceadas

1 cs de tomate troceado
¼ tz de camarones pequeños (frescos o descongelados)
1 ct de eneldo seco
½ ct de pimienta negra
guacamole rápido (véase la receta en
«Aliños, salsas, marinadas», página 237)

Cascar los huevos sobre un plato hondo y mezclar bien las claras y yemas con un tenedor o utensilio para batir. En una sartén para tortillas antiadherente, calentar el aceite a fuego medio. Añadir los huevos batidos y dejar cocer hasta que aparezcan burbujas en el centro. Levantar ligeramente los bordes con una espátula, de modo que el huevo no cocido se extienda hacia los lados. Cuando la tortilla esté firme, poner la cebolleta, el tomate y los camarones en el centro y sazonar con el eneldo y la pimienta. Doblar la tortilla por la mitad y cocer medio minuto. Sacarla de la sartén y cubrirla con el guacamole.

HUEVOS REVUELTOS CON ALBAHACA Y CORONADOS CON SALSA

1 ración

2 huevos enriquecidos con omega-3
1 ct de albahaca seca
2 cs de salsa de cilantro con pimiento semipicante
(véase la receta en «Aliños, salsas, marinadas», página 237)

Cascar los huevos sobre un plato hondo, añadir la albahaca y mezclar bien con un tenedor o utensilio para batir. Ponerlos en una sartén antiadherente y remover hasta que queden revueltos. Sacarlos con una espátula antiadherente y coronarlos con la salsa de cilantro.

HUEVOS ESCALFADOS CON SALSA DE MELOCOTÓN

1 ración

2 huevos enriquecidos con omega-3
aceite de semillas de lino
2 cs de salsa de melocotón (véase la receta en
«Aliños, salsas, marinadas», página 237)

En un cazo poner a hervir algo más de 1 cm de agua. Untar con un poco de aceite el interior de los moldes para escalfar (se encuentran en muchas tiendas de artículos de cocina). Cascar los huevos sobre los moldes y bajar el fuego para un hervor suave. Colocar los moldes en el cazo y tapar. Si los huevos son extra grandes, la yema tarda unos 7 minutos en quedar blanda; si son medianos, unos 6 minutos. Sacar los moldes del cazo con agarrador, extraer los huevos con una espátula de goma, colocarlos en un plato y cubrirlos con la salsa de melocotón.

Platos de verdura

ZANAHORIAS NUEVAS AL ENELDO

4 raciones

2 tz de zanahorias nuevas en rodajas
1 cs de eneldo seco
1 cs de zumo de limón

Cocer las zanahorias al vapor y servirlas aliñadas con el eneldo y el zumo de limón.

SOFRITO DE ZANAHORIAS CON CHAMPIÑONES

4 raciones

6 zanahorias en rodajas finas
10 champiñones medianos en rodajas finas
5 cebolletas en rodajas no muy finas
4 cs de aceite de oliva
1 cs de zumo de limón
½ ct de pimienta negra

Cocer las zanahorias al vapor hasta que estén blandas. En una sartén grande calentar el aceite, añadir las zanahorias, las cebolletas y los champiñones y sofreír hasta que estén blandos. Agregar el zumo de limón y la pimienta y mezclar bien.

COMPOTA DE ZANAHORIAS Y MANZANAS SOUTH SHORE

6 raciones

12 zanahorias medianas en rodajas muy finas
2 manzanas ácidas grandes
1 ct de ralladura de piel de limón
¼ tz de aceite de semillas de lino
3 rodajas finas de limón
2 cs de perejil picado

Colocar las zanahorias en una fuente para el horno. Esparcir encima el aceite y la ralladura de limón. Tapar y hornear a 190 ºC durante media hora. Quitar el corazón a las manzanas y cortarlas en rodajas de más o menos 1 cm; distribuirlas sobre las zanahorias, tapar y hornear entre 10 y 20 minutos más. Las rodajas de manzana deben quedar blandas. Antes de servir, adornar con las rodajas de limón y espolvorear con el perejil.

CHAMPIÑONES AL HORNO CONTRA COSTA

3-4 raciones

12 champiñones grandes blancos
4 cs de zumo de limón
2 cs de aceite de oliva
2 cs de perejil picado
1 diente de ajo picado
2 cs de cebolla picada
1 ct de pimienta negra
2-4 cs de jerez seco

Lavar los champiñones, quitar los pies y reservarlos. Rociar cada sombrero con zumo de limón y ponerlos en una fuente para hornear. Picar los pies y saltearlos en el aceite. En un bol mezclar los pies salteados con los demás ingredientes. Con la mezcla rellenar bien los sombreros. Tapar y hornear a 175 ºC durante 15 minutos.

CHAMPIÑONES MARINADOS

4 raciones

20 champiñones medianos
2 cebollas rojas en rodajas
¼ tz de perejil fresco picado
1 tz de aceite de oliva
½ tz de vino blanco
¼ tz de zumo de limón
1 diente de ajo picado
¼ ct de pimienta negra
1 ct de orégano

Lavar los champiñones y partirlos por la mitad; mezclarlos con las cebollas. En una licuadora, hacer puré los demás ingredientes; verter el puré sobre los champiñones y cebollas y mezclar bien. Dejar marinar en el refrigerador toda la noche o más tiempo.

CHAMPIÑONES EN SALSA DE VINO SAVORY

4 raciones

0,5 kg de champiñones pequeños
3 cs de aceite de oliva
pimienta al gusto
1 diente de ajo picado
3 cs de vino blanco
1 ct de zumo de limón
1 cs de hojas de perejil

En un cazo, calentar el aceite a fuego suave. Lavar bien los champiñones y cortarles los pies. Echar los sombreros en el aceite caliente y añadir la pimienta y el ajo. Cocer a fuego lento 5 minutos. Añadir el vino y el zumo de limón. Tapar y dejar reposar 5 minutos. Antes de servirlos, espolvorearlos con el perejil.

RATATOUILLE [PISTO]

6-8 raciones

2 cebollas grandes troceadas
2 dientes de ajo picados
4 cs de aceite de oliva
2 pimientos verdes sin pepitas y cortados en tiras
0,5 kg de calabacines cortados en rodajas
0,5 kg de berenjenas cortadas en rodajas
4 tomates grandes, pelados y cortados en cuñas
3 cs de perejil fresco picado
½ ct de orégano
¼ ct de pimienta negra

Saltear la cebolla y el ajo en el aceite hasta que estén dorados. Añadir los demás ingredientes y llevar a ebullición. Bajar el fuego, tapar y cocer a fuego lento hasta que las verduras estén blandas (entre 30 y 45 minutos).

CALABAZA RELLENA SABROSA

4 raciones

2 calabazas bellota medianas
½ tz de agua
2 zanahorias medianas cocidas y troceadas
2 nabos pequeños cocidos y troceados
1 cs de aceite de oliva
½ ct de canela molida
¼ ct de nuez moscada
1 tz de manzana pelada y troceada

Cortar las calabazas por la mitad y quitar las pepitas y la fibras. Colocarlas en una fuente para hornear con la parte cóncava hacia abajo. Añadir el agua y tapar con papel de plata. Hornear a 175 ºC durante 30 minutos. Sacarlas del horno, girarlas, tapar con el papel de plata y hornear otros 20-30 minutos, hasta que estén blandas. Extraer la pulpa de cada mitad (reservando intacta la corteza), ponerla en una licuadora, junto con las zanahorias y nabos, y mezclar hasta que quede una pasta sin grumos; añadir el aceite, la canela y la nuez moscada y batir hasta mezclar bien. Agregar la manzana a la pasta, y con la mezcla rellenar las mitades de la calabaza y volver a hornearlas a 175 ºC entre 15 y 20 minutos, o hasta que estén bien calientes.

TOMATES AL HORNO

4 raciones

2 tomates grandes
½ tz de champiñones finamente troceados
1 ct de perejil
1 diente de ajo picado
1 cebolleta troceada
1 ct de albahaca fresca finamente picada
½ ct de tomillo
¼ tz de aceite de semilla de lino o de nueces

Partir en dos los tomates, extraerles buena parte de la pulpa y colocarlos en una fuente para hornear. Mezclar la pulpa con los demás ingredientes y con la mezcla rellenar cada mitad de tomate. Hornear a 190 ºC durante 10-15 minutos.

BRÉCOLES Y ZANAHORIAS CON NUECES

2 raciones

2 zanahorias grandes en rodajas muy finas
cortadas en diagonal
2 brécoles grandes cortados en trozos de más o menos
0,5 cm de grosor
1 cebolla mediana cortada en anillos
½ tz de aceite de nueces
½ tz de nueces crudas

En un cazo, calentar el aceite y saltear la cebolla hasta que esté blanda. Añadir las zanahorias y los brécoles y freír hasta que estén blandos y crujientes. Agregar las nueces y cocer otros 3-5 minutos.

Ensaladas

ENSALADA DE ESPINACAS A LA CORDANI

4 raciones

230 g de lomo de cerdo cortado en trozos pequeños
hojas de 1 manojo de espinacas, lavadas, escurridas y troceadas al gusto
1 lata de castañas de agua cortadas en rodajas (lavadas para quitarles la sal)
0,5 kg de champiñones en rodajas finas
4 huevos enriquecidos con omega-3 duros y cortados en rodajas
1 cs de aceite de oliva
1 cs de aceite de colza

Saltear los trozos de lomo en los aceites hasta que estén ligeramente dorados. En una fuente para servir mezclar las espinacas, las castañas y los champiñones. Cubrir con las rodajas de huevo duro y los trozos de lomo. Que cada comensal añada su aliño favorito. (Véase la sección «Aliños, salsas, marinadas», página 237.)

ENSALADA AMBROSÍA

4 raciones

6 zanahorias trituradas
2 tz de piña fresca
¼ tz de pasas
¼ tz de nueces
1 cs de zumo de limón

En una fuente, mezclar todos los ingredientes. Tapar y enfriar antes de servir.

ENSALADA DE ESPINACAS CON CANGREJO

4 raciones

Hojas de 2 manojos grandes de espinacas, lavadas y secadas
1 cebolla dulce en rodajas finas
2 tomates grandes en rodajas finas

230 g de carne de cangrejo cocida
2 huevos enriquecidos con omega-3 duros y cortados
en rodajas finas

Cortar las hojas de espinaca en trozos pequeños y mezclarlas con las rodajas de cebolla y tomate y la carne de cangrejo. Justo antes de servirla, añadirle el aliño para ensadadas de espinacas (véase la receta «Aliños, salsas, marinadas», página 237) y coronarla con las rodajas de huevo duro.

ENSALADA DE ZANAHORIAS

4 raciones

8 zanahorias
1 cebolla roja mediana en rodajas finas
1 pimiento verde sin semillas y en rojadas finas
4 tomates medianos, pelados y hechos puré
½ tz de aceite de semillas de lino
¾ tz de zumo de limón
1 cs de mostaza seca
½ ct de pimienta negra

Cocer al vapor las zanahorias hasta que estén blandas. Cortarlas en rodajas finas y colocarlas en una fuente. En un bol, mezclar bien los demás ingredientes y añadir la mezcla a las zanahorias, removiendo hasta que queden bien bañadas en el aliño. Dejar en el refrigerador durante la noche y servir bien fría.

ENSALADA DE POLLO CON ALMENDRAS

2 raciones

1 tz de pechuga de pollo cocida y cortada a dados
1 tz de lechuga romana troceada
1 tz de lechuga trocadero troceada
¼ tz de col roja troceada
½ tz de almendras picadas
¼ tz de dátiles troceados
1-2 cs de aceite de semillas de lino
1-2 cs de zumo de naranja recién hecho

En una fuente para servir, mezclar todos los ingredientes secos y luego aliñarlos con el aceite y el zumo de naranja.

ENSALADA DE COLIFLOR MARINADA

4 raciones

Cabezuelas pequeñas de 1 coliflor
½ cebolla roja
½ pimiento verde troceado
⅔ tz de marinada (receta abajo)

En una fuente para ensalada, mezclar la coliflor, la cebolla y el pimiento. Verter la marinada sobre toda la mezcla y dejar marinar en el refrigerador toda la noche.

MARINADA

1 ½ tazas

6 ct de zumo de limón
3 ct de vino tinto
1 tz de aceite de semillas de lino
1 ct de pimienta negra
1 ct de mostaza seca
1 cs de copos de cebolla seca
1 cs de perejil picado fino

Mezclar todos los ingredientes en una licuadora.

ENSALADA DE LECHUGA Y AGUACATE

3 raciones

2 tz de lechuga trocadero troceada
1 tz de lechuga iceberg troceada
¼ tz de pasas
1 tz de tomates cortados a cuartos
1 tz de rodajas de aguacate

aceite de aguacate
zumo de limón

En una fuente para servir, mezclar las lechugas, las pasas y los tomates, cubrir con una capa de rodajas de aguacate y aliñar con el aceite de aguacate y el zumo de limón.

ENSALADA WALDORF

2 raciones

2 tz de manzanas rojas con piel cortadas a dados
1 tz de apio en rodajas muy finas
½ tz de nueces troceadas
½ tz de pasas
2 cs de zumo de limón mezclado con 2 cs de aceite
de semillas de lino
2 tz de lechuga iceberg troceada

Mezclar los cinco primeros ingredientes y servir sobre el lecho de lechuga.

ENSALADA MEXICANA MARJORIE
CON POLLO O CARNE

2 raciones

3 tz de lechuga troceada
4 cebolletas en rodajas finas
12 tomates cherry partidos por la mitad
3 cs de aceite de oliva
230 g de carne de pollo o de vacuno magra cortada
en tiras finas
¼ tz de agua
1 cs de ajo en polvo
1 cs de cebolla en polvo
1 ct de pimienta de cayena
1 ct de mostaza seca
¼ taza de pimiento verde picante cortado a dados
1 aguacate maduro en rodajas finas

Disponer la lechuga, la cebolleta y los tomates en dos platos grandes y reservar. En un cazo calentar el aceite a fuego lento. Añadir la carne y los demás ingredientes, excepto el aguacate, y cocer a fuego lento entre 10 y 15 minutos, removiendo constantemente. Retirar y agregar a las dos ensaladas. Cubrir con las rodajas de aguacate y servir con salsa de tomate omega-3 (véase la receta en «Aliños, salsas, marinadas»).

Aliños, salsas, marinadas

MAYONESA OMEGA-3

1 taza

1 huevo entero
1 cs de zumo de limón
¼ ct de mostaza seca
½ tz de aceite de oliva
½ tz de aceite de semillas de lino

Con la batidora mezclar el huevo, el zumo de limón y la mostaza durante 3-5 segundos. Continuar batiendo y añadir poco a poco los aceites hasta que la mayonesa esté espesa. Ponerla en un recipiente de plástico y guardarla en el refrigerador. Debería conservarse bien entre 5 y 7 días.

SALSA PARA MOJAR VERDURAS

1 taza

1 tz de mayonesa omega-3
1 ct de eneldo seco
½ ct de ajo en polvo
pimienta al gusto

Mezclar todos los ingredientes. Es mejor refrigerarla durante una hora antes de servirla, pero no es necesario. Es una salsa fabulosa para mojar verduras crudas o para aliñar ensaladas.

SALSA TÁRTARA

1 ¼ tazas

1 tz de mayonesa omega-3
¼ tz de cebolla roja picada fina
½ cs de zumo de limón
½ ct de eneldo seco
¼ ct de páprika
una pizca de ajo en polvo

Mezclar todos los ingredientes y enfriar antes de servir.

SALSA DE TOMATE RAY

Unas 2 tazas

1,5 kg de tomates lavados y cortados en rodajas
2 cebollas medianas, en rodajas
⅛ de diente de ajo
½ hoja de laurel
½ pimiento rojo
¼ tz de zumo de fruta sin endulzar (uva blanca, pera o manzana)
1 ct de pimienta inglesa entera
1 ct de clavos de olor enteros
1 ct de macis sin moler
1 ct de semillas de apio
1 ct de pimienta negra entera
1 canela en rama
½ tz de zumo de limón
una pizca de pimienta de cayena

Hervir los tomates con las cebollas, la hoja de laurel y el pimiento hasta que estén blandos. Mezclar las especias enteras y colocarlas en una bolsa pequeña de tela. Añadir la bolsa a la salsa, llevar a ebullición y continuar hirviendo hasta que se reduzca a la mitad, removiendo con frecuencia. Retirar la bolsita con las especias, agregar el zumo de limón y la pimienta de cayena, y continuar hirviendo 10 minutos más. Poner la salsa en tarros con tapa hermética, dejando arriba un espacio de 2 cm para permitir la expansión. Cerrar y congelar inmediatamente. Tener en el refrigerador el tarro que se esté usando.

Fuente: Neanderthin: A Caveman's Guide to Nutrition, de Ray Audette, St. Martin's Press, Nueva York, 1999.

GUACAMOLE FIESTA

1 ½ tazas

3 aguacates maduros
1 ct de zumo de limón
1 ct de pimienta negra molida gruesa
1 ct de ajo en polvo
1 pimiento jalapeño picado, sin el pedúnculo ni las semillas

Hacer puré los aguacates con un tenedor o utensilio para puré de patatas hasta que la pasta esté lisa y sin grumos; añadir los demás ingredientes, mezclando bien.

GUACAMOLE RÁPIDO

3 tazas

4 aguacates
½ ct de cebolla en polvo
½ ct de pimienta negra molida
½ ct de pimienta de cayena
½ ct de ajo en polvo
2 ct de zumo de limón

Hacer puré los aguacates, añadir los demás ingredientes y mezclar bien. El zumo de limón impide que el guacamole se torne marrón.

SALSA DE CILANTRO CON PIMIENTO SEMIPICANTE

2 tazas

2 dientes de ajo
1 cebolla grande troceada

1 pimiento semipicante troceado
3 pimientos jalapeños
6 tomates pelados, sin semillas y troceados
1 tz de cilantro fresco
1 ct de comino molido
pimienta recién molida al gusto

Triturar los ajos, la cebolla y los pimientos en una licuadora. Añadir los tomates y el cilantro y continuar mezclando hasta que los ingredientes se espesen ligeramente. Agregar el comino y la pimienta. Refrigerar hasta que la salsa esté lo bastante fría para servir.

SALSA DE MELOCOTÓN

2 tazas

1 tz de melocotones frescos pelados y picados
¼ tz de cebolla troceada
¼ tz de pimiento amarillo o verde troceado
1 cs de zumo de lima
2 ct de cilantro fresco picado
pimienta de cayena al gusto

En una fuente mediana mezclar todos los ingredientes. Tapar y dejar enfriar en la nevera al menos 6 horas.

ALIÑO PARA ENSALADA DE ESPINACAS

5 tazas

3 cs de mostaza seca
1 diente de ajo picado
1 cs de pimienta negra
1 ct de pimienta de cayena
1 ct de páprika
1 tz de vino borgoña
1 tz de tomates hechos puré
2 tz de aceite de semillas de lino
1 tz de zumo de limón

Mezclar todos los ingredientes con una batidora. Poner en una vinagrera y agitar cada vez antes de usarlo.

ALIÑO PARA ENSALADA DE ESPINACAS COLORADO

1 taza

⅓ tz de zumo de naranja
⅓ tz de zumo de limón
pimienta molida al gusto
1 ct de estragón fresco picado
⅓ tz de aceite de oliva
⅓ tz de aceite de semillas de lino

Mezclar bien los zumos de naranja y de limón. Añadir la pimienta y el estragón y remover. Poner la mezcla en una vinagrera, agregar los aceites y agitar vigorosamente.

ALIÑO RUSO OMEGA-3 PARA ENSALADAS

1 taza

1 tz de tomates frescos
½ tz de aceite de semillas de lino
½ tz de zumo de limón
3 cs de zumo de naranja
1 ct de páprika
1 cebolleta pequeña o 1 ct de cebolla en polvo
1 ct de rábano picante en polvo (opcional)
1 diente de ajo (opcional)

Mezclar todos los ingredientes con una batidora hasta que no queden grumos.

SALSA DE TOMATE OMEGA-3

1 ½ tazas

1 tz de tomates frescos
½ tz de aceite de semillas de lino

⅓ tz de zumo de limón
1 diente de ajo
1 cebolla troceada

Mezclar todos los ingredientes con una batidora hasta que no queden grumos.

SALSA DE FRAMBUESAS PARA BARBACOAS

1 ½ tazas

2 ct de aceite de colza
¼ tz de cebolla picada
1 pimiento jalapeño sin semillas picado
¼ tz de salsa de tomate Ray (véase receta)
¼ ct de mostaza seca
½ ct de pimienta de cayena
2 tz de frambuesas frescas o congeladas

En un cazo calentar el aceite y saltear la cebolla y el pimiento unos 10 minutos. Añadir la salsa de tomate, la mostaza y la pimienta de cayena y llevar a ebullición suave. Agregar las frambuesas y hervir a fuego lento otros 10 minutos. Retirar del fuego y dejar enfriar. Mezclar con la batidora hasta que no haya grumos.

MARINADA KONA

1 taza

½ tz de zumo de piña fresca sin endulzar
¼ tz de aceite de oliva
3 cs de zumo de lima
2 cs de raíz de jengibre fresca rallada

Mezclar bien todos los ingredientes con una batidora. Usar la salsa para marinar carne, pollo, cerdo o pescado hechos a la parrilla o barbacoa.

MARINADA DE AJO Y HIERBAS

1/2 taza

4 dientes de ajo picados
4 cs de aceite de oliva
⅓ tz de albahaca fresca picada
⅓ tz de orégano fresco picado
⅓ tz de perejil fresco picado
6 cs de zumo de limón
1 ct de pimienta negra

Mezclar bien todos los ingredientes con la batidora. Usar esta marinada para untar verduras, pollo o carne antes y durante la cocción a la parrilla o barbacoa.

Sopas

SOPA DE POLLO CON VERDURAS

6 raciones

Carne de 1 pollo entero cortada a dados
6 tomates frescos cortados a dados
2 calabacines pequeños en rodajas finas
3 zanahorias cortadas a dados
6 tz de agua
2 dientes de ajo picados
1 cebolla cortada en dados
1 hoja de laurel
1 ct de pimienta negra

En un cazo con el agua, mezclar la carne de pollo, el ajo, la cebolla, la hoja de laurel y la pimienta y llevar a ebullición; bajar el fuego y hervir a fuego lento unas 2 horas, hasta que el pollo esté blando. Retirar la hoja de laurel y tirarla. Añadir los demás ingredientes, llevar a ebullición, reducir el fuego, tapar y hervir a fuego lento unos 20 minutos, o hasta que las verduras estén blandas.

GAZPACHO

2 raciones

4 tomates grandes troceados
1 cebolla pequeña mal cortada
1 pepino mediano pelado y troceado
1 diente de ajo
1 tz de zumo de tomate sin sal
2 cs de zumo de limón
pimienta al gusto
pimienta de cayena al gusto (opcional)
1 ramita de perejil fresco
4 cubos de hielo

Mezclar todos los ingredientes con una batidora hasta que las verduras estén trituradas, pero no hechas puré.

Fuente: Cooking Healthy with One Foot Out the Door, de Polly Pritchford y Delia Quigley, The Book Publishing Company, Summertown, Tennessee, 1995.

PALEOSOPA DE CALABACINES

6 raciones

2 cs de aceite de oliva
2 l de agua
1 cebolla roja troceada
5 dientes de ajo picados
2 tz de carne cocida y troceada (vacuno, pollo o cerdo)
2 tz de zanahoria troceada
2 tz de apio troceado
2 tz de calabacines troceados
2 cs de albahaca seca
2 cs de perejil seco
2 cs de tomillo seco
1 cs de pimienta negra
2 tz de tomate fresco troceado
½ tz de perejil fresco picado

Calentar el aceite y saltear la cebolla y el ajo. Hervir el agua y añadir la cebolla y el ajo salteados, la carne, la albahaca, el perejil seco, el tomillo y la pimienta. Bajar el fuego y cocer a fuego lento 1 hora. Una hora antes de servir, añadir la zanahoria y el apio; media hora antes de servir, agregar los calabacines. Diez minutos antes de servir, añadir el tomate troceado y el perejil fresco.

SOPA DE TOMATES SABROSA

6 raciones

8 tomates frescos hechos puré
1 tz de agua
1 tz de caldo de pollo
¼ tz de pimientos verdes picantes troceados
1 cebolla roja picada fina
1 pimiento cortado a dados
2 dientes de ajo picados
¼ tz de cebollinos, troceados
1 ct de pimienta de cayena
1 ct de páprika

Poner todos los ingredientes en una olla grande y cocer a fuego lento durante 1 hora.

Platos de fruta y postres

MANZANA DE KYLE PARA EL DESAYUNO

1 ración

1 manzana grande cortada en trozos del tamaño de un bocado
1 zanahoria mediana rallada
1 puñado de pasas
canela

Mezclar los ingredientes y espolvorear con la canela.

PURÉ DE PLÁTANOS SEMICONGELADO

3-4 raciones

3-4 plátanos maduros
1 ct de extracto de vainilla natural

Aplastar los plátanos con un tenedor o utensilio para hacer puré y mezclar bien con la vainilla. Dejar la mezcla en el congelador durante 20-30 minutos, hasta que se haya endurecido sin que esté totalmente congelada.

BATIDO DE MANZANA A LA CANELA

2 raciones

6 manzanas
2-3 cs de zumo de limón
1 ct de canela

Pelar las manzanas, quitarles las pepitas y trocearlas. Con una batidora, mezclarlas con el zumo de limón hasta que formen una pasta lisa, sin grumos. Espolvorear con la canela y servir.

FRUTA Y FRUTOS SECOS BAHÍA ESMERALDA

4 raciones

½ tz de nueces
½ tz de pacanas
½ tz de almendras
½ tz de dátiles troceados
½ tz de pasas
½ tz de manzana fresca cortada en trozos pequeños
2 cs de zumo de limón
1 ct de canela

Poner las frutas y frutos secos en una fuente para servir. Añadir el zumo de limón y la canela y mezclar bien. Servir en platos hondos pequeños.

AMBROSÍA DE PLÁTANO Y PERA KEVIN

2 raciones

1 plátano maduro
1 pera madura, pelada y sin las pepitas
½ mango pelado y troceado
1 aguacate maduro
½ tz de zumo de piña o limón
½ tz de hielo triturado

Mezclar todos los ingredientes con una batidora hasta que no queden grumos. Servir en copas enfriadas.

MANZANAS AL HORNO CON NUECES Y CANELA

4 raciones

4 manzanas
1 tz de pasas
¼ tz de nueces
¼ ct de canela
½ ct de extracto de vainilla natural
½ tz de agua

Calentar el horno a 190 °C. Quitar el corazón de las manzanas y pincharlas con un tenedor alrededor del centro, para que no se revienten. En un bol, mezclar las pasas, las nueces, la canela y la vainilla. Con esta mezcla rellenar el centro de las manzanas. Colocarlas en una fuente para hornear y verter el agua. Tapar con papel de plata y hornear unos 30 minutos, hasta que estén blandas.

DELICIA DE MELOCOTÓN CON ALMENDRAS

2 raciones

3 melocotones frescos
100 g de almendras picadas
2 cs de dátiles cortados a dados

1 ct de extracto de vainilla natural
2 ct de canela

Lavar los melocotones y cortarlos en 8 partes. Mezclarlos con las almendras y los dátiles, rociar con la vainilla y espolvorear con la canela.

MELÓN CANTALUPO RELLENO CON MORAS Y PACANAS

2 raciones

1 melón cantalupo
2 tz de moras
½ tz de pacanas troceadas
hojas de hierbabuena o menta

Cortar por la mitad el melón y quitar las pepitas. Rellenar cada mitad con las moras y las pacanas. Adornar con las hojas de menta o hierbabuena.

DELICIA DE FRAMBUESAS Y MELÓN CASABA

1 ración

½ tz de frambuesas frescas
½ tz de melón casaba cortado en trozos del tamaño de un bocado
¼ tz de avellanas troceadas
¼ ct de canela

En una fuente para servir, mezclar las frambuesas, el melón y las avellanas, y espolvorear con la canela.

FRESAS Y ARÁNDANOS HORIZONTE

3 raciones

1 tz de fresas frescas
1 tz de arándanos dulces frescos
½ mandarina en gajos
1 cs de zumo de naranja

1 ct de extracto de vainilla natural
nuez moscada molida
hojas de menta o hierbabuena fresca

Mezclar las frutas en una fuente, rociar con el zumo de naranja y la vainilla y espolvorear con la nuez moscada. Servir el postre frío y adornado con las hojas de menta.

11

Paleoejercicios

El solo hecho de comer no mantiene sano al hombre; también debe hacer ejercicio.

Hipócrates

La actividad física es tan importante como la alimentación para conseguir y conservar la buena salud y para bajar de peso y mantenerlo. El ejercicio frecuente:

- Mejora el metabolismo de la insulina.
- Aumenta el nivel del colesterol HDL y disminuye el de los triglicéridos.
- Baja la tensión arterial.
- Fortalece el corazón y los vasos sanguíneos.
- Reduce el riesgo de contraer enfermedades cardiacas y diabetes tipo 2.
- Disminuye el estrés, mejora la actitud mental o anímica y va bien para dormir mejor.
- Posiblemente aumenta la densidad ósea mineral en las personas menores de 30 años y ralentiza la pérdida de masa ósea en las personas mayores.

En esto también necesitamos seguir el ejemplo de nuestros antepasados cazadores-recolectores y tomar su grado de actividad a modo de guía.

He de decir que si se les hubiera pedido elegir entre hacer largos ratos de ejercicio o trabajo vigoroso, simplemente relajarse o divertirse, los cazadores-recolectores, como sus descendientes modernos, siempre habrían elegido las dos últimas opciones. En realidad, la sola idea de hacer ejercicio habría desconcertado a esas personas. Al fin y al cabo, ningún cazador-recolector en su sano juicio habría dedicado tiempo a levantar piedras o correr en círculo sólo por «hacer ejercicio». Habría sido imposible convencerlos de hacer continuamente esas aburridas actividades o idear un plan de puesta en forma.

La gran diferencia entre la gente del Paleolítico y nosotros es que no tenían más opción que hacer trabajo manual arduo constantemente. De eso dependía su vida. La vida de la mayoría de nosotros no depende de eso.

Ejercicio + paleodieta = salud: historia de Joe

Joe Friel es un experto entrenador de deportistas de fama internacional, que ha entrenado a triatletas olímpicos, y es autor de numerosos *best-sellers* para triatletas y ciclistas. Éstas son sus experiencias con dietas paleolíticas:

> Conozco al doctor Cordain desde hace muchos años, pero sólo tomé conciencia de su trabajo en 1995. Ese año comenzamos a hablar sobre la nutrición para deportistas. Partidario durante tiempo de una dieta muy rica en carbohidratos para los atletas, recibí con escepticismo su afirmación de que comer menos féculas beneficiaba el rendimiento. Casi todos los atletas de carreras de resistencia que conocía comían como yo, dando mucha importancia a los cereales, el pan, el arroz, las pastas, las crepes y las patatas. En realidad, a mí me había ido muy bien con esta dieta: participé en el grupo de edad All-American de duatletas (ciclismo y carrera) y estuve entre los diez primeros en campeonatos mundiales. También había entrenado a muchos atletas de éxito, tanto profesionales como aficionados, que comían igual que yo.
>
> Finalmente, nuestras conversaciones llevaron a un reto. El doctor Cordain me sugirió probar una dieta más conforme a la que él recomendaba durante un mes. Acepté el desafío, resuelto a demostrarle que la dieta buena era la que yo había seguido durante años. Comencé simplemente por reducir de manera considerable el consumo de féculas y reemplazar esas calorías por frutas, verduras y carnes muy magras.

Las primeras dos semanas me sentí fatal. Mi recuperación después del ejercicio era lenta y mis movimientos flojos, perezosos. Ah, pues estaba bien encaminado en demostrarle que él se equivocaba. Pero la tercera semana ocurrió algo curioso. Comencé a notar que no sólo me sentía mejor, sino que me recuperaba mucho más rápido. En la cuarta semana hice experimentos para ver cuántas horas podía entrenar.

Tenía 51 años, y a partir de los cuarenta y tantos no había podido entrenar más de unas doce horas a la semana; siempre que sobrepasaba esas horas no tardaban en refrenarme infecciones de las vías respiratorias superiores. En la cuarta semana, la del «experimento», entrené dieciséis horas sin sufrir el menor síntoma de resfriado, irritación de garganta ni infección de oídos. Estaba pasmado. Desde hacía casi diez años no había entrenado durante tantas horas. Decidí continuar el experimento.

Ese año terminé tercero en el campeonato nacional, con una excelente carrera, y quedé clasificado para formar parte del equipo estadounidense para campeonatos mundiales. Tuve una temporada estelar, una de las mejores en muchos años. Esto, naturalmente, me llevó a hacerle más preguntas al doctor Cordain y a continuar perfeccionando la dieta que él recomendaba.

No tardé en recomendarla a los atletas que yo entrenaba, entre ellos Ryan Bolton, que estaba en el equipo estadounidense olímpico de triatlón. Desde 1995 he escrito cuatro libros sobre entrenamiento para atletas de resistencia, y en cada uno he explicado y recomendado la paleodieta. Muchos atletas me han contado experiencias similares a la mía. Han probado a comer de esta manera, al principio algo escépticos, y luego han descubierto que también se recuperaban más rápidamente y entrenaban mejor.

«Hacer ejercicio», idea divertida para los cazadores-recolectores

A fines de la década de 1980 creció la alarma en la comunidad mundial ante la reducción de la selva tropical de la cuenca del Amazonas (debido a las talas, minería e industrialización). Políticos y ecologistas pusieron en marcha un montón de programas para detener esa deforestación, e incluso invitaron a aborígenes del Amazonas a congresos sobre medio ambiente en Nueva York. En uno de esos congresos, un grupo de aborígenes se cruzaron con un grupo de personas que se ejercitaban corriendo en Central Park, y encontraron absolutamente risible esa actividad. Para esos cazadores prácticos, que adultos corrieran sin ningún motivo aparente era cómico, ridículo. En su terruño de selva tropical, cada movimiento tenía su función y su finalidad. ¿Qué finalidad tenía correr hacia ningún destino, sin tener que escapar de predadores o enemigos y sin nada para capturar?

Alcanzar una buena forma física de modo natural y sin ningún programa de ejercicios

La actitud de esos indígenas amazónicos era sin duda muy similar a la de cualquier cazador-recolector del mundo. Hacían muchísimo ejercicio simplemente realizando las actividades diarias elementales: abastecerse de alimento y agua, construirse albergues, fabricar herramientas y utensilios y recoger y cortar leña. Estas actividades eran más que suficientes para desarrollar una forma física soberbia. Fuerza, vitalidad y buen tono muscular eran los subproductos naturales de sus actividades diarias.

Nuestros antepasados paleolíticos trabajaban arduamente porque, si no, no comían. El trabajo constante no era necesario cada día; alternaban periodos de intensa actividad con días de descanso y relajación. Pero siempre había trabajo por hacer, realidad inevitable de la vida. No había planes de jubilación, vacaciones ni, por cierto, aparatos o máquinas para ahorrarse el trabajo. Todos colaboraban, a excepción de los niños pequeños y los muy ancianos. Y el ejercicio diario que hacían era asombroso. La cantidad de actividad física realizada por un cazador-recolector normal superaría en cuatro veces la llevada a cabo por un oficinista sedentario, y en unas tres veces la cantidad de ejercicio necesaria para obtener sus beneficios para la salud. Un oficinista que corriera unos 5 km diarios todos los días de la semana gastaría menos de la mitad de la energía de un cazador-recolector normal, como los del pueblo kung de África. Los hombres kung caminan un promedio de 15 km al día, y las mujeres un promedio de 9 km. Como puedes suponer, toda esta actividad se traduce en todos ellos en una excelente forma física. De hecho, mi equipo de investigación ha demostrado que la capacidad aeróbica promedio de los cazadores-recolectores del mundo (menor en los pueblos occidentalizados) es similar a la de los mejores atletas de hoy en día.

El ejercicio y la obesidad

Son pocos los médicos o profesionales de la salud que sostendrían que no es necesario acompañar los programas de dieta con ejercicio.

•

EN LA MAYORÍA DE LOS EXPERIMENTOS CIENTÍFICOS
QUE HAN CONTROLADO LA DISMINUCIÓN DE PESO
CON O SIN UN PROGRAMA DE EJERCICIOS,
SE HA DEMOSTRADO QUE EL EJERCICIO MODERADO
(20-60 MINUTOS CAMINANDO O CORRIENDO CINCO VECES A LA SEMANA)
NO CONTRIBUYE A DISMINUIR EL PESO DE FORMA MÁS RÁPIDA,
PERO A LA LARGA ES MUY EFICAZ PARA MANTENER A RAYA
LOS KILOS EXTRAS ELIMINADOS.

•

Por qué el ejercicio solo no favorece la disminución de peso

La idea de eliminar kilos extras haciendo ejercicio (si ésa es la única manera) no es nada práctica. El ejercicio combinado con dieta no es más eficaz que la dieta sola para llegar a perder peso. ¿Cómo es posible esto? La respuesta es una ecuación científica: para bajar medio kilo de grasa es necesario conseguir un déficit calórico de 3.500 calorías.

Imagínate una mujer moderadamente obesa que pesa 70 kg y desea perder 15 kg (o 105.000 calorías) caminando o corriendo 4,5 km (unos 45 minutos) al día. Los días que hace este ejercicio gasta 215 calorías adicionales (mientras que los otros días gasta las 80 durante esos mismos 45 minutos). Caminar o correr 4,5 km produce un déficit neto de 135 calorías, lo que no es mucho, tomando en cuenta la cantidad de ejercicio que hace. A este ritmo tardará 26 días en bajar medio kilo, y 780 días (más de dos años) en perder los 15 kg. Muchas personas sencillamente no tienen la paciencia suficiente para esperar tanto tiempo. (Hablando en plata, la mayoría necesitamos el aliento de ver cambiar más rápido lo que marca la báscula para perseverar; de lo contrario, es fácil desalentarse y renunciar.)

Experimentos realizados por mi colega el doctor Joe Donnelly y su equipo en la Universidad de Nebraska, en Kearney, y por el doctor David Nieman, en la Universidad Estatal Appalachian de Boone (Carolina del Norte), han demostrado que «la dieta sola es igual de eficaz que la dieta más ejercicio para producir disminución de peso».

El verdadero beneficio del ejercicio para bajar de peso no viene del poco déficit calórico que podría generar, sino de su capacidad para *mantener el peso* conseguido una vez que se han eliminado los kilos extras. La doctora Rena Wing, de la Facultad de Medicina de la Universidad Brown de Providence (Rhode Island), revisó un gran número de estudios sobre el ejercicio en que los participantes o hacían solamente dieta o hacían dieta más ejercicio. Al informar sobre los participantes un año después, la doctora Wing observaba: «En el seguimiento de los participantes de todos los estudios de larga duración con método controlado aleatorio, se comprobó que la disminución de peso era mayor en aquellos que hicieron dieta más ejercicio que en los que hicieron solamente dieta».

¿Para qué hay que hacer ejercicio?

Pero el ejercicio periódico es fabuloso para el cuerpo. Un importante beneficio: mejora el metabolismo de la insulina. Como ya hemos dicho antes, muchas personas que tienen sobrepeso son insensibles a la insulina, hormona secretada por el páncreas que favorece el paso de la glucosa de la sangre a las células, entre ellas las células de los músculos. Cuando las células de los músculos se vuelven insensibles a la insulina, el páncreas reacciona secretando más insulina. Esto, a su vez, eleva el nivel normal de insulina en la sangre. Este elevado nivel de insulina, llamado «hiperinsulinemia», es la causa subyacente de las enfermedades del síndrome X. La insulina es una hormona rectora que influye en muchas otras funciones celulares esenciales. Un elevado nivel de insulina en la sangre favorece la formación de depósitos de grasa, y por lo tanto la obesidad.

En estudios clínicos se ha demostrado que el ejercicio periódico mejora la sensibilidad de los músculos a la insulina y baja el nivel de esta hormona en la sangre. Es decir, aunque el ejercicio solo no produce el gran déficit calórico necesario para perder kilos, dispone el escenario metabólico para que ocurra la disminución de peso mejorando el metabolismo de la insulina, siempre que se reduzca el consumo de calorías.

Mejorar la sensibilidad a la insulina podría disminuir también el apetito, al prevenir los grandes altibajos del nivel de azúcar en la sangre, que son la consecuencia directa de la excesiva secreción de insulina. Cuando comemos una comida muy abundante en carbohidratos, las enzimas digestivas convierten la mayor parte de estos carbohidratos en glucosa, que entonces entra en el torrente sanguíneo. Normalmente, el páncreas secreta sólo la cantidad justa de insulina necesaria para incorporar la glucosa a las células de los músculos y otras, y mantener en equilibrio el nivel de azúcar en la sangre. Sin embargo, cuando los músculos se resisten a la acción de la insulina y el páncreas debe secretar más, aún baja más el nivel de azúcar en la sangre. Esta reducción del nivel de azúcar, llamada «hipoglucemia», produce hambre, aun cuando la persona haya acabado de tomar una comida abundante. El ejercicio contribuye a romper este círculo vicioso haciendo a los músculos más sensibles a la insulina.

El ejercicio y el nivel de lípidos en la sangre

Estudios médicos sugieren que el ejercicio solo tiene poco o ningún efecto en el nivel del colesterol LDL. Pero sí mejora la proporción colesterol total/colesterol HDL y reduce el riesgo de contraer enfermedades cardiacas, aumentando de forma importante el nivel del colesterol HDL, el bueno. Además, se ha demostrado que el ejercicio baja el nivel de triglicéridos, que podrían ser un factor de riesgo independiente de aterosclerosis y enfermedad cardiaca coronaria.

La mejor manera de mejorar los niveles de colesterol total y de colesterol HDL es una combinación de ejercicio y dieta. Hazle un favor a tu corazón adoptando la paleodieta y también comenzando a hacer ejercicio.

El ejercicio previene la enfermedad cardiaca y la hipertensión

El ejercicio disminuye también el riesgo de muerte por enfermedad cardiaca al desencadenar diversos otros cambios saludables en el corazón y el sistema circulatorio. Se ha demostrado que el esfuerzo físico periódico ensancha las arterias coronarias (que llevan la sangre a las paredes del corazón, o miocardio) y aumenta su elasticidad. El ensanchamiento es bueno: incluso en el caso de que haya placas de ateroma en las arterias coronarias de personas que hacen ejercicio con frecuencia, el tener estas arterias más anchas les reduce las posibilidades de sufrir un ataque al corazón, y hace menos probable que se bloqueen totalmente e impidan la llegada de la sangre al corazón. Con el ejercicio periódico, el corazón se hace más grande y más fuerte, e incluso podría desarrollar nuevos vasos sanguíneos para suministrar más sangre y oxígeno.

Además, interesantes nuevos estudios indican que el esfuerzo físico frecuente reduce el riesgo de la formación de coágulos o trombos en una arteria coronaria, lo que puede provocar un ataque al corazón. El resultado neto de todos estos beneficiosos cambios debidos a la actividad física es una reducción considerable del riesgo de morir de cualquier forma de enfermedad cardiaca o de los vasos sanguíneos. Esto se ha demostrado en un estudio médico reciente realizado con más de 40.000 mujeres de Iowa.

La más generalizada de todas las enfermedades crónicas en Occidente es la hipertensión, o tensión arterial alta; afecta a por lo menos 50 millones de estadounidenses; a los 65 años, casi el 60 por ciento de los estadounidenses tienen la tensión arterial demasiado alta. La tensión arterial se mide cuando el corazón se contrae («tensión sistólica») y cuando se relaja («tensión diastólica»). Se considera hipertensión cuando la tensión sistólica es de 140 mmHg (14 cm) o más, y la diastólica de 90 mmHg o más. En muchos estudios se ha demostrado que el ejercicio periódico solo (sin hacer otros cambios en el estilo de vida) es eficaz para bajar la tensión arterial. Dado que la hipertensión podría acelerar el riesgo de accidente cerebrovascular, los programas de ejercicios que disminuyen la tensión arterial también reducen este riesgo.

El ejercicio, junto con los alimentos que vas a comer siguiendo la paleodieta, te pondrá en el camino correcto para bajar la tensión arterial y disminuir el riesgo de contraer las enfermedades del corazón y de los vasos sanguíneos.

Ejercicio, diabetes tipo 2, y otros beneficios del ejercicio para la salud

Según algunas estimaciones, la diabetes afecta a 10 millones de estadounidenses, y normalmente se presenta debido a la resistencia a la insulina, el mismo peligroso trastorno que favorece la obesidad, la hipertensión, la enfermedad cardiaca y las anormalidades en el nivel de lípidos en la sangre. El ejercicio puede ser un fabuloso remedio: una sola sesión de ejercicios mejora la sensibilidad a la insulina a las tres horas y mantiene la mejoría todo el día, incluso pasadas 24 horas después de haber practicado alguna actividad física.

El ejercicio es una de las mejores curas de la naturaleza para cualquier achaque o enfermedad; la actividad física frecuente reduce el estrés y mejora el bienestar mental, va bien para dormir mejor, mejora la digestión y la función pulmonar, disminuye la pérdida de masa ósea y ralentiza los cambios físicos que acompañan al envejecimiento. Podría reducir el riesgo de contraer ciertos tipos de cáncer. Así pues, ¡venga, a hacer ejercicio! Adopta el estilo de vida activo que forma parte de tu herencia ancestral. La actividad y el movimiento están incorporados en nuestros genes; el cuerpo los necesita sin duda alguna.

Ejercicios modernos para nuestro cuerpo paleolítico

Cualquier actividad es mejor que ninguna. No tiene por qué ser un ambicioso plan elaborado por un entrenador personal. En esencia, siempre que tengas oportunidad de hacer una actividad o tarea que requiera esfuerzo físico, en el trabajo, en casa, durante un viaje o en tiempo de ocio, deberías hacerla. Un día normal, la mayoría de los estadounidenses caminan unos 10 m desde su casa al coche, van al trabajo conduciendo, caminan unos 30 m hasta la oficina, y ahí se pasan horas sentados prácticamente inmóviles ante un ordenador. Al final del día, caminan hasta el coche, conducen a casa y ahí se sientan ante el televisor hasta que se van a acostar. Incluso en profesiones que antes eran activas, como la construcción, ahora es posible hacer tan poca actividad física como la de quienes hacen su trabajo sentados ante un escritorio. Accionar una retroexcavadora con aire acondicionado y controles totalmente hidráulicos requiere poco más esfuerzo físico que usar el teclado y el ratón de un ordenador.

Aumentar el grado de actividad en casa o en el trabajo

En este mundo tan mecanizado y tecnológico, podemos aumentar la actividad física mientras hacemos las tareas diarias en casa o en el trabajo, durante las actividades de ocio e introduciendo una rutina de ejercicio en nuestra agenda. Te animo a aprovechar al máximo estas tres situaciones para reintroducir la actividad física en tu vida. Siempre que tengas una oportunidad de usar el cuerpo, deberías aprovecharla. Considera la actividad no como algo que tienes que hacer, sino más bien como una oportunidad pasajera para hacerle un regalo a tu cuerpo. Hazte el regalo siempre que puedas. Te sentirás mejor.

¿Te es posible introducir algún tipo de ejercicio en el camino de ida o de vuelta del trabajo? ¿Podrías ir a pie al trabajo? ¿En bicicleta? ¿Puedes acaso aparcar el coche a bastante distancia del lugar de trabajo? ¿O bajarte del autobús o del metro antes de la parada correspondiente y hacer el resto del trayecto a pie? ¿O subir y bajar por la escalera, o ir a pie a comer al mediodía, en lugar de hacerlo en coche? Mejor aún, lleva tu paleocomida en una bolsa o fiambrera, aprovecha el tiempo de la comida para hacer una caminata y luego comes. Podrías incluso tener en la oficina un *step* y dos mancuernas para hacer unos pocos ejercicios con pesas de tanto en tanto. Tal vez cerca de tu lugar de trabajo hay un club de salud o un gimnasio y podrías aprovechar el tiempo de la comida de mediodía para hacer unos largos de piscina o ejercicios con pesas, o jugar un rato al raquetbol. Cuando vayas a los aseos, procura dar un rodeo y subir y bajar unos dos tramos de escalera. Dado que a los pocos días de comenzar la paleodieta casi todo el mundo nota un aumento de la energía diaria (no hay bajón o sopor a media tarde), tendrás la energía y el ánimo necesarios para estas actividades extra. Busca la actividad física: levantar pesos, caminar, subir y bajar escaleras, trabajar en el jardín, siempre y donde puedas. Cualquier cosa extra que hagas es mejor que no hacer nada, y estos pequeños aumentos de actividad se van acumulando.

En casa, no intentes usar tus aparatos para ahorrarte trabajo; por ejemplo, un quitanieves hace más rápido el trabajo, pero a no ser que después vayas a aprovechar el tiempo ahorrado para hacer ejercicios, usar la pala sería mucho mejor para ti. Observación importante: ten cuidado con el síndrome «guerrero de fin de semana»: si has llevado una vida sedentaria, no hagas un montón de ejercicio aeróbico de una sola vez. Consulta con tu médico e idea la mejor manera de recuperar la buena forma física sin riesgos.

Aumentar el grado de actividad durante el tiempo de ocio

Durante tu tiempo libre, en lugar de mirar un programa de pesca en la televisión, ve a pescar; en lugar de mirar un partido de fútbol, sal a jugar al fútbol con tus hijos; en lugar de entretenerte con juegos en el ordenador, haz una caminata o trabaja en el jardín. Cuando vayas a la playa, no te quedes sentado en la arena y aprovecha para nadar, caminar o incluso correr por la orilla. Las actividades de ocio pueden ser placenteras y al mismo tiempo entrañar actividad física. Cuando vayas de compras, procura caminar todo lo posible. Cuando vayas de cámping no tienes por qué dedicarte a los festines de comida basura con poco o nada de actividad física. Puedes disfrutar del aire libre haciendo algo, como caminar, hacer excursiones, cortar leña o nadar. Introducir más actividad física en tu vida, en casa y en el trabajo, será un fabuloso comienzo en la emulación de los hábitos de ejercicio de nuestros antepasados paleolíticos, y hará muchísimo para mejorar tu salud. Pero a no ser que hagas un trabajo muy arduo y agotador, en casa o en el trabajo, tal vez necesites también complementar tu trabajo diario y actividades de ocio con un programa estructurado de ejercicios.

Programas estructurados de ejercicios

Las actividades físicas de los cazadores-recolectores se parecían a las de los atletas modernos que se entrenan en diversas modalidades, en cuanto que son periódicos ejercicios aeróbicos y de fuerza. Normalmente, los hombres iban de caza de uno a cuatro días a la semana, tomando algunos días de descanso. Cazar entrañaba caminar y correr largos trayectos (de 15 a 25 km más o menos) para encontrar manadas de animales, con espectaculares carreras cortas, saltos, virajes y, de tanto en tanto, violentos forcejeos y luchas; y luego la larga caminata de vuelta llevando lo cazado. Cada dos días las mujeres salían a recolectar, y se pasaban muchas horas caminando hacia los lugares donde encontrarían alimentos, agua y leña. La recolección también entrañaba el arduo trabajo de excavar, trepar por pendientes, y luego volver al campamento cargadas, generalmente llevando un bebé o un niño pequeño en la cadera o a la espalda. Entre otras actividades comunes, algunas físicamente agotadoras, estaba el cuidado de los niños, fabricar herramientas, construir refugios, descuartizar los animales, preparar la comida y hacer vida social. La danza era un importante pasatiempo y se practicaba varias noches a la semana, y muchas veces duraba horas y horas. En general, las actividades de esta gente eran cíclicas: días de intenso trabajo físico (ejercicios aeróbico y de fuerza y resistencia) alternados por días de descanso y actividad ligera.

Estos patrones de actividad sugieren que estamos más adaptados a programas de ejercicio que alternan actividades de fuerza y aeróbicas, acompañados por días entremedio de descanso o actividades suaves. Procura tener en cuenta estos conceptos cuando elabores un programa de ejercicios. A días arduos deberían seguir uno o más días fáciles, y deberás acompañar los ejercicios de fuerza (con pesas) con ejercicios aeróbicos. Aunque lo esencial es que cualquier tipo de ejercicio es mejor que ninguno, serás menos vulnerable a lesiones y conseguirás mejor forma física general si te atienes a estos principios fundamentales.

Ejercicios aeróbicos

Tal vez ya estás en buena forma y haces ejercicio periódicamente. O tal vez lo haces de forma esporádica. O quizá tienes sobrepeso y no haces ejercicio casi nunca. Lo que comiences a hacer ahora (la cantidad e intensidad del ejercicio) dependerá necesariamente de tu punto de partida.

Para obtener los efectos mínimos del ejercicio en la salud, tendrás que acumular por lo menos *30 minutos de actividad aeróbica moderada* (caminar, correr, nadar, montar en bicicleta, bailar, subir y bajar escaleras, raquetbol, baloncesto, etc.) la *mayoría* de los días de la semana, y de preferencia *todos*. Más beneficios para la salud y funcionales los puedes conseguir dedicando más tiempo a la actividad, aumentando el vigor de la actividad o incrementando las veces que haces ejercicio a la semana.

Si eres principiante, tal vez no seas capaz de caminar inmediatamente 30 minutos cada día. Escucha siempre a tu cuerpo y aumenta o disminuye la cantidad o intensidad del ejercicio de acuerdo con tus posibilidades. Si en tu familia hay historial de enfermedad cardiaca, obesidad o algún otro problema de salud, deberías hablar con tu médico, o hacerte un chequeo antes de comenzar el programa de ejercicios. Pero no uses esto como pretexto para no hacer ejercicio. No hacer ejercicio es más peligroso para la salud que hacerlo. Si te sientes dolorido o cansado después de practicarlo un día, descansa al siguiente, como habrían hecho nuestros antepasados cazadores-recolectores. Poco a poco, a medida que vayas recuperando la buena forma física, podrás aumentar la frecuencia, la intensidad y la duración de tu programa de ejercicios. Por lo general, el grado de forma física mejora más rápidamente aumentando la intensidad del ejercicio en lugar de la frecuencia o la duración.

Lo esencial para que tenga éxito un programa de ejercicios aeróbicos es perseverar. Lo esencial para perseverar es hacerlo interesante y estimulante. La mejor manera de sabotear un programa de ejercicios es caminar en círculos por una misma pista, o pedalear en la bicicleta estática en tu casa. Personalmente, encuentro mucho más estimulante y apacible caminar o correr por senderos de montaña o caminos de tierra poco transitados en las afueras de la ciudad que hacerlo en las calles de la ciudad. Veo los pájaros y la fauna; el terreno y las vistas cambian constantemente, y no tengo que ir preocupado por el tráfico. Tal vez te lleve un poco más de tiempo conducir hasta el lugar donde encuentres un sendero o camino apropiado, pero tal vez descubras que vale la pena. Si vives en una zona metropolitana, un parque grande podría ser ideal para hacer las caminatas o para correr. Tal vez prefieras nadar o montar en bicicleta, o tal vez eres más sociable y prefieres la compañía de otras personas mientras haces aeróbic o ejercicios en el *step* o en la bicicleta estática en un gimnasio o club de salud. Varía las actividades aeróbicas; lleva contigo a tu perro, lleva contigo unos prismáticos y observa los pájaros; ve al parque o a senderos de montaña; nada en el mar o en un lago. No consideres el ejercicio una forma de castigo o penitencia. Hazlo divertido, agradable, estimulante y atractivo.

Ejercicios de fuerza

Los ejercicios de fuerza deben hacerse por lo menos dos veces a la semana, incorporando un mínimo de 8 a 10 ejercicios concretos que trabajen los principales grupos de músculos de piernas, tronco, brazos y hombros. Tendrías que realizar por lo menos uno a dos conjuntos de 8 a 12 repeticiones en cada conjunto. Para reducir al mínimo el riesgo de lesión muscular, conviene hacer calentamiento previo con muchos estiramientos y ejercicios calisténicos suaves; lo mismo vale para el ejercicio aeróbico. Si no tienes un aparato de pesas o un conjunto de mancuernas en casa, visita el gimnasio o club de salud de tu localidad para comenzar. En la mayoría de los gimnasios emplean monitores cualificados que te pueden ayudar a empezar y enseñarte la forma correcta de usar los aparatos de pesas. Una vez que tengas los conocimientos elementales, podrías desear comprar un equipo para hacer ejercicio en casa.

Modalidades combinadas, como nuestros
antepasados paleolíticos

Te animo a no limitarte a caminar, nadar o levantar pesas. Procura combinar actividades aeróbicas y de fuerza en tu programa de puesta en forma. Esto es lo que hacían nuestros antepasados paleolíticos, y es el método que mejorará con más rapidez tu forma física, a la vez que previenes lesiones. Si sientes doloridas o cansadas las piernas por caminar, tómate libre el día siguiente, o haz ejercicios con pesas que trabajen los músculos de la parte superior del cuerpo. Nadar es un ejercicio maravilloso que neutraliza temporalmente la fuerza de gravedad y permite el movimiento libre a las articulaciones y músculos. Aun si caminar o correr es tu principal actividad aeróbica, procura nadar unas cuantas veces al mes. Eso le dará a tu cuerpo un necesario descanso del constante golpeteo asociado con la actividad de correr, y te permitirá estirar totalmente los músculos y articulaciones. Igual que nadar, usar un aparato *cross-trainer* (p. ej., elíptico, remo) o montar en bicicleta, de verdad o estática, también hace maravillas para aliviar el estrés después de caminar o correr demasiado. Al alternar actividades de fuerza con diversas actividades aeróbicas, no sólo aceleras el progreso en la buena forma física, sino que también disminuyes las posibilidades de lesionarte.

Considera el ejercicio un lujo, una actividad maravillosa, algo que no es accesible a todo el mundo. Es un elixir milagroso que alegra el ánimo, mejora el bienestar y te hace sentir mucho mejor. El ejercicio te ayudará a completar y mantener tu maravilloso y nuevo paleoestilo de vida.

12

Vivir la paleodieta

Te he dado la llave de la puerta, pero no puedo abrirla en tu lugar. Por primera vez en tu vida, tal vez, comprenderás que siguiendo la dieta que la naturaleza concibió para nosotros puedes bajar de peso y no recuperarlo, y mejorar considerablemente tu salud. Todo esto ocurre sin una constante sensación de hambre.

La alimentación original de la humanidad no está recetada por un médico dietista ni por recomendaciones de organismos gubernamentales, sino por más de dos millones de años de sabiduría evolutiva. Ésta es la dieta que comían todas las personas del planeta hasta hace sólo 500 generaciones atrás. La gente del Paleolítico no tenía mas remedio que seguir la paleodieta; sencillamente no existían los cereales refinados, los azúcares, la sal, los productos lácteos ni los alimentos procesados. Por desgracia, desde el punto de vista de la salud y el peso, tú sí tienes otras opciones. Las hamburguesas, las patatas fritas y la Coca-cola están justo a la vuelta de la esquina, pero también lo están las saludables frutas y verduras y las carnes magras. Tú eliges.

¿Cómo motivarte para conseguirlo? ¿Cómo hacer la elección correcta cada vez? A continuación tienes unas sencillas directrices que te ayudarán.

Los motivos correctos para comer

Una vez más, sigue la ruta trazada por nuestros antepasados cazadores-recolectores. Come cuando tengas hambre y deja de comer cuando estés saciado. Muchos comemos por motivos incorrectos o erróneos.

El alimento es amor. ¿Te acuerdas de esa tarta de cumpleaños que comías en tu día especial de pequeño? Te daba abrigo y seguridad, podría haber representado el cariño de tus padres. Muchos seguimos relacionando los postres azucarados, empalagosos, con el amor y con recuerdos queridos de la infancia. Eso está bien; en realidad, el alimento debería seguir relacionándose con el amor. Pero ¿por qué no manifestar nuestro amor por nosotros mismos, nuestros familiares o amigos con los amorosos alimentos originales de la naturaleza, de modo que comiéndolos también podamos amar a nuestro cuerpo y sanarnos? ¿Qué tal unas cuantas colas de langosta o patas de cangrejo, unas cremosas rodajas de aguacate o un plato de moras frescas coronadas por almendras picadas? Estos alimentos son deliciosos y te hacen sentir fabulosamente. Esos alimentos que gustan en la infancia (galletas, pasteles, caramelos, helados, chocolates, etc.) son un alivio temporal del hambre que no tardan en hacernos sentir cansados, soñolientos e hinchados. ¿Cuántas veces necesitas «amarte» con esos alimentos para saber que a la larga siempre te fallan?

El alimento es recompensa. ¿Te acuerdas de cuando saliste a cenar después de terminar los estudios, en tu boda, o cuando conseguiste tu primer trabajo? Te recompensaste con una comida fabulosa, y con mucha razón. Te la merecías, y sigues mereciéndola. Sin embargo, muchos buscamos esa recompensa o gratificación en la comida casi diariamente. Recompénsate con la comida, y cada día, pero hazlo con los deliciosos alimentos de verdad: frutas, verduras y carnes magras. No sólo recompensarás a tu psique sino también a tu cuerpo.

Comer alivia el aburrimiento. ¿Te has encontrado sentado un viernes por la noche sin nada que hacer, sabiendo que en el refrigerador tienes medio litro de helado? ¿No te has visto alguna tarde en casa solo, o sola, con galletas de chocolate recién salidas del horno? Cuando adoptes la paleodieta, esas situaciones ya no serán un problema. Tendrás una tonelada de alimentos en casa, pero será de frutas, verduras, carnes magras, pescado y mariscos. Venga, adelante, abúrrete todo lo que quieras y come todo lo que desees, porque tu apetito te dirá cuándo parar. Tal vez podrías comerte todo el medio litro de helado y la fuente con galletas de chocolate, pero si comes pechuga de pollo magra, suculentos langostinos o mandarinas frescas, siempre sabrás cuándo dejar de comer porque estás saciado. Come esos alimentos para aliviar el aburrimiento, y descubrirás que adelgazas y tomas un nuevo camino hacia una salud fabulosa.

Día a día

Si eres como todos los habitantes de este planeta, es posible que no hayas pasado ni un solo día sin comer cereales, productos lácteos, legumbres, sal, azúcares refinados, carnes grasas o alimentos y bebidas procesados.

Venga, pruébalo una vez.

Te desafío a no comer nada aparte de frutas y verduras frescas y carnes magras durante un solo día. No sentirás hambre. Come todo lo que quieras de estos alimentos, come hasta que estés saciado. Te aseguro que no sufrirás de insuficiencia de vitaminas ni minerales; por el contrario, estarás exuberantemente nutrido.

Compruébalo por ti mismo, ve cómo te sientes cuando despiertes al día siguiente.

Sigue los principios de la paleodieta un segundo día completo. Eres capaz. Si sientes hambre o te tientas, regálate con un buen plato de fruta, pechuga de pollo fría, o cualquiera de los deliciosos tentempiés sugeridos en la lista del capítulo nueve. Observa tu grado de energía. ¿Te gusta despertarte sintiéndote optimista, lleno de energía y con ilusión para comenzar el brillante nuevo día? ¿Te gusta no sentir ese bajón o sopor de media mañana o media tarde? Bueno, eso es sólo el comienzo. La mayoría de las personas dicen haber experimentado esos saludables síntomas a los pocos días de comenzar la paleodieta.

Pero lo mejor está por venir. Bajarás rápidamente de peso los primeros días, y después continuarás perdiendo kilos hasta que llegues a tu peso óptimo. A algunas personas esto podría llevarles uno o dos meses; a las personas con grave problema de peso, seis meses o más. Pero lo importante es que continuarás bajando de peso mientras sigas los principios de la paleodieta. Si perder kilos es tu principal objetivo, centra la atención en cómo te gustaría verte dentro de uno o dos meses. Tu seguridad en ti mismo comenzará a elevarse cuando empieces a perder kilos; notarás la ropa más holgada. Estupendo, estás bien encaminado. Los demás comenzarán a notar tu nueva esbeltez. Esto úsalo como indicador de tus triunfos personales. Sabes que esas pequeñas victorias podrían llevar semanas o meses, pero la batalla se gana día a día. Intenta recordar lo bien que te sientes cada mañana cuando sigues la dieta. Eso es lo que cuenta, lo que importa, el día a día. Los días se convierten en semanas, las semanas en meses, y finalmente llegarás a tu peso meta, sea cual sea.

También podrías observar que comienzan a mejorar muchos problemas de salud con los que has vivido años sin hacerles caso. Ya no tienes rígidas las articulaciones por la mañana, y notas limpios y despejados los senos paranasales. La piel y el pelo se suavizan y dejan de estar resecos. La acedia y las indigestiones pasan a ser historia. Y por primera vez, desde hace años, desaparece el estreñimiento y el síndrome de intestino irritable.

A las personas que tienen problemas de salud más serios, como hipertensión, nivel elevado de colesterol o diabetes tipo 2, podrían comenzar a mejorarles los síntomas a las semanas de adoptar la paleodieta.

Tienes la llave para abrir la puerta a la buena salud con la dieta original de la humanidad. ¿Qué mejor motivo para adoptar la paleodieta de forma permanente que prevenir la enfermedad cardiaca, la diabetes tipo 2, la hipertensión u otros síntomas del síndrome X? Hazlo con inteligencia; elimina de tu dieta las causas conocidas o sospechosas del síndrome X. Al hacerlo también disminuirás el riesgo de contraer muchos tipos de cáncer.

La decisión es tuya. Los riesgos son cero, los beneficios, muchos. Consigue la buena salud y el peso correcto comiendo hasta quedar satisfecho. Y no te olvides de disfrutarlo.

Valores ácido-base de alimentos corrientes (raciones de 100 gramos)

Alimentos ácidos (valores +)		Alimentos alcalinos (valores −)	
Cereales		*Frutas*	
Arroz integral	+12,5	Uvas pasas	−21,0
Copos de avena	+10,7	Grosella negra	−6,5
Espaguetis	+6,5	Plátano	−5,5
Fideos con huevo	+6,4	Albaricoques	−4,8
Copos de maíz	+6,0	Kiwi	−4,1
Arroz blanco	+4,6	Cerezas	−3,6
Pan de centeno	+4,1	Pera	−2,9
Pan de trigo mezclado	+3,8	Piña	−2,7
Pan blanco	+3,7	Melocotón	−2,4
		Manzana	−2,2
Productos lácteos		Sandía	−1,9
Queso parmesano	+34,2		
Queso procesado	+28,7	*Verduras*	
Quesos secos	+19,2	Espinacas	−14,0
Queso gouda	+18,6	Apio	−5,2
Queso camembert	+14,6	Zanahorias	−4,9
Requesón	+8,7	Calabacines	−4,6
Leche entera	+0,7	Coliflor	−4,0
		Patata	−4,0
Legumbres		Rábanos	−3,7
Cacahuetes	+8,3	Berenjenas	−3,4

Alimentos ácidos (valores +)		Alimentos alcalinos (valores –)	
Lentejas	+3,5	Tomate	–3,1
Guisantes	+1,2	Lechuga	–2,5
		Escarola	–2,0
Carnes, pescado, huevo		Puerro	–1,8
Trucha	+10,8	Cebolla	–1,5
Pavo	+9,9	Champiñones	–1,4
Pollo	+8,7	Pimiento verde	–1,4
Huevos	+8,1	Brécol	–1,2
Cerdo	+7,9	Pepino	–0,8
Vacuno	+7,8		
Bacalao	+7,1		
Arenque	+7,0		

Comparación del contenido total de grasa en las carnes de animales de granja y animales salvajes

Carne grasa de animales de granja	Grasa (%)	Grasa saturada (g)
Chuleta de cerdo	51	4,80
Entrecot de vacuno	66	9,08
Chuleta de cordero	75	9,95
Muslo de pollo	58	4,33
promedio = 62,5		7,04

Carne de animales salvajes	Grasa (%)	Grasa saturada (g)
Bisonte asado	16	0,91
Antílope asado	17	0,97
Alce asado	7	0,29
Ciervo asado	19	1,25
promedio = 14,8		0,86

Aplicación práctica de partes de la paleodieta a escala mundial

En este libro hemos seguido la pista del «progreso» agrícola y hemos visto que lo fundamental para recuperar la salud y bajar de peso es reemplazar los modernos alimentos procesados por frutas y verduras frescas, carnes magras, pescados y mariscos. En Estados Unidos y otros países occidentales es muy fácil hacer esto. Podemos cultivar nuestras verduras y frutas o comprarlas a lo largo de todo el año en mercados y supermercados. Gracias al transporte aéreo y a los invernaderos, podemos comprar melocotones frescos y fresas en pleno invierno. Podemos comprar camarones de Tahití en Minnesota, comprar carne de búfalo criado en Colorado si vivimos en Hawái y encontrar salmón de Alaska en Nebraska.

El único factor limitador es el precio. Las frutas y las verduras frescas son más caras que las legumbres y el arroz blanco. El lomo magro de cerdo y las pechugas de pavo son más caros que las patatas y el pan. Los alimentos feculentos introducidos por la Revolución Agrícola son los más baratos del mundo. Los cereales, las legumbres y los tubérculos son los alimentos feculentos que han permitido que la población de nuestro planeta haya aumentado a más de 6.000 millones de habitantes. También son los alimentos que nos han permitido engordar grotescamente a nuestros animales, encerrados en corrales, para satisfacer nuestros deseos de carnes grasas. Nos han permitido contaminar nuestros productos alimenticios con miles de millones de toneladas de azúcar y jarabe de maíz rico en fructosa. También son los alimentos responsables de desequilibrar la proporción de grasas omega-6 y omega-3 en nuestra dieta. Sin ellos, tal vez el mundo podría mantener a un décimo o menos de nuestra población actual; no es exagerado decir que sin los alimentos feculentos baratos de la agricultura se morirían de hambre miles de millones de personas en todo el mundo.

Es una desgracia que, para la mayoría de las personas del mundo, los alimentos para los que están adaptadas genéticamente estén fuera del alcance de sus recursos económicos. Los alimentos decretados por nuestra herencia genética, que son los que comía la humanidad antes de la Revolución Agrícola, ahora son alimentos selectos de países ricos, privilegiados.

Sin embargo, hay muchas medidas prácticas e inmediatas que se podrían tomar para mejorar la calidad nutritiva de los alimentos y hacer las dietas del mundo más parecidas a las de nuestros antepasados paleolíticos.

Animales más sanos

Los cereales son alimentos inferiores tanto para los animales como para los seres humanos. Muchos de nuestros problemas de salud relacionados con el consumo excesivo de grasas saturadas y omega-6 son consecuencia directa de la práctica de alimentar con grano a los animales de ganadería. Actualmente, el 70 por ciento de los cereales cosechados es para alimentar al ganado vacuno. Pero no hay ninguna necesidad de hacer esto. En la producción de carne vacuna moderna, por lo general los animales pasan la primera mitad de su vida paciendo en praderas y tierras de pastoreo. Normalmente, se les dan piensos comerciales de cereales durante la segunda mitad de su vida. Si no encerráramos a los animales en corrales para alimentarlos con grano, esencialmente a la fuerza, para un engorde rápido, podríamos producir carme más sana, simplemente dándoles la libertad para pacer al aire libre toda su vida.

El grano que se da a los animales diluye las saludables grasas omega-3 y aumenta las omega-6. También produce animales gordos cuyo peso corporal podría ser hasta un 35-40 por ciento grasa. Bajo la piel tienen una capa de grasa de 8-10 cm de grosor. La grasa domina su cavidad abdominal, e incluso se filtra en el tejido muscular. Esta infiltración de grasa entre los muslos, llamada «veteada», es uno de los principales motivos de que se dé grano a los animales; el criador de vacunos cree que al consumidor le gusta el bistec bien veteado; pero este bistec podría contener más del 60 por ciento de sus calorías en forma de grasa. Incluso la carne magra de vacuno alimentado con grano, despojada de toda la grasa visible, contiene más del doble de la grasa que la carne de los animales que se alimentan con pastos o la de animales salvajes de caza. El tipo predominante de grasa de la carne de vacunos alimentados con grano es grasa saturada, la que obstruye las arterias. Una ración de 100 g de entrecot contiene 9 g de grasa saturada; esa misma ración de carne de vacunos alimentados con pastos sólo contiene 1,3 g de esta grasa.

El grano que se da a los vacunos tiene un efecto dañino también en los nutrientes. La carne de vacunos alimentados con pastos contiene cinco veces más ácido linoleico conjugado (CLA) que la de los alimentados con grano; el CLA es un tipo de grasa buena que podría ser uno de nuestros aliados más poderosos en la lucha contra el cáncer; en estudios con animales de laboratorio, pequeñas cantidades de CLA han reducido tumores. Esta carne también contiene cuatro veces más vitamina E y selenio, potentes antioxidantes que nos protegen del cáncer y la enfermedad cardiaca.

En esencia, alimentar con grano a los vacunos convierte un alimento sano (carne magra) en uno menos nutritivo y graso que tiene un enorme potencial para deteriorar la salud. Además, es un desperdicio, un derroche; la mayor parte del exceso de grasa de estos animales se elimina y se tira cuando se descuartizan. ¿Con qué fin damos grano a nuestros animales para engordarlos y luego arrojar gran parte de la grasa sólo para obtener un producto final, carne grasa, que es menos sano que la carne original con que comenzamos? Esto tiene muy poca lógica. Una manera mejor de criar a estos animales, tanto desde el punto de vista de la salud como del ecológico, sería sencillamente no alimentarlos con grano. Muchos de los productores de carne vacuna de Australia han adoptado este método, con una clamorosa aprobación por parte de los consumidores.

Aceites vegetales omega-3

Otra medida que se podría tomar para mejorar la salud mundial sería alentar el consumo de aceites vegetales ricos en omega-3. El conocimiento de que las grasas omega-3 son saludables, beneficiosas, y que la dieta occidental típica es deficiente en ellas, se ha generalizado en la comunidad científica desde mediados de la década de 1990. En parte, este conocimiento ha pasado a la industria de aceites vegetales por exigencia de los consumidores, y ahora el aceite de colza, buena fuente de grasas omega-3, está reemplazando a otros aceites vegetales menos saludables en la dieta de Estados Unidos como el aceite preferido.

Esta tendencia no se ha extendido a los países subdesarrollados. Sin embargo, podría ser fácil llevarla a la práctica. Los aceites vegetales son baratos, y ricas fuentes de grasa. Aumentar el consumo de aceites de colza, de semilla de lino y de semilla de mostaza para cocinar, para aliñar ensaladas y para los productos manufacturados contribuiría muchísimo a restaurar la salud y el bienestar mundiales.

Bibliografía

Adachi, J., y M. Hasegawa, «Improved dating of the human/chimpanzee separation in the mitochondrial DNA tree: heterogeneity among amino acid sites», *J. Mol. Evol.*, 40, 1995, pp. 622-628.

Adams, P. B., S. Lawson, A. Sanigorski y A. J. Sinclair, «Arachidonic acid to eicosapentaenoic acid ratio in blood correlates positively with clinical symptoms of depression», *Lipids*, 31, 1996, pp. S157-S161.

Aiello, L. C., y P. Wheeler, «The expensive tissue hypothesis», *Curr. Anthropol.*, 36, 1995, pp. 199-222.

Ainsleigh, H. G., «Beneficial effects of sun exposure on cancer mortality», *Prev. Med.*, 22, 1993, pp. 132-140.

Aizawa, H., y M. Niimura, «Elevated serum insulin-like growth factor-1 (IGF-1) levels in women with postadolescent acne», *J. Dermatol.*, 22, 1995, pp. 249-252.

—,«Mild insulin resistance during oral glucose tolerance test (OGTT) in women with acne», *J. Dermatol.*, 23, 1996, pp. 526-529.

Albanes, D., D. V. Jones, A. Schatzkin, M. S. Micozzi y P. R. Taylor, «Adult stature and risk of cancer», *Can. Res.*, 48, 1988, pp. 1658-1662.

Albert, C. M., C. H. Hennekens, C. J. O'Donnell, U. A. Ajani, V. J. Carey, W. C. Willett, J. N. Ruskin y J. E. Manson, «Fish consumption and risk of sudden cardiac death», *JAMA*, 279, 1998, pp. 23-28.

American Heart Association, *2000 Heart and Stroke Statistical Update.* Dallas, Tex., American Heart Association, 1999.

Anderson, G. H., «Dietary patterns vs. dietary recommendations: identifying the gaps for complex carbohydrate», *Crit. Rev. Food Sci. Nutr.*, 5&6, 1994, pp. 435-440.

Antonios, T. T., y G. A. MacGregor, «Deleterious effects of salt intake other than effects on blood pressure», *Clin. Exp. Pharmacol. Physiol.*, 22, 1995, pp. 180-184.

Appel, L. J., T. J. Moore, E. Obarzanek, W. M Vollmer, L. P. Svetkey, F. M. Sacks, G. A. Bray, T. M. Vogt, J. A. Cutler, M. M. Windhauser, P. H. Lin y N. Karanja, «A clinical trial of the effects of dietary patterns on blood pressure», *N. Engl. J. Med.*, 336, 1997, pp. 1.117-1.124.

Armelagos, G. J., «Human evolution and the evolution of disease», *Ethn. Dis.*, 1, 1991, pp. 21-25.

Attia, N., W. V. Tamborlane, R. Heptulla, D. Maggs, A. Grozman, R. S. Sherwin y S. Caprio, «The metabolic syndrome and insulin-like growth factor I regulation in adolescent obesity», *J. Clin. Endocrinol. Metab.*, 83, 1998, pp. 1.467-1.471.

Baaregaard, A., «Dental conditions and nutrition among natives in Greenland», *Oral Surg., Oral Med., Oral Pathol.*, 2, 1949, pp. 995-1.007.

Baba, N.H., S. Sawaya, N. Torbay, Z. Habbal, S. Azar y S. A. Hashim, «High protein vs. high carbohydrate hypoenergetic diet for the treatment of obese hyperinsulinemic subjects», *Int. J. Obes. Relat. Metab. Disord.*, 23, 1999, pp. 1.202-1.206.

Balam, G., y F. Gurri, «A physiological adaptation to undernutrition», *Ann. Hum. Biol.*, 21, 1994, pp. 483-489.

Bang, O., y J. Dyerberg, «Lipid metabolism and ischemic heart disease in Greenland Eskimos» *Adv. Nutr. Res.*, 3, 1980, pp. 1-22.

Barkeling, B., S. Rossner y H. Bjorvell, «Effects of a high-protein meal (meat) and a high-carbohydrate meal (vegetarian) on satiety measured by automated computerized monitoring of subsequent food intake, motivation to eat and food preferences», *Int. J. Obes.*, 14, 1990, pp. 743-751.

Barzel, U. S., «The skeleton as an ion exchange system: implications for the role of acid-base imbalance in the genesis of osteoporosis», *J. Bone Min. Res.*, 10, 1995, pp. 1.431-1.436.

Bershad, S., Y. P. Poulin, D. S. Berson, J. Sabean, R. T. Brodell, A. R. Shalita, L. Kakita, E. Tanghetti, J. Leyden, G. F. Webster y B. H. Miller, «Topical retinoids in the treatment of acne vulgaris», *Cutis*, 64 (supl 2), 1999, pp. 8-20.

Bicchieri, M. G. (comp.), *Hunters and Gatherers Today,* Holt, Rinehart & Winston, Nueva York, 1972.

Binoux, M., y M. Gourmelen, «Statural development parallels IGF I levels in subjects of constitutionally variant stature», *Acta Endocrinol.*, 114, 1987, pp. 524-530.

Bitzer, M., M. Feldkaemper y E. Schaeffel, «Visually induced changes in components of the retinoic acid system in fundal layers of the chick», *Exp. Eye Res.*, 70, 2000, pp. 97-106.

Black, H. S., J. I. Thornby, J. Gerguis y W. Lenger, «Influence of dietary omega-6, −3 fatty acid sources on the initiation and promotion stages of photocarcinogenesis», *Photochem. Photobiol*, 56, 1992, pp. 195-199.

Blair, R., y R. Misir, «Biotin bioavailability from protein supplements and cereal grains for growing broiler chickens», *Int. J. Vit. Nutr. Res.*, 59, 1989, pp. 55-58.

Block, G., B. Patterson y A. Subar, «Fruit, vegetables, and cancer prevention: a review of the epidemiological evidence», *Nutr. Cancer*, 18, 1992, pp. 1-29.

Blum, W. F., K. Albertsson-Wikland, S. Rosberg y M. B. Ranke, «Serum levels of insulinlike growth factor I (IGF-I) and IGF binding protein 3 reflect spontaneous growth hormone secretion», *J. Clin. Endocrinol. Metab.*, 76, 1993, pp. 1.610-1.616.

Blumenschine, R. J., «Carcass consumption sequences and the archaeological distinction of scavenging and hunting», *J. Hum. Evol.*, 15, 1986, pp. 639-659.

Blumenschine, R. J., y J. A. Cavallo, «Scavenging and human evolution», *Sci. Am.*, 267, 1992, pp. 90-96.

Blumenschine, R. J., y T. C. Madrigal, «Variability in long bone marrow yields of East African ungulates and its zooarchaeological implications», *J. Archaeol. Sci.*, 20, 1993, pp. 555-587.

Boeda, E., J. M. Geneste, C. Griggo, N. Mercier, S. Muhesen, J. L. Reyss, A. Taha y H. Valladas, «A Levallois point embedded in the vertebra of a wild ass (*Equus africanus*): hafting, projectiles and Mousterian hunting weapons», Antiquity, 73, 1999, pp. 394-402.

Boutton, T. W., M. J. Lynott y M. P. Bumsted, «Stable carbon isotopes and the study of prehistoric diet», *Crit. Rev. Food Sci. Nutr.*, 30, 1991, pp. 373-385.

Brand-Miller, J. C., y S. H. A. Holt, «Australian aboriginal plant foods: a consideration of their nutritional composition and health implications», *Nut. Res. Rev.*, 11, 1998, pp. 5-23.

Breslow, R. A., J. Hallfrisch, D. G. Guy, B. Crawley y A. P. Goldberg, «The importance of dietary protein in healing pressure ulcers», *J. Am. Geriatr. Soc.*, 41, 1993, pp. 357-362.

Brismar, K., E. Fernqvist-Forbes, J. Wahren y K. Hall, «Effect of insulin on the hepatic production of insulin-like growth factor-binding protein-1 (IGFBP-1), IGFBP-3, and IGF-1 in insulin dependent diabetes», *J. Clin. Endocrinol. Metab.*, 79, 1994, pp. 872-878.

Bruning, P. F., J. M. Bonfrer, P. A. van Noord, A. A. Hart, M. de Jong-Bakker y W. J. Nooijen, «Insulin resistance and breast cancer risk», *Int. J. Cancer*, 52, 1992, pp. 511-516.

Bunn, H. T., y E. M. Kroll, «Systematic butchery by Plio/Pleistocene hominids at Olduvai Gorge, Tanzania», *Curr. Anthropol.*, 27, 1986, pp. 431-452.

Burch, E. S., y L. J. Ellanna (comps.), *Key Issues in Hunter-Gatherer Research*, Berg Publishers, Oxford, U.K., 1994.

Camacho-Hubner, C., K. A. Woods, F. Miraki-Moud, P. C. Hindmarsh, A. J. Clark, Y. Hansson, A, Johnston, R. C. Baxter y M. O. Savage, «Effects of recombinant human insulin-like growth factor I (IGF-I) therapy on the growth hormone-IGF system of a patient with a partial IGF-I gene deletion», *J. Clin. Endocrinol. Metab.*, 84, 1999, pp. 1.611-1.616.

Cameron, A., J. Jones, B. Elliott y L. Gorman, *The L. L. Bean Game and Fish Cookbook*, Random House, Nueva York, 1983.

«Canned tuna», *Consumer Reports*, febrero, 1992, pp. 103-114.

Caprio, S., «Differences between African American and white girls in the insulinlike growth factor-I and the binding proteins: importance of insulin resistance and hyperinsulinemia», *J. Pediatr*, 135, 1999, pp. 270-271.

Cary, O. J., C. Locke y J. B. Cookson, «Effect of alterations of dietary sodium on the severity of asthma in men», *Thorax*, 48, 1993, pp. 714-718.

Catlin, G., *Letters and Notes on the Manners, Customs, and Conditions of North American Indians*, Dover Publications, Nueva York, 1973.

Chambers, J. C., O. A. Obeid, H. Refsum, P. Ueland, D. Hackett, J. Hooper, R. M. Turner, S. G. Thompson y J. S. Kooner, «Plasma homocysteine concentrations and risk of coronary heart disease in UK Indian Asian and European men», *Lancet*, 355, 2000, pp. 523-527.

Chan, J. M., «Nutrition and acid-base metabolism», *Fed. Proc.*, 40, 1981, pp. 2.423-2.428.

Chanmugam, P., M. Boudreau y D. H. Hwang, «Differences in the omega 3 fatty acid contents in pond-reared and wild fish and shellfish», *J. Food Sci.*, 51, 1986, pp. 1.556-1.557.

Chew, S. J., y V. Balakrishnan, «Myopia produced in young chicks by intermittent minimal form visual deprivation-can spectacles cause myopia?», *Singapore Med. J.*, 33, 1992, pp. 489-492.

Clark, L. C., G. F. Combs Jr., B. W. Turnbull, E. H. Slate, D. K. Chalker, J. Chow, L. S. Davis, R. A. Glover, G. F. Graham, E. G. Gross, A. Krongrad, J. L. Lesher Jr., H. K. Park, B. B. Sanders Jr., C. L. Smith y J. R. Taylor, «Effects of selenium supplementation for cancer prevention in patients with carcinoma of the skin. A randomized controlled trial. Nutritional Prevention of Cancer Study Group», *JAMA*, 276, 1996, pp. 1.957-1.963.

Cleave, T. L., *The Saccharine Disease*, John Wright & Sons, Bristol, 1974.

Cockburn, A., «Where did our infectious diseases come from? The evolution of infectious disease», *Ciba Found Symp.*, 49, 1977, pp. 103-112.

Cohen, M. N., «The significance of long-term changes in human diet and food economy», en M. Harris y E. B. Ross (comps.), *Food and Evolution. Toward a Theory of Human Food Habits*, Temple University Press, Filadelfia, 1987, pp. 261-283.

Cohen, M. N., y G. J. Armelagos, *Paleopathology at the Origins of Agriculture*, Academic Press, Nueva York, 1984.

Cordain, L., «Paleodiet and Paleolithic Nutrition: The Cordain Files», www. beyondveg.com/cat/paleodiet/index.shtml.

—,«Atherogenic potential of peanut oil-based monounsaturated fatty acids diets», *Lipids*, 33, 1998, pp. 229-230.

—,«Cereal grains: humanity's double-edged sword», *World Rev. Nutr. Diet*, 84, 1999, pp. 19-73.

Cordain, L., J. Brand Miller, S. B. Eaton y N. Mann, «Reply to SC Cunnane», *Am. J. Clin. Nutr.*, 72, 2000, pp. 1.585-1.586.

—,«Macronutrient estimations in hunter-gatherer diets», *Am. J. Clin. Nutr.*, 72, 2000, pp. 1.589-1.590.

Cordain, L., J. Brand Miller, S. B. Eaton, N. Mann, S. H. Holt y J. D. Speth, «Plant-animal subsistence ratios and macronutrient energy estimations in worldwide hunter-gatherer diets», *Am. J. Clin. Nutr.*, 71, 2000, pp. 682-692.

Cordain, L., E. D. Bryan, C. L. Melby y M. J. Smith, «Influence of moderate daily wine consumption upon body weight regulation and metabolism in healthy, free living males», *J. Am. Coll. Nutr.*, 16, 1997, pp. 134-139.

Cordain, L., S. B. Eaton, J. Brand Miller, N. Mann y K. Hill, «The paradoxical nature of hunter-gatherer diets: Meat based, yet non-atherogenic», *Eur. J. Clin. Nutr.*, *en prensa*.

Cordain, L., y R. W. Gotshall, «Compiled ethnographic observations of the aerobic fitness, strength and body composition of unacculturated humans», *Med. Sci. Sports. Exerc.*, 31, 1999, p. S213.

Cordain, L., R. W. Gotshall y S. B. Eaton, «Evolutionary aspects of exercise», *World Rev. Nutr. Diet*, 81, 1997, pp. 49-60.

Cordain, L., R. W. Gotshall, S. B. Eaton, y S. B. Eaton III, «Physical activity, energy expenditure and fitness: an evolutionary perspective», *Int. J. Sport. Med.*, 19, 1998, pp. 328-335.

Cordain, L., C. Martin, G. Florant y B. A. Watkins, «The fatty acid composition of muscle, brain, marrow and adipose tissue in elk: evolutionary implications for human dietary lipid requirements», *World Rev. Nutr. Diet*, 83, 1998, p. 225.

Cordain, L., C. L. Melby, A. E. Hamamoto, S. O'Neill, M. A. Cornier, H. A. Barakat, R. G. Israel y J. O. Hill, «Influence of moderate chronic wine consumption on insulin sensitivity and other correlates of syndrome X in moderately obese women», *Metabolism*, 49, 2000, pp. 1.473-1.478.

Cordain, L., J. Miller y N. Mann, «Scant evidence of periodic starvation among hunter-gatherers», *Diabetologia,* 42, 1999, pp. 383-384.

Cordain, L., L. Toohey, M. J. Smith y M. S. Hickey, «Modulation of immune function by dietary lectins in rheumatoid arthritis», *Br. J. Nutr.*, 83, 2000, pp. 207-217.

Cordain, L., B. A. Watkins, G. Florant, M. Kehler y L. Rogers, «A detailed fatty acid analysis of selected tissues in elk, mule deer, and antelope», *FASEB J.*, 13, 1999, pp. A887.

Cordain, L., B. A. Watkins, G. L. Florant, M. Kehler, L. Rogers y Y. Li, «Fatty acid analysis of wild ruminant tissues: evolutionary implications for reducing diet-related chronic disease», *Eur. J. Clin. Nutr.*, 56, 2001, pp. 1-11.

Cordain, L., B. A. Watkins y N. J.Mann, «Fatty acid composition and energy density of foods available to African hominids: evolutionary implications for human brain development», *World Rev. Nutr.* Diet, 90, 2001, pp. 144-161.

Crawford, M. A., M. Bloom, C. L. Broadhurst, W. F. Schmidt, S. C. Cunnane, C. Galli, K. Gehbremeskel, F. Linseisen, J. Lloyd-Smith y J. Parkington, «Evidence for the unique function of docosahexaenoic acid during the evolution of the modern hominid brain», *Lipids,* 34, 1999, pp. s39-s47.

Crawford, M. A., M. M. Gale, M. H. Woodford y N. M. Casped, «Comparative studies on fatty acid composition of wild and domestic meat», *Int. J. Biochem.,* 1, 1970, pp. 295-305.

Crawford, M. A, y A. J. Sinclair, «The long chain metabolites of linoleic and linolenic acids in liver and brains of herbivores and carnivores», *Comp. Biochem. Physiol.,* 54B, 1976, pp. 395-401.

Crovetti R., M. Porrini, A. Santangelo y G. Testolin, «The influence of thermic effect of food on satiety», *Eur. J. Clin. Nutr.,* 52, 1998, pp. 482-488.

Cunliffe, W. J., y J. A. Cotteril, «The acnes: clinical features, pathogenesis and treatment», en A. Rook (comp.), *Major Problems in Dermatology,* W. B. Saunders, Filadelfia, 1975, vol. 6, pp. 13-14.

Cusin, I., F. Rohner-Jeanrenaud, J. Terrettaz y B. Jeanrenaud, «Hyperinsuline-mia and its impact on obesity and insulin resistance», *Int. J. Obes. Relat. Metab. Disord.,* 16, 1992 (supl. 4), pp. S1-S11.

Dagnelie, P. C., M. van Dusseldorp, W. A van Staveren y J. G. Hautvast, «Effects of macrobiotic diets on linear growth in infants and children until 10 years of age», *Eur. J. Clin. Nutr.,* 48, 1994 (supl. 1), pp. S103-S112.

Dauncey, M. J., y S. A. Bingham, «Dependence of 24 h energy expenditure in man on the composition of the nutrient intake», *Br. J. Nutr.* 50, 1983, pp. 1-13.

Davidson, P. W., G. J. Myers, C. Cox, C. Axtell, C. Shamlaye, J. Sloane-Reeves, E. Cernichiari, L. Needham, A. Choi, Y. Wang, M. Berlin y T. W. Clarkson, «Effects of prenatal and postnatal methylmercury exposure from fish consumption on neurodevelopment: outcomes at 66 months of age in the Seychelles Child Development Study», *JAMA* 280, 1998, pp. 701-707.

Daviglus, M. L., J. Stamler, A. J. Orencia, A. R. Dyer, K. Liu, P. Greenland, M. K. Walsh, D. Morris y R. B. Shekelle, «Fish consumption and the 30-year risk of fatal myocardial infarction», *N. Engl. J. Med.,* 336, 1997, pp. 1.046-1.053.

De Heinzelin, J., J. D. Clark, T. White, W. Hart, P. Renne, G. WoldeGabriel, Y. Beyene y E. Vrba, «Environment and behavior of 2.5-million-year-old Bouri hominids», *Science,* 284, 1999, pp. 625-629.

De Lorgeril, M., P. Salen, J. L. Martin, I. Monjaud, J. Delaye y N. Mamelle, «Mediterranean diet, traditional risk factors, and the rate of cardiovascular complications after myocardial infarction: final report of the Lyon Diet Heart Study», *Circulation,* 99, 1999, pp. 779-785.

Denton, D., *The Hunger for Salt,* Springer-Verlag, Nueva York, 1984.

Deplewski, D., y R. L. Rosenfield, «Growth hormone and insulin-like growth factors have different effects on sebaceous cell growth and differentiation», *Endocrinology*, 140, 1999, pp. 4.089-4.094.

Devine, A., R. A. Criddle, I. M. Dick, D. A. Kerr y R. L. Prince, «A longitudinal study of the effect of sodium and calcium intakes on regional bone density in postmenopausal women», *Am. J. Clin. Nutr.*, 62, 1995, pp. 740-745.

DeVries, A., *Primitive Man and His Food*, Chandler Book Company, Chicago, 1952.

Dhiman, T.R., G. R. Anand, L. D. Satter y M. W. Pariza, «Conjugated linoleic acid content of milk from cows fed different diets», *J. Dairy Sci.*, 82, 1999, pp. 2.146-2.156.

Diamond, J., «The worst mistake in the history of the human race», *Discover*, 1987 (mayo), pp. 64-66.

«Dietary supplementation with n-3 polyunsaturated fatty acids and vitamin E after myocardial infarction: results of the GISSI-Prevenzione trial. Gruppo Italiano per lo Studio della Sopravvivenza nell'Infarto miocardico», *Lancet*, 354, 1999, pp. 447-455.

Dirlewanger, M., P. Schneiter, E. Jequier y L. Tappy, «Effects of fructose on hepatic glucose metabolism in humans», *Am. J. Physiol. Endocrinol. Metab.*, 279, 2000, pp. E907-E911.

Dohan, F.C., y J. C. Grasberger, «Relapsed schizophrenics: early discharge from the hospital after cereal-free, milk-free diet», *Am. J. Psychiatry*, 130, 1973, pp. 685-688.

Donnelly, J., N. P. Pronk, D. J. Jacobsen, S. J. Pronk y J. M. Jakicic, «Effects of a very-lowcalorie diet and physical-training regimens on body composition and resting metabolic rate in obese females», *Am. J. Clin. Nutr.* 54, 1991, pp. 56-61.

Douglas, J. W. B., J. M. Ross y H. R. Simpson, «The ability and attainment of short-sighted pupils», *J. R. Stat. Soc. Series A (Gen.)*, 130, 1967, pp. 479-504.

Dreon, D. M., H. A. Fernstrom, B. Miller y R. M. Krauss, «Low-density lipoprotein subclass patterns and lipoprotein response to a reduced-fat diet in men», *FASEB J.*, 8, 1994, pp. 121-126.

Dreon, D. M., H. A. Fernstrom, P. T. Williams y R. M. Krauss, «A very low-fat diet is not associated with improved lipoprotein profiles in men with a predominance of large, low-density lipoproteins», *Am. J. Clin. Nutr.*, 69, 1999, pp. 411-418.

—,«Reduced LDL particle size in children consuming a very-low-fat diet is related to parental LDL-subclass patterns», *Am. J. Clin. Nutr.*, 71, 2000, pp. 1.611-1.616.

Duckett, S. K., D. G. Wagner, L. D. Yates, H. G. Dolezal y S. G. May, «Effects of time on feed on beef nutrient composition», *J. Anim. Sci.*, 71, 1993, pp. 2.079-2.088.

Dwyer, J., E. Foulkes, M. Evans y L. Ausman, «Acid/alkaline ash diets: time for assessment and change», *J. Am. Diet. Assoc.,* 85, 1985, pp. 841-845.

Eaton, S. B., S. B. Eaton III, A. J. Sinclair, L. Cordain y N. J. Mann, «Dietary intake of longchain polyunsaturated fatty acids during the Paleolithic», *World Rev. Nutr. Diet.,* 83, 1998, pp. 12-23.

Eaton, S.B., y M. Konner, «Paleolithic nutrition. A consideration of its nature and current implications», *N. Engl. J. Med.,* 312, 1985, pp. 283-289.

Eaton, S. B., M. Konner y M. Shostak, «Stone Agers in the fast lane: chronic degenerative diseases in evolutionary perspective», *Am. J. Med.,* 84, 1988, pp. 739-749.

Eaton, S. B., M. Shostak y M. Konner, «The first fitness formula», en *The Paleolithic Prescription,* Harper & Row, Nueva York, pp. 168-199.

Ercan, N., M. C. Gannon y F. Q. Nuttall, «Effect of added fat on the plasma glucose and insulin response to ingested potato given in various combinations as two meals in normal individuals», *Diabetes Care,* 17 (12), 1994, pp. 1.453-1.459.

Etling, K., «The wild diet», revista *Outdoor Life,* agosto, 1992, pp. 52-64.

Evans, T. R. J., y S. B. Kaye, «Retinoids: present role and future potential», *Br. J. Cancer,* 80, 1999, pp. 1-8.

Ezzo, J. A., C. S. Larsen y J. H. Burton, «Elemental signatures of human diets from the Georgia Bight», *Am. J. Phys. Anthropol.,* 98, 1995, pp. 471-481.

Falsetti, L., y G. I. Eleftheriou, «Hyperinsulinemia in the polycystic ovary syndrome: a clinical endocrine and echographic study in 240 patients», *Gynecol. Endocrinol.,* 10, 1996, pp. 319-326.

Ferry, R. J., R. W. Cerri y P. Cohen, «Insulin-like growth factor binding proteins: new proteins, new functions», *Horm. Res.,* 51, 1999, pp. 53-67.

Feskens, E. J., C. H. Bowles y D. Kromhout, «Inverse association between fish intake and risk of glucose intolerance in normoglycemic elderly men and women», *Diabetes Care,* 14, 1991, pp. 935-941.

Foster-Powell, K., y J. Brand Miller, «International tables of glycemic index», *Am. J. Clin. Nutr.,* 62, 1995, pp. 871s-893s.

Franceschi, S., y A. Favero, «The role of energy and fat in cancers of the breast and colon-rectum in a southern European population», *Ann. Oncol.,* 10 (supl. 6), 1999, pp. 61-63.

Frassetto, L. A., R. C. Morris y A. Sebastian, «Potassium bicarbonate reduces urinary nitrogen excretion in postmenopausal women», *J. Clin. Endocrinol. Metab.,* 82, 1997, pp. 254-259.

Frassetto, L. A., K. M. Todd, R. C. Morris y A. Sebastian, «Estimation of net endogenous noncarbonic acid production in humans from diet potassium and protein contents», *Am. J. Clin. Nutr.,* 68, 1998, pp. 576-583.

Freyre, E. A., R. M. Rebaza, D. A. Sami y C. P. Lozada, «The prevalence of facial acne in Peruvian adolescents and its relation to their ethnicity», *J. Adolesc. Health,* 22, 1998, pp. 480-484.

Gabunia, L., A. Vekua, D. Lordkipanidze, C. C. Swisher III, R. Ferring, A. Justus, M. Nioradze, M. Tvalchrelidze, S. C. Anton, G. Bosinski, O. Joris, M. A. Lumley, G. Majsuradze y A. Mouskhelishvili, «Earliest Pleistocene hominid cranial remains from Dmanisi, Republic of Georgia: taxonomy, geological setting, and age», *Science,* 288, 2000, pp. 1.019-1.025.

Gannon, M. C., F. Q. Nuttall, S. A. Westphal, S. Fang y N. Ercan-Fang, «Acute metabolic response to high-carbohydrate, high-starch meals compared with moderatecarbohydrate, low-starch meals in subjects with type 2 diabetes», *Diabetes Care,* 21, 1998, pp. 1.619-1.626.

García-Menaya, J. M., M. A. Gonzalo-Garijo, I. Moneo, B. Fernández, F. García-González y F. Moreno, «A 17-kDa allergen detected in pine nuts», *Allergy,* 55, 2000, pp. 291-293.

Gardiner, P. A., «Dietary treatment of myopia in children», *Lancet,* 1, 1958, pp. 1.152- 1.155.

Gardner, C. D., S. P. Fortmann y R. M. Krauss, «Association of small low-density lipoprotein particles with the incidence of coronary artery disease in men and women», *JAMA,* 276, 1996, pp. 875-881.

Gardner, C. D., y H. C. Kraemer, «Monounsaturated versus polyunsaturated dietary fat and serum lipids. A meta-analysis», *Arterioscler. Thromb. Vasc. Biol.,* 15, 1995, pp. 1.917-1.927.

Garland, C. F., F. C. Garland y E. D. Gorham, «Rising trends in melanoma. An hypothesis concerning sunscreen effectiveness», *Ann. Epidemiol.,* 3, 1993, pp. 103-110.

—,«Calcium and vitamin D. Their potential roles in colon and breast cancer prevention», *Ann. NY Acad. Sci.,* 889, 1999, pp. 107-119.

Garland, F. C., C. F. Garland, E. D. Gorham y J. F. Young, «Geographic variation in breast cancer mortality in the United States: A hypothesis involving exposure to solar radiation», *Prev. Med.,* 19, 1990, pp. 614-622.

George, R., y R. Bhopal, «Fat composition of free living and farmed sea species: implications for human diet and sea-farming techniques», *Br. Food J.,* 97, 1995, pp. 19-22.

Gielkens, H. A., M. Verkijk, W. F. Lam, C. B. Lamers y A. A. Masclee, «Effects of hyperglycemia and hyperinsulinemia on satiety in humans», *Metabolism,* 47, 1998, pp. 321-324.

Gill, Z. P., C. M. Perks, P. V. Newcomb y J. M. Holly, «Insulin-like growth factor-binding protein (IGFBP-3) predisposes breast cancer cells to programmed cell death in a non-IGF-dependent manner», *J. Biol. Chem.,* 272, 1997, pp. 25.602-25.607.

Giovannucci, E., «Insulin-like growth factor-I and binding protein-3 and risk of cancer», *Horm. Res.,* 51 (supl. S3), 1999, pp. 34-41.

—,«Tomatoes, tomato-based products, lycopene, and cancer: review of the epidemiologic literature», *J. Natl. Cancer Inst.,* 91, 1999, pp. 317-331.

Giovannucci, E., M. J. Stampfer, G. A. Colditz, E. B. Rimm, D. Trichopoulos, B. A. Rosner, F. E. Speizer y W. C. Willett, «Folate, methionine, and alcohol intake and risk of colorectal adenoma», *J. Natl. Cancer. Inst.,* 85, 1993, pp. 875-883.

Gotshall, R. W., T. D. Mickelborough y L. Cordain, «Dietary salt restriction improves pulmonary function in exercise-induced asthma», *Med. Sci. Sports Exerc.,* 32, 2000, pp. 1.815-1.819.

Gourmelen, M., Y. Le Bouc, F. Girard y M. Binoux, «Serum levels of insulin-like growth factor (IGF) and IGF binding proteins in constitutionally tall children and adolescents», *J. Clin. Endocrinol. Metab.,* 59, 1984, pp. 1.197-1.203.

Gray, J. P., «A corrected ethnographic atlas», *World Cultures J.,* 10, 1999, pp. 24-85.

Gray, R., *Eat Like a Wild Man: 110 Years of Great Sports Afield Recipes,* Willow Creek Press, Minocqua, Wis., 1997.

Greenfield, H. J., «The origins of milk and wool production in the old world», *Curr. Anthropol.,* 29, 1988, pp. 573-594.

Griffin, B. A., «Lipoprotein atherogenicity: an overview of current mechanisms», *Proc. Nutr. Soc.,* 58, 1999, pp. 163-169.

Gueux, E., V. Azais-Braesco, L. Bussiere, P. Grolier, A. Mazur, y A. Rayssiguier, «Effect of magnesium deficiency on triacylglycerol-rich lipoprotein and tissue susceptibility to peroxidation in relation to vitamin E content», *Br. J. Nutr.,* 74, 1995, pp. 849-856.

Guthrie, J. F., y J. F. Morton, «Food sources of added sweeteners in the diets of Americans», *J. Am. Diet. Assoc.,* 100, 2000, pp. 43-51.

Hadjivassiliou, M., A. Gibson, G. A. Davies-Jones, A. J. Lobo, T. J. Stephenson y A. Milford-Ward, «Does cryptic gluten sensitivity play a part in neurological illness?», *Lancet,* 347, 1996, pp. 369-371.

Hammond, A. C., T. S. Rumsey y G. L. Haaland, «Prediction of empty body components in steers by urea dilution», *J. Anim. Sci.,* 66, 1988, pp. 354-360.

Hanchette, C. L., y G. C. Schwartz, «Geographic patterns of prostate cancer mortality. Evidence for a protective effect of ultraviolet radiation», *Cancer,* 70, 1992, pp. 2.861-2.869.

Harlan, J. R., «The plants and animals that nourish man», *Sci. Am.,* 235, 1976, pp. 89-97.

Haskell, W. L., «The influence of exercise on the concentrations of triglyceride and cholesterol in human plasma», *Exerc. Sport Sci. Rev.,* 12, 1984, pp. 205-244.

Hawkes, K., K. Hill y J. F. O'Connell, «Why hunters gather: optimal foraging and the Ache of eastern Paraguay», *Am. Ethnologist,* 9, 1982, pp. 379-398.

Hennekens, C. H., y J. E. Buring, *Epidemiology in Medicine,* Little, Brown, Boston, 1987.

Hibbeln, J. R., «Fish consumption and major depression», *Lancet,* 351, 1998, pp. 1.213.

Hibbeln, J. R., y N. Salem, «Dietary polyunsaturated fatty acids and depression: when cholesterol does not satisfy», *Am. J. Clin. Nutr.,* 62, 1995, pp. 1-9.

Hobbs, C. J., S. Plymate, C. J. Rosen y R. A. I. Adler, «Testosterone administration increases insulin-like growth factor-I levels in normal men», *J. Clin. Endocrinol. Metab.,* 77, 1993, pp. 776-779.

Hobbes, T., *The Leviathan,* Prometheus Books, Amherst, N.Y., 1988.

Hochman, L. G., R. K. Scher y M. S. Meyerson, «Brittle nails: response to daily biotin supplementation», *Cutis,* 51, 1993, pp. 303-305.

Hokanson, J. E., y M. A. Austin, «Plasma triglyceride level is a risk factor for cardiovascular disease independent of high-density lipoprotein cholesterol level: a metaanalysis of population-based prospective studies», *J. Cardiovasc. Risk,* 3, 1996, pp. 213-219.

Holly, J. M. P., «The physiological role of IGFBP-1», *Acta Endocrinol.,* 124, 1991, pp. 55-62.

Holmes, M. D., M. J. Stampfer, G. A. Colditz, B. Rosner, D. J. Hunter y W. C. Willett, «Dietary factors and the survival of women with breast carcinoma», *Cancer,* 86, 1999, pp. 826-835.

Holt, S. H., y J. B. Miller, «Increased insulin responses to ingested foods are associated with lessened satiety», *Appetite,* 24, 1995, pp. 43-54.

Horner, S. M., «Efficacy of intravenous magnesium in acute myocardial infarction in reducing arrhythmias and mortality», *Circulation,* 86, 1992, pp. 774-779.

Howell, J. M., «Early farming in northwestern Europe», *Sci. Am.,* 257, 1987, pp. 118-126.

Hu, F. B., M. J. Stampfer, J. E. Manson, E. B. Rimm, G. A. Colditz, F. E. Speizer, C. H. Hennekens y W. C. Willett, «Dietary protein and risk of ischemic heart disease in women», *Am. J. Clin. Nutr.,* 70, 1999, pp. 221-227.

Hu, F. B., M. J. Stampfer, E. B. Rimm, J. E. Manson, A. Ascherio, G. A. Colditz, B. A. Rosner, D. Spiegelman, F. E. Speizer, F. M. Sacks, C. H. Hennekens y W. C. Willett, «A prospective study of egg consumption and risk of cardiovascular disease in men and women», *JAMA,* 281, 1999, pp. 1.387-1.394.

Hunter, D. J., y W. C. Willett, «Diet, body size, and breast cancer», *Epidemiol. Rev.,* 15, 1993, pp. 110-132.

Hwalla Baba, N., S. Sawaya, N. Torbay, Z. Habbal, S. Azar y S. A. Hashim, «High protein vs. high carbohydrate hypoenergetic diet for the treatment of obese hyperinsulinemic subjects», *Int. J. Obes.,* 23, 1999, pp. 1.202-1.206.

Ip, C., J. A. Scimeca y H. J. Thompson, «Conjugated linoleic acid. A powerful anticarcinogen from animal fat sources», *Cancer,* 74 (supl. 3), 1994, pp. 1.050-1.054.

«Is our fish fit to eat?», *Consumer Reports,* febrero 1992, pp. 103-114.

Itami, S., S. Kurata y S. Takayasu, «Androgen induction of follicular epithelial cell growth is mediated via insulin-like growth factor-I from dermal papilla cells», *Biochem. Biophys. Res. Commun.,* 212, 1995, pp. 988-994.

Ivy, J. L., «Role of exercise training in the prevention and treatment of insulin resistance and on insulin-dependent diabetes mellitus», *Sports Med.,* 24, 1997, pp. 321-336.

Jacobson, M. S., «Cholesterol oxides in Indian ghee: possible cause of unexplained high risk of atherosclerosis in Indian immigrant populations», *Lancet,* 2, 1987, pp. 656-658.

Jensen-Jarolim, E., L. Gajdzik, I. Haberl, D. Kraft, O. Scheiner y J. Graf, «Hot spices influence permeability of human intestinal epithelial monolayers», *J. Nutr.,* 128, 1998, pp. 577-581.

Juul, A., T. Scheike, C. T. Nielsen, S. Krabbe, J. Muller y N. E. Skakkebaek, «Serum insulinlike growth factor I (IGF-1) and IGF-binding protein 3 levels are increased in central precocious puberty: effects of two different treatment regimens with gonadotropin-relating hormone agonists, without or in combination with an antiandrogen (cyproterone acetate)», *J. Clin. Endocrinol. Metab.,* 80, 1995, pp. 3.059-3.067.

Kane, J., *Savages,* Random House, Nueva York, 1995.

Kelly R. L., *The Foraging Spectrum. Diversity in Hunter-Gatherer Lifeways,* Smithsonian Institution Press, Washington, D.C., 1995.

Key, T. J., G. E. Fraser, M. Thorogood, P. N. Appleby, V. Beral, G. Reeves, M. L. Burr, J. Chang-Claude, R. Frentzel-Beyme, J. W. Kuzma, J. Mann y K. McPherson, «Mortality in vegetarians and nonvegetarians: detailed findings from a collaborative analysis of 5 prospective studies», *Am. J. Clin. Nutr.,* 70, 1999, pp. 516S-524S.

Kinjo, Y., V. Beral, S. Akiba, T. Key, S. Mizuno, P. Appleby, N. Yamaguchi, S. Watanabe y R. Doll, «Possible protective effect of milk, meat and fish for cerebrovascular disease mortality in Japan», *J. Epidemiol.,* 9, 1999, pp. 268-274.

Klag, M. J., y P. K. Whelton, «The decline in stroke mortality: an epidemiologic perspective», *Ann. Epidemiol.,* 3, 1993, pp. 571-575.

Klinger, B., S. Anin, A. Silbergeld, R. Eshet y Z. Laron, «Development of hyperandrogenism during treatment with insulin-like growth factor-I (IGF-I) in female patients with Laron syndrome», *Clin. Endocrinol.,* 48, 1998, pp. 81-87.

Knopp, R. H., C. E. Walden, B. M. Retzlaff, B. S. McCann, A. A. Dowdy, J. J. Albers, G. O. Gey y M. N. Cooper, «Long-term cholesterol lowering effects of 4 fat restricted diets in hypercholesterolemic and combined hyperlipidemic men: The Dietary Alternatives Study», *JAMA*, 278, 1997, pp. 1.509-1.515.

Kobayashi, M., S. Sasaki, G. S. Hamada y S. Tsugane, «Serum n-3 fatty acids, fish consumption and cancer mortality in six Japanese populations in Japan and Brazil», *Jpn. J. Cancer. Res.*, 90 (9), 1999, pp. 914-921.

Kokkinos, P. F., P. Narayan, J. A. Colleran, A. Pittaras, A. Notargiacomo, D. Reda y V. Papademetriou, «Effects of regular exercise on blood pressure and left ventricular hypertrophy in African-American men with severe hypertension», *N. Engl. J. Med.*, 333, 1995, pp. 1.462-1.467.

Kopinski, J. S., Leibholz y W. L. Bryden, «Biotin studies in pigs. Biotin availability in feedstuffs for pigs and chickens», *Br. J. Nutr.*, 62, 1989, pp. 773-780.

Kris-Etherton, P. M., D. S. Taylor, S. Yu-Poth, P. Huth, K. Moriarty, V. Fishell, R. L. Hargrove, G. Zhao y T. D. Etherton, «Polyunsaturated fatty acids in the food chain in the United States», *Am. J. Clin. Nutr.*, 71 (supl. 1), 2000, pp. 179S-188S.

Krober, T., *Ishi in Two Worlds. A Biography of the Last Wild Indian in North America*, University of California Press, Los Ángeles, 1961.

Kubow, S., «Lipid oxidation products in food and atherogenesis», *Nutr. Rev.*, 51, 1993, pp. 33-40.

Kurtz, T. W., H. A. Al-Bander y R. C. Morris, «"Salt-sensitive" essential hypertension in men. Is the sodium ion alone important?», *N. Engl. J. Med.*, 317, 1987, pp. 1.043-1.048.

Kushi, L. H., R. M. Fee, A. R. Folsom, P. J. Mink, K. E. Anderson y T. A. Sellers, «Physical activity and mortality in postmenopausal women», *JAMA*, 277, 1997, pp. 1.287-1.292.

Larsen, C. S., «Reading the bones of La Florida», *Sci. Am.*, 282, 2000, pp. 80-85.

Larsen, C. S., M. J. Schoeninger, N. J. van der Merwe, K. M. Moore y J. A. Lee-Thorp, «Carbon and nitrogen stable isotopic signatures of human dietary change in the Georgia Bight», *Am. J. Phys. Anthropol.*, 89, 1992, pp. 197-214.

Lee, R. B., y R. H. Daly (comps.), *The Cambridge Encyclopedia of Hunters and Gatherers*, Cambridge University Press, Cambridge, R.U., 1999.

Lee-Thorp, J., N. J. van der Merwe y C. K. Brain, «Diet of *Australopithecus robustus* at Swartkrans from stable isotopic analysis», *J. Hum. Evol.*, 27, 1994, pp. 361-372.

Legge, A. J., y P. A. Rowley-Conway, «Gazelle killing in stone age Syria», *Sci. Am.*, 257, 1988, pp. 88-95.

Legro, R. S., «Polycystic ovary syndrome: current and future treatment paradigms», *Am. J. Obstet. Gynecol.*, 179 (6 Pt. 2), 1998, pp. S101-S108.

Lemann, J., y E. J. Lennon, «Role of diet, gastrointestinal tract and bone in acid-base homeostasis», *Kidney Int.*, 1, 1972, pp. 275-279.

Leonard, W. R., y M. L. Robertson, «Evolutionary perspectives on human nutrition: the influence of brain and body size on diet and metabolism», *Am. J. Hum. Biol.*, 6, 1994, pp. 77-88.

Lewin, R., «A revolution of ideas in agricultural origins», *Science*, 240, 1988, pp. 984-986.

Liao, F., A. R. Folsom y F. L. Brancati, «Is low magnesium concentration a risk factor for coronary heart disease? The Atherosclerosis Risk in Communities (ARIC) Study», *Am. Heart. J.*, 136, 1998, pp. 480-490.

Lieb, C. W., «The effects on human beings of a twelve months' exclusive meat diet», *JAMA*, 93, 1929, pp. 20-22.

Lindgren, B. F., B. Segovia, C. Lassarre, M. Binoux y M. Gourmelen, «Growth retardation in constitutionally short children is related both to low serum levels of insulin-like growth factor-I and to its reduced bioavailability», *Growth Regul.*, 6, 1996, pp. 158-164.

Lindseth, G., y P. D. Lindseth, «The relationship of diet to airsickness», *Aviat. Space Environ. Med.*, 66, 1995, pp. 537-541.

Lipkin, M., y H. L. Newmark, «Vitamin D, calcium and prevention of breast cancer: a review», *J. Am. Coll. Nutr.*, 18 (supl. 5), 1999, pp. 392S-397S.

Liu, B., H. Y. Lee, S. A. Weinzimer, D. R. Powell, J. L. Clifford, J. M. Kurie y P. Cohen, «Direct functional interaction between insulin-like growth factor-binding protein-3 and retionoid X receptor-alpha regulate transcriptional signaling and apoptosis», *J. Biol. Chem.*, 275, 2000, pp. 33.607-33.613.

Liu, S., W. C. Willett, M. J. Stampfer, F. B. Hu, M. Franz, L. Sampson, C. H. Hennekens y J. E. Manson, «A prospective study of dietary glycemic load, carbohydrate intake, and risk of coronary heart disease in U.S. women», *Am. J. Clin. Nutr.*, 71, 2000, pp. 1.455-1.461.

Lopez-Bote, C. J., «Effect of free-range feeding on omega-3 fatty acids and alphatocopherol content and oxidative stability of eggs», *Anim. Feed. Sci. Technol.*, 72, 1998, pp. 33-40.

Lorenz, K., «Cereals and schizophrenia», *Adv. Cereal. Sci. Technol.*, 10, 1990, pp. 435-469.

Ludwig, D. S., «Dietary glycemic index and obesity», *J. Nutr.*, 130, 2000, pp. 280S-283S.

Ludwig, D. S., J. A. Majzoub, A. Al-Zahrani, G. E. Dallal, I. Blanco y S. B. Roberts, «High glycemic index foods, overeating, and obesity», *Pediatrics*, 103, 1999, pp. E26.

MacDonald, M. L., y Q. R. Rogers, «Nutrition of the domestic cat, a mammalian carnivore», *Ann. Rev. Nur.*, 4, 1984, pp. 521-562.

Mancilha-Carvalho, J. J., y D. E. Crews, «Lipid profiles of Yanomamo Indians of Brazil», *Prev. Med.*, 19, 1990, pp. 66-75.

Mann, N. J., D. Li, A. J. Sinclair, N. P. Dudman, X. W. Guo, G. R. Elsworth, A. K. Wilson y F. D. Kelly, «The effect of diet on plasma homocysteine concentrations in healthy male subjects», *Eur. J. Clin. Nutr.*, 53, 1999, pp. 895-899.

Marean, C. W., y Z. Assefa, «Zooarchaeological evidence for the faunal exploitation behavior of neanderthals and early modern humans», *Evol. Anthropol.*, 8, 1999, pp. 22-37.

Marks, B. L., y J. M. Rippe, «The importance of fat free mass maintenance in weight loss programmes», *Sports Med.*, 22, 1996, pp. 273-281.

Marmer, W. N., R. U. Maxwell y J. E. Williams, «Effects of dietary regimen and tissue site on bovine fatty acid profiles», *J. Anim. Sci.*, 59, 1984, pp. 109-121.

Martin-Moreno, J. M., W. C. Willett, L. Gorgojo, J. R. Banegas, F. Rodriguez-Artalejo, J. C. Fernandez-Rodriguez, P. Maisonneuve y P. Boyle, «Dietary fat, olive oil intake and breast cancer risk», *Int. J. Cancer*, 58, 1994, pp. 774-780.

Mason, S. L. R., y otros, «Preliminary investigation of the plant macro-remains from Dolni Vestonice II, and its implications for the role of plant foods in Palaeolithic and Mesolithic Europe», *Antiquity*, 68, 1994, pp. 48-57.

Mathews-Roth, M. M. y N. I. Krinsky, «Effect of dietary fat level on UV-B induced skin tumors, and anti-tumor action of b-carotene», *Photochem. Photobiol.*, 40, 1984, pp. 671-673.

Meat and Livestock Association of Australia (www.mla.com.au/).

Medeiros, L.C., R. P. Belden y E. S. Williams, «Selenium content of bison, elk and mule deer», *J. Food Sci.*, 4, 1993, pp. 731-733.

Meneely, G. R., y H. D. Battarbee, «High sodium-low potassium environment and hypertension», *Am. J. Cardiol.*, 38, 1976, pp. 768-785.

Mertz, J. R., y J. Wallman, «Choroidal retinoic acid synthesis: a possible mediator between refractive error and compensatory eye growth», *Exp. Eye Res.*, 70, 2000, pp. 519-527.

Meyer, C., M. F. Mueller, G. I. Duncker y H. J. Meyer, «Experimental animal myopia models are applicable to human juvenile-onset myopia», *Surv. Ophthalmol.*, 44 (supl. 1), 1999, pp. S93-S102.

Mezzano, D., X. Muñoz, C. Martínez, A. Cuevas, O. Panes, E. Aranda, V. Guasch, P. Strobel, B. Muñoz, S. Rodríguez, J. Pereira y F. Leighton, «Vegetarians and cardiovascular risk factors: hemostasis, inflammatory markers and plasma homocysteine», *Thromb. Haemost.*, 81, 1999, pp. 913-917.

Mickleborough, T. D., R. W. Gotshall, J. Rhodes, A. Tucker y L. Cordain, «Elevating dietary salt exacerbates leukotrienes-dependent hypernea-induced airway obstruction in guinea pigs», *J. Appl. Physiol.*, *en prensa*.

Mikkelsen, P. B., S. Toubro y A. Astrup, «Effect of fat-reduced diets on 24-hr energy expenditure: comparisons between animal protein, vegetable protein, and carbohydrate», *Am. J. Clin. Nutr.*, 72, 2000, pp. 1.135-1.141.

Miller, G. J., R. A. Field y M. L. Riley, «Lipids in wild ruminant animals and steers», *J. Food Qual.*, 9, 1986, pp. 331-343.

Miller, M. M., «Low sodium chloride intake in the treatment of insomnia and tension states», *JAMA*, 129, 1945, pp. 262-266.

Miller, W.C., D. M. Koceja y E. J. Hamilton, «A meta-analysis of the past 25 years of weight loss research using diet, exercise or diet plus exercise intervention», *Int. J. Obes. Relat. Metab. Disord.*, 21, 1997, pp. 941-947.

Milton, K., «Primate diets and gut morphology: implications for hominid evolution», en M. Harris y E. B. Ross (comps.), *Food and Evolution*, Temple University Press, Filadelfia, 1987, pp. 93-108.

—,«Diet and primate evolution», *Sci. Am.*, 269, 1993, pp. 86-93.

Moan, J., A. Dahlback y R. B. Setlow, «Epidemiological support for an hypothesis for melanoma induction indicating a role for UVA radiation», *Photochem. Photobiol.*, 70, 1999, pp. 243-247.

Mokdad, A. H., M. K. Serdula, W. H. Dietz, B. A. Bowman, J. S. Marks y J. P. Koplan, «The spread of the obesity epidemic in the United States, 1991-1998», *JAMA*, 282, 1999, pp. 1.519-1.522.

Moore, W. J., y M. E. Corbett, «Distribution of dental caries in ancient British populations. I. Anglo-Saxon period». *Caries Res.*, 9, 1975, pp. 163-175; «IV. The 19th century», *Caries Res.*, 10, 1976, pp. 401-414.

Moseson, M., K. L. Koenig, R. E. Shore y B. S. Pasternack, «The influence of medical conditions and associated hormones on the risk of breast cancer», *Int. J. Epidemiol.*, 32, 1993, pp. 1.000-1.009.

Movius, H. L., «A wooden spear of third interglacial age from lower Saxony», *Southwest J. Anthropol.*, 6, 1950, pp. 139-142.

Munger, R. G., J. R. Cerhan y B. C. Chiu, «Prospective study of dietary protein intake and risk of hip fracture in postmenopausal women», *Am. J. Clin. Nutr.*, 69, 1999, pp. 147-152.

Must, A., J. Spadano, E. H. Coakley, A. E. Field, G. Colditz y W. H. Dietz, «The disease burden associated with overweight and obesity», *JAMA*, 282, 1999, pp. 1.523-1.529.

Mutti, D. O., K. Zadnik y A. J. Adams, «Myopia. The nature vs. nurture debate goes on», *Invest. Ophthalmol. Vis. Sci.*, 37, 1996, pp. 952-957.

Nam, S. Y., E. J. Lee, K. R. Kim, B. S. Cha, Y. D. Song, S. K. Lim, H. C. Lee y K. B. Huh, «Effect of obesity on total and free insulin-like growth factor (IGF)-1, and their relationship to IGF-binding protein (BP)-1, IGFBP-2, IGFBP-3, insulin, and growth hormone», *Int. J. Obes. Relat. Metab. Disord.*, 21, 1997, pp. 355-359.

National Center for Health Statistics, *The Third National Health and Nutrition*

Survey, 1988-94, U.S. Department of Health and Human Services, Washington, D.C., 2000.

Neel, J. V., «Health and disease in unacculturated Amerindian populations», *Ciba Found. Symp.,* 49, 1977, pp. 155-177.

Nelson, G. J., P. C. Schmidt y D. S. Kelley, «Low-fat diets do not lower plasma cholesterol levels in healthy men compared to high-fat diets with similar fatty acid composition at constant caloric intake», *Lipids,* 30, 1995, pp. 969-976.

Nestler, J. E., «Insulin regulation of human ovarian androgens», *Hum. Reprod.,* 12 (supl. 1), 1997, pp. 53-62.

Nieman, D. C., *Exercise Testing and Prescription. A Health Related Approach,* Mayfield Publishing, Londres, 1999.

Norrish, A. E., C. M. Skeaff, G. L. Arribas, S. J. Sharpe y R. T. Jackson, «Prostate cancer risk and consumption of fish oils: a dietary biomarker-based case-control study», *Br. J. Cancer,* 81 (7), 1999, pp. 1.238-1.242.

Nuttall, F. Q., y M. C. Gannon, «Plasma glucose and insulin response to macronutrients in nondiabetic and NIDDM subjects», *Diabetes Care,* 14, 1991, pp. 824-838.

Obarzanek, E., P. A. Velletri y J. A. Cutler, «Dietary protein and blood pressure», *JAMA,* 275, 1996, pp. 1.598-1.603.

Obeid, O. A., N. Mannan, G. Perry, R. A. Iles y B. J. Boucher, «Homocysteine and folate in healthy east London Bangladeshis», *Lancet,* 352, 1998, pp. 1.829-1.830.

O'Bryne, D. J., S. F. O'Keefe y R. B. Shireman, «Low-fat monounsaturated-rich diets reduce susceptibility of low density lipoproteins to peroxidation ex vivo», *Lipids,* 33, 1998, pp. 149-157.

O'Dea, K., K. Traianedes, P. Ireland, M. Niall, J. Sadler, J. Hopper y M. de Luise, «The effects of diet differing in fat, carbohydrate, and fiber on carbohydrate and lipid metabolism in type 2 diabetes», *J. Am. Diet. Assoc.* 89, 1989, pp. 1.076-1.086.

Odeleye, O. E., M. de Courten, D. J. Pettitt y E. Ravussin, «Fasting hyperinsulinemia is a predictor of increased body weight gain and obesity in Pima Indian children», *Diabetes,* 46 (8), 1997, pp. 1.341-1.345.

Oh, S.Y., J. Ryue, C. H. Hsieh y D. E. Bell, «Eggs enriched in omega-3 fatty acids and alterations in lipid concentrations in plasma lipoproteins and in blood pressure», *Am. J. Clin. Nutr.,* 54, 1991, pp. 689-695.

Oliver, W. J., E. L. Cohen y J. V. Neel, «Blood pressure, sodium intake and sodium related hormones in the Yanomamo Indians, a "no-salt" culture», *Circulation,* 52, 1975, pp. 146-151.

Orengo, I. F., H. S. Black y J. E. Wolf, «Influence of fish oil supplementation on the minimal erytherma dose in humans», *Arch. Dermatol. Res.* 284, 1992, pp. 219-221.

Oshida, Y., K. Yamanouchi, S. Hayamizu, J. Nagasawa, I. Ohsawa y Y. Sato, «Effects of training and training cessation on insulin action», *Int. J. Sports Med.* 12, 1991, pp. 484-486.

Paleodiet Page, The. What Hunter-Gatherers Ate (www.paleofood.com).

Pasquali, R., F. Casimirri y V. Vicennati, «Weight control and its beneficial effect on fertility in women with obesity and polycystic ovary syndrome», *Hum. Reprod.* 12 (supl. 1), 1997, pp. 82-87.

Penny, D., M. Steel, P. J. Waddell y M. D. Hendy, «Improved analyses of human mtDNA sequences support a recent African origin for *Homo sapiens*», *Mol. Biol. Evol.* 12, 1995, pp. 863-882.

Phinney, S. D., B. R. Bistrian, W. J. Evans, E. Gervino y G. L. Blackburn, «The human metabolic response to chronic ketosis without caloric restriction: physical and biochemical adaptations», *Metabolism*, 32, 1983, pp. 757-768.

Piatti, P. M., F. Monti, I. Fermo, L. Baruffaldi, R. Nasser, G. Santambrogio, M. C. Librenti, M. Galli-Kienle, A. E. Pontiroli y G. Pozza, «Hypocaloric high-protein diet improves glucose oxidation and spares lean body mass: comparison to hypocaloric high-carbohydrate diet, *Metabolism*, 43, 1994, pp. 1.481-1.487.

Pili, R., M. P. Kruszewski, B. W. Hager, J. Lantz y M. A. Carducci, «Combination of phenylbutyrate and 13-cis retinoic acid inhibits prostate tumor growth and angiogenesis», *Cancer Res.*, 61, 2001, pp. 1.477-1.485.

Pitts, G. C., y T. R. Bullard, «Some interspecific aspects of body composition in mammals», en *Body Composition in Animals and Man* (Publication 1598), National Academy of Sciences, Washington, D.C., 1968, pp. 45-70.

Porrini, M., R. Crovetti, P. Riso, A. Santangelo y G. Testolin, «Effects of physical and chemical characteristics of food on specific and general satiety», *Physiol. Behav.*, 57, 1995, pp. 461-468.

Porrini, M., A. Santangelo, R. Crovetti, P. Riso, G. Testolin y J. E. Blundell, «Weight, protein, fat, and timing of preloads affect food intake», *Physiol. Behav.* 62, 1997, pp. 563-570.

Prentice, A. M., «Manipulation of dietary fat and energy density and subsequent effects on substrate flux and food intake», *Am. J. Clin. Nutr.*, 67 (supl. 3), 1998, pp. 535S-541S.

Price, T. D., y E. B. Petersen, «A Mesolithic camp in Denmark», *Sci. Am.*, 256, 1987, pp. 113-121.

Proctor, C. A., T. B. Proctor y B. Proctor, «Etiology and treatment of fluid retention (hydrops) in Meniere's syndrome», *Ear Nose Throat J.*, 71, 1992, pp. 631-635.

Proud, V. K., W. B. Rizzo, J. W. Patterson, G. S. Meard y B. Wolf, «Fatty acid alterations and carboxylase deficiencies in the skin of biotin-deficient rats», *Am. J. Clin. Nutr.* 51, 1990, pp. 853-858.

Rajah, R., B. Valentinis y P. Cohen, «Insulin-like growth factor (IGF)-binding protein- 3 induces apoptosis and mediates the effects of transforming growth factorbeta 1 on programmed cell death through a p53- and IGF-independent mechanism», *J. Biol. Chem.*, 272, 1997, pp. 12.181-12.188.

Rayssiguier, Y., y E. Gueux, «Magnesium and lipids in cardiovascular disease», *J. Am. Coll. Nutr.*, 5, 1986, pp. 507-519.

Reaven, G. M., «Syndrome X: 6 years later», *J. Intern. Med.*, 236 (supl. 736), 1994, pp. 13-22.

—,«Pathophysiology of insulin resistance in human disease», *Physiol. Rev.*, 75, 1995, pp. 473-486.

Reaven, G. M., Y. D. Chen, J. Jeppesen, P. Maheux y R. M. Krauss, «Insulin resistance and hyperinsulinemia in individuals with small, dense low density lipoprotein particles», *J. Clin. Invest.*, 92, 1993, pp. 141-146.

Reinhold, J. G., «High phytate content of rural Iranian bread: a possible cause of human zinc deficiency», *Am. J. Clin. Nutr.*, 24, 1971, pp. 1.204-1.206.

Remer, T., y F. Manz, «Potential renal acid load of foods and its influence on urine ph», *J. Am. Diet. Assoc.* 95, 1995, pp. 791-797.

Reynolds, R. D., «Bioavailability of vitamin B_6 from plant foods», *Am. J. Clin. Nutr.*, 48, 1988, pp. 863-867.

Richards, M.P., y R. M. Hedges, «Gough's cave and sun hole cave human stable isotopic values indicate a high animal protein diet in the British upper Paleolithic», *J. Archaeol. Sci.*, 27, 2000, pp. 1-3.

Richards, M. P., P. B. Pettitt, E. Trinkaus, F. H. Smith, M. Paunovic y I. Karavanic, «Neanderthal diet at Vindija and Neanderthal predation: the evidence from stable isotopes», *Proc. Natl. Acad. Sci. USA*, 97, 2000, pp. 7.663-7.666.

Rifkin, J., *Beyond Beef*, Thorsons, Londres, 1994.

Robinson J., *Why Grassfed Is Best*, Vashon Island Press, Vashon, Wash., 2000.

Robinson, S. M., C. Jaccard, C. Persaud, A. A. Jackson, E. Jequier y Y. Schutz, «Protein turnover and thermogenesis in response to high-protein and high carbohydrate feeding in men», *Am. J. Clin. Nutr.*, 52, 1990, pp. 72-80.

Roche, H. M., «Dietary carbohydrates and triacylglycerol metabolism», *Proc. Nutr. Soc.*, 58, 1999, pp. 201-206.

Rode, A., y R. J. Shephard, «Physiological consequences of acculturation: a 20 year study of fitness in an Inuit community», *Eur. J. Appl. Physiol.*, 69, 1994, pp. 516-524.

Roe, D. A., *A Plague of Corn*, Cornell University Press, Ithaca, N.Y., 1973.

Roman, S. D., C. L. Clarke, R. E. Hall, E. A. Ian y R. L. Sutherland, «Expression and regulation of retinoic acid receptors in human breast cancer cells», *Cancer Res.*, 52, 1992, pp. 2.236-2.242.

Rostow, W. W., *The Great Population Spike and After,* Oxford University Press, Nueva York, 1998.

Rudman, D., T. J. DiFulco, J. T. Galambos, R. B. Smith III, A. A. Salam y W. D. Warren, «Maximal rates of excretion and synthesis of urea in normal and cirrhotic subjects», *J. Clin. Invest.,* 52, 1973, pp. 2.241-2.249.

Ruff, C. B., C. S. Larsen y W. C. Hayes, «Structural changes in the femur with the transition to agriculture on the Georgia coast», *Am. J. Phys. Anthropol.,* 64, 1984, pp. 125-136.

Rustan, A. C., M. S. Nenseter y C. A. Drevon, «Omega-3 and omega-6 fatty acids in the insulin resistance syndrome. Lipid and lipoprotein metabolism and atherosclerosis», *Ann. NY Acad. Sci.,* 827, 1997, pp. 310-326.

Sabate, J., G. E. Fraser, K. Burke, S. F. Knutsen, H. Bennett y K. D. Lindsted, «Effects of walnuts on serum lipid levels and blood pressure in normal men», *N. Engl. J. Med.,* 328, 1993, pp. 603-607.

Sanders, T. A., «Growth and development of British vegan children», *Am. J. Clin. Nutr.,* 48, 1988, pp. 822-825.

Sargent, J. R., y A. G. Tacon, «Development of farmed fish: a nutritionally necessary alternative to meat», *Proc. Nutr. Soc.,* 58, 1999, pp. 377-383.

Schaefer, O., «When the Eskimo comes to town», *Nutr. Today,* 6, 1971, pp. 8-16.

Schaller, G. B., y G. R. Lowther, «The relevance of carnivore behavior to the study of early hominids», *Southwest J. Anthropol.,* 25, 1969, pp. 307-341.

Scholz, D., «Relations between myopia and school achievements, growth and social factors», *Offentl. Gesundheitswes.,* 32, 1970, pp. 530-535.

Scott, M. J., y A. M. Scott, «Effects of anabolic-androgenic steroids on the pilosebaceous unit», *Cutis,* 50, 1992, pp. 113-116.

Sebastian, A., S. T. Harris, J. H. Ottaway, K. M. Todd y R. C. Morris Jr., «Improved mineral balance and skeletal metabolism in postmenopausal women treated with potassium bicarbonate», *N. Engl. J. Med.,* 330, 1994, pp. 1.776-1.781.

Seino, Y., S. Seino, M. Ikeda, S. Matsukura y H. Imura, «Beneficial effects of high protein diet in treatment of mild diabetes», *Hum. Nutr. Appl. Nutr.,* 37A, 1983, pp. 226-230.

Semaw, S., P. Renne, J. W. Harris, C. S. Feibel, R. L. Bernor, N. Fesseha y K. Mowbray, «2.5-million-year-old stone tools from Gona, Ethiopia», *Nature,* 385, 1997, pp. 333-336.

Shahid, S. K., y S. H. Schneider, «Effects of exercise on insulin resistance syndrome», *Coronary Artery Dis.,* 11, 2000, pp. 103-109.

Shipman, P., «Scavenging or hunting in early hominids: theoretical framework and tests», *Am. Anthropol.,* 88, 1986, pp. 27-43.

Shiue, H. J., C. Sather y D. K. Layman, «Reduced carbohydrate/protein ratio enhances metabolic changes associated with weight loss diet», *FASEB J.,* 15 (4ª pte. 1), 2001, pp. A301.

Sidossis, L. S., B. Mittendorfer, D. Chinkes, E. Walser y R. R. Wolfe, «Effect of hyperglycemia-hyperinsulinemia on whole body and regional fatty acid metabolism», *Am. J. Physiol.*, 276 (3ª pte. 1), 1999, pp. E427-E434.

Sidossis, L. S., C. A. Stuart, G. I. Shulman, G. D. Lopaschuk y R. R. Wolfe, «Glucose plus insulin regulate fat oxidation by controlling the rate of fatty acid entry into the mitochondria», *J. Clin. Invest.*, 98, 1996, pp. 2.244-2.250.

Sigal, R. J., M. El-Hashimy, B. C. Martin, J. S. Soeldner, A. S. Krolewski y J. H. Warram, «Acute postchallenge hyperinsulinemia predicts weight gain: a prospective study», *Diabetes*, 46, 1997, pp. 1.025-1.029.

Simoons, F. J., «The geographic hypothesis and lactose malabsorption. A weighing of the evidence», *Dig. Dis.* 23, 1978, pp. 963-980.

Simoons, F. J., «Celiac disease as a geographic problem», en D. N. Walcher y N. Kretchmer (comps.), *Food, Nutrition and Evolution*, Masson Publishing, Nueva York, 1981, pp. 179-199.

Simopoulos, A. P., «Omega 3 fatty acids in the prevention-management of cardiovascular disease, *Can. J. Physiol. Pharmacol.*, 75, 1997, pp. 234-239.

Singer, P., I. Berger, K. Luck, C. Taube, E. Naumann y W. Godicke, «Long-term effect of mackerel diet on blood pressure, serum lipids and thromboxane formation in patients with mild essential hypertension», *Atherosclerosis*, 62, 1986, pp. 259-265.

Skov, A. R., S. Toubro, J. Bulow, K. Krabbe, H. H. Parving y A. I. Astrup, «Changes in renal function during weight loss induced by high vs. low-protein low-fat diets in overweight subjects», *Int. J. Obes. Relat. Metab. Disord.*, 23, 1999, pp. 1.170-1.177.

Skov, A. R., S. Toubro, B. Ronn, L. Holm y A. Astrup, «Randomized trial on protein vs. carbohydrate in ad libitum fat reduced diet for the treatment of obesity», *Int. J. Obes.*, 23, 1999, pp. 528-536.

Solomon, C. G., «The epidemiology of polycystic ovary syndrome. Prevalence and associated disease risks», *Endocrinol. Metab. Clin. North Am.*, 28, 1999, pp. 247-263.

Speechly, D. P., y R. Buffenstein, «Appetite dysfunction in obese males: evidence for role of hyperinsulinaemia in passive overconsumption with a high fat diet», *Eur. J. Clin. Nutr.* 54, 2000, pp. 225-233.

Speth, J. D., «Early hominid hunting and scavenging: the role of meat as an energy source», *J. Hum. Evol.*, 18, 1989, pp. 329-343.

Speth, J. D., y K. A. Spielmann, «Energy source, protein metabolism, and huntergatherer subsistence strategies», *J. Anthropol. Archaeol.*, 2, 1983, pp. 1-31.

Sponheimer, M., y J. A. Lee-Thorp, «Isotopic evidence for the diet of an early hominid *Australopithecus africanus*», *Science*, 283, 1999, pp. 368-370.

Stamler, J., A. Caggiula, G. A. Grandits, M. Kjelsberg y J. A. Cutler, «Relationship to blood pressure of combinations of dietary macronutrients. Findings of the multiple risk factor intervention trial. (MRFIT)», *Circulation*, 94, 1996, pp. 2.417-2.423.

Stampfer, M. J., R. M. Krauss, J. Ma, P. J. Blanche, L. G. Holl, F. M. Sacks y C. H. Hennekens, «A prospective study of triglyceride level, low-density lipoprotein particle diameter, and risk of myocardial infarction», *JAMA*, 276, 1996, pp. 882-888.

Stampfer, M. J., F. M. Sacks, S. Salvini, W. C. Willett y C. H. Hennekens, «A prospective study of cholesterol, apolipoproteins, and the risk of myocardial infarction», *N. Engl. J. Med.* 325, 1991, pp. 373-381.

Stanford, C. B., J. Wallis, E. Mpongo y J. Goodall, «Hunting decisions in wild chimpanzees», *Behaviour,* 131, 1994, pp. 1-18.

Steegers, E. P., T. B. Eskes, H. W. Jongsma y P. R. Hein, «Dietary sodium restriction during pregnancy: a historical review», *Eur. J. Obstet. Gynecol. Reprod. Biol.,* 40, 1991, pp. 83-90.

Stefansson, V., *The Fat of the Land,* Macmillan Company, Nueva York, 1960.

Steiner, P. E., «Necropsies on Okinawans. Anatomic and pathologic observations», *Arch. Pathol.,* 42, 1946, pp. 359-380.

Stewart, P., T. Darvill, E. Lonky, J. Reihman, J. Pagano y B. Bush, «Assessment of prenatal exposure to PCBs from maternal consumption of Great Lakes fish: an analysis of PCB pattern and concentration», *Environ. Res.* 80 (2 pte. 2), 1999, pp. S87-S96.

Stoll, A. L., W. E. Severus, M. P. Freeman, S. Reuter, H. A. Zboyan, E. Diamond, K. K. Cress y L. B. Marangell, «Omega 3 fatty acids in bipolar disorder: a preliminary double-blind, placebo-controlled trial», *Arch. Gen. Psychiatry,* 56, 1999, pp. 407-412.

Stoll, B. A., «Western diet, early puberty, and breast cancer risk», *Breast Cancer Res. Treat.,* 49, 1998, pp. 187-193.

Stuart, A. J., «Mammalian extinctions in the late Pleistocene of northern Eurasia and North America», *Biol. Rev.,* 66, 1991, pp. 453-562.

Stubbs, R. J., M. C. van Wyk, A. M. Johnstone y C. G. Harbron, «Breakfasts high in protein, fat or carbohydrate: effect on within-day appetite and energy balance», *Eur. J. Clin. Nutr.,* 50, 1996, pp. 409-417.

Su, H. Y., J. G. Hickford, R. Bickerstaffe y B. R. Palmer, «Insulin-like growth factor 1 and hair growth», *Dermatol. Online J.,* 2, 1999, p. 1.

Sweeten, M. K., H. R. Cross, G. C. Smith, J. W. Savell y S. B. Smith, «Lean beef: impetus for lipid modifications», *J. Am. Diet. Assoc.,* 90, 1990, pp. 87-92.

Sweeten, M. K., H. R. Cross, G. C. Smith y S. B. Smith, «Subcellular distribution and composition of lipids in muscle and adipose tissues», *J. Food. Sci.,* 43, 1990, pp. 43-45.

Tanskanen, A., J. R. Hibbeln, J. Tuomilehto, A. Uutela, A. Haukkala, H. Viinamaki, J. Lehtonen y E. Vartiainen, «Fish consumption and depressive symptoms in the general population in Finland», *Psychiatr. Serv.,* 52, 2001, pp. 529-531.

Taylor, C. B., S. K. Peng, N. T. Werthessen, P. Tham y K. T. Lee, «Spontaneously occurring angiotoxic derivatives of cholesterol», *Am. J. Clin. Nutr.,* 32, 1979, pp. 40-57.

Teikari, J. M., «Myopia and stature», *Acta Ophthalmol.,* 65, 1987, pp. 673-676.

Teleki, G., «The omnivorous chimpanzee», *Sci. Am.,* 228, 1973, pp. 33-42.

Testart, A., «The significance of food storage among hunter-gatherers: residence patterns, population densities, and social inequalities», *Curr. Anthropol.,* 23, 1982, pp. 523-537.

Teuteberg, H. J., «Periods and turning points in the history of European diet: a preliminary outline of problems and methods», en A. Fenton y E. Kisban (comps.), *Food in Change. Eating Habits from the Middle Ages to the Present Day,* Humanities Press, Atlantic Highlands, N.J., 1986, pp. 11-23.

Thiboutot, D. M., «An overview of acne and its treatment», *Cutis,* 57, 1996, pp. 8-12.

Thieme H., «Lower palaeolithic hunting spears from Germany», *Nature,* 385, 1997, pp. 807-810.

Thierry van Dessel H. J., P. D. Lee, G. Faessen, B. C. Fauser y L. C. Giudice, «Elevated serum levels of free insulin-like growth factor I in polycystic ovary syndrome», *J. Clin. Endocrinol. Metab.,* 84, 1999, pp. 3.030-3.035.

Thresher, J. S., D. A. Podolin, Y. Wei, R. S. Mazzeo y M. J. Pagliassotti, «Comparison of the effects of sucrose and fructose on insulin action and glucose tolerance», *Am. J. Physiol. Regul. Integr. Comp. Physiol.,* 279, 2000, pp. R1.334-R1.340.

Tobian, L., «High-potassium diets markedly protect against stroke deaths and kidney disease in hypertensive rats, an echo from prehistoric days», *J. Hypertens.,* 4 (supl.), 1986, pp. S67-S76.

—,«Potassium and sodium in hypertension», *J. Hypertens.,* 6 (supl. 4), 1988, pp. S12-S24.

—,«Salt and hypertension», *Hypertension,* 17 (supl. I), 1991, pp. I-52-I-58.

Tobian, L., y S. Hanlon, «High sodium chloride diets injure arteries and raise mortality without changing blood pressure», *Hypertension,* 15, 1990, pp. 900-903.

Tong, W. M., H. Hofer, A. Ellinger, M. Peterlik y H. S. Cross, «Mechanism of antimitogenic action of vitamin D in human colon carcinoma cells: relevance for suppression of epidermal growth factor-stimulated cell growth», *Oncol. Res.,* 11, 1999, pp. 77-84.

Torrey, J. C., y E. Montu, «The influence of an exclusive meat diet on the flora of the human colon», *J. Infect. Dis.,* 49, 1931, pp. 141-176.

Travers, S. H., J. I. Labarta, S. E. Gargosky, R. G. Rosenfeld, B. W. Jeffers y R. H. Eckel, «Insulinlike growth factor binding protein-I levels are strongly associated with insulin sensitivity and obesity in early pubertal children», *J. Clin. Endocrinol. Metab.*, 83, 1998, pp. 1.935-1.939.

Trowell, H., «Dietary fibre: a paradigm», en H. Trowell, D. Burkitt, K. Heaton y R. Doll (comps.), *Dietary Fibre, Fibre-Depleted Foods and Disease*, Academic Press, Nueva York, 1985, pp. 1-20.

Tucker, K. L., M. T. Hannan, H. Chen, L. A. Cupples, P. W. Wilson y D. P. Kiel, «Potassium, magnesium, and fruit and vegetable intakes are associated with greater bone mineral density in elderly men and women», *Am. J. Clin. Nutr.*, 69, 1999, pp. 727-736.

Turner, C. G., «Dental anthropological indicators of agriculture among the Jomon people of central Japan», *Am. J. Phys. Anthropol.*, 51, 1979, pp. 619-636.

Turner, J. C., «Adaptive strategies of selective fatty acid deposition in the bone marrow of desert bighorn sheep», *Comp. Biochem. Physiol.*, 62A, 1979, pp. 599-604.

Tuyns, A., «Salt and gastrointestinal cancer», *Nutr. Cancer*, 11, 1988, pp. 229-232.

United States Census Bureau, *Historical Estimates of World Population*, www.census.gov/ftp/pub/ipc/www/worldhis.html.

Watkins, B. A., «Dietary biotin effects on desaturation and elongation of 14C-linoleic acid in the chicken», *Nutr. Res.*, 10, 1990, pp. 325-334.

Webster, D., y G. Webster, «Optimal hunting and Pleistocene extinction», *Hum. Ecol.*, 12, 1984, pp. 275-289.

Willett, W. C., «Is dietary fat a major determinant of body fat?», *Am. J. Clin. Nutr.*, 67 (supl.), 1998, pp. 556S-562S.

Willett, W. C., y A. Ascherio, «Trans fatty acids: are the effects only marginal?», *Am. J. Public Health*, 84, 1994, pp. 722-724.

Williams, G. C., y R. M. Nesse, «The dawn of Darwinian medicine», *Q. Rev. Biol.*, 66, 1991, pp. 1-22.

Wilson, M. E., «Premature elevation in serum insulin-like growth factor-I advances first ovulation in rhesus monkeys», *J. Endocrinol.*, 158, 1998, pp. 247-257.

Wing, R. R., «Physical activity in the treatment of the adulthood overweight and obesity: current evidence and research issues, *Med. Sci. Sports. Exerc.*, 31, 1999, pp. S547-S552.

Winterhalder, B., y E. A. Smith (comps.), *Hunter-Gatherer Foraging Strategies. Ethnographic and Archaeological Analyses,* University of Chicago Press, Chicago, 1981, pp. 1-268.

Wolever, T. M., y C. Bolognesi, «Prediction of glucose and insulin responses of normal subjects after consuming mixed meals varying in energy, protein, fat, carbohydrate and glycemic index», *J. Nutr.*, 126, 1996, pp. 2.807-2.812.

Wolfe, B. M., «Potential role of raising dietary protein intake for reducing risk of atherosclerosis», *Can. J. Cardiol.*, 11 (supl. G), 1995, pp. 127G -131G.

Wolfe, B. M., y P. M. Giovannetti, «Short-term effects of substituting protein for carbohydrate in the diets of moderately hypercholesterolemic human subjects», *Metabolism*, 40, 1991, pp. 338-343.

Wolfe, B. M.J., y L. A. Piche, «Replacement of carbohydrate by protein in a conventionalfat diet reduces cholesterol and triglyceride concentrations in healthy normolipidemic subjects», *Clin. Invest. Med.*, 22, 1999, pp. 140-148.

Wolmarans, P., A. J. Benade, T. J. Kotze, A. K. Daubitzer, M. P. Marais y R. Laubscher, «Plasma lipoprotein response to substituting fish for red meat in the diet», *Am. J. Clin. Nutr.*, 53, 1991, pp. 1.171-1.176.

Wong, W. W., K. C. Copeland, A. C. Hergenroeder, R. B. Hill, J. E. Stuff y K. J. Ellis, «Serum concentrations of insulin, insulin-like growth factor-I and insulin-like growth factor binding proteins are different between white and African American girls», *J. Pediatr.*, 135, 1999, pp. 296-300.

Wood, B., M. Collard, «The human genus», *Science*, 284, 1999, pp. 65-71.

Yang, Q., I. Mori, L. Shan, M. Nakamura, Y. Nakamura, H. Utsunomiya, G. Yoshimura, T. Suzuma, T. Tamaki, T. Umemura, T. Sakurai y K. Kakudo, «Biallelic inactivation of retinoic acid receptor B2 gene by epigenetic change in breast cancer», *Am. J. Pathol.*, 158, 2001, pp. 299-303.

Zambon, D., J. Sabate, S. Muñoz, B. Campero, E. Casals, M. Merlos, J. C. Laguna y E. Ros, «Substituting walnuts for monounsaturated fat improves the serum lipid profile of hypercholesterolemic men and women. A randomized crossover trial», *Ann. Intern. Med.*, 132, 2000, pp. 538-546.

Zhang, J., E. H. Temme y H. Kesteloot, «Fish consumption is inversely associated with male lung cancer mortality in countries with high levels of cigarette smoking or animal fat consumption», *Int. J. Epidemiol.*, 29, 2000, pp. 615-621.

Zohary, D., «The progenitors of wheat and barley in relation to domestication and agricultural dispersal in the Old World», en P. J. Ucko y G. W. Dimbleby (comps.), *The Domestication and Exploitation of Plants and Animals*, Aldine Publishing, Chicago, 1969, pp. 45-65.

Zouboulis, C. C., L. Xia, H. Akamatsu, H. Seltmann, M. Fritsch, S. Hornemann, R. Ruhl, W. Chen, H. Nau y C. E. Orfanos, «The human sebocyte culture model provides new insights into development and management of seborrhoea and acne», *Dermatology*, 196, 1998, pp. 21-31.

Zvelebil, M., «Postglacial foraging in the forests of Europe», *Sci. Am.*, 254, 1986, pp. 104-115.

Índice temático